溶瘤病毒基础与临床

Fundamental Research and Clinical Application of
Oncolytic Viruses

主　编　王宝成　许　青

北京大学医学出版社

RONGLIU BINGDU JICHU YU LINCHUANG

图书在版编目（CIP）数据

溶瘤病毒基础与临床 / 王宝成，许青主编． -- 北京 ：
北京大学医学出版社，2024．9．--ISBN 978-7-5659
-3185-7

Ⅰ．R73

中国国家版本馆 CIP 数据核字第 2024X3W536 号

溶瘤病毒基础与临床

主　　编：王宝成　许　青

出版发行：北京大学医学出版社

地　　址：（100191）北京市海淀区学院路 38 号　北京大学医学部院内

电　　话：发行部 010-82802230；图书邮购 010-82802495

网　　址：http://www.pumpress.com.cn

E-mail：booksale@bjmu.edu.cn

印　　刷：北京信彩瑞禾印刷厂

经　　销：新华书店

责任编辑：崔玲和　　责任校对：靳新强　　责任印制：李　啸

开　　本：787 mm × 1092 mm　1/16　印张：12.75　字数：310 千字

版　　次：2024 年 9 月第 1 版　2024 年 9 月第 1 次印刷

书　　号：ISBN 978-7-5659-3185-7

定　　价：120.00 元

编者名单

主 编 王宝成 许 青

副主编 廖子君 斯 璐 王 俊 王海涛

编 者（按姓名汉语拼音排序）

陈健华	陈 玲	陈 誉	段长松
段留新	樊喜文	房文铮	房雪颖
郭立文	郝伟远	何铁英	何志勇
黄龙双	江 皓	焦 娇	琚 姝
劳家颂	李家平	李建军	李 珂
刘丽华	刘 孜	马婕群	孟志强
苗立云	彭永海	钱 峰	邱文生
曲秀娟	司同国	宋 丹	宋飞雪
王 磊	王 梅	王天霄	吴晶晶
肖绍文	解方为	徐 沁	徐晓晶
姚 煜	袁 敏	臧超然	张 齐
张启应	张珊珊	张 翔	张彦兵
张跃伟	章必成	赵 诚	赵亚龙
郑家平	郑磊贞	郑 璐	郑 鑫
朱余明			

秦叔逵

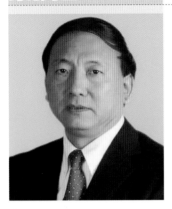

中国药科大学附属南京天印山医院院长，主任医师，教授
中国药科大学基础医学与临床药学院院长，南京中医药大学和南京医科大学特聘教授，博士生导师
亚洲临床肿瘤学联盟（FACO）常务理事
国际肿瘤免疫学会（SITC）和亚洲临床肿瘤学会（ACOS）常务理事
中国临床肿瘤学会（CSCO）副理事长
北京 CSCO 基金会监事长
国家药监局血液和肿瘤药物咨询委员会资深专家
国家卫健委肿瘤学能力建设与继续教育专家委员会主任委员
江苏省抗癌协会候任理事长
国家统计源期刊《临床肿瘤学杂志》主编等

序 一

溶瘤病毒疗法是一种肿瘤学界既熟悉又新颖的肿瘤治疗方法。说熟悉，是指该疗法已有 100 年的研究历史，其独特的选择性感染、裂解和溶杀肿瘤细胞的特性，逐渐引起了人们的关注，在全球范围内已经陆续有数个溶瘤病毒产品获批上市，应用于临床。说新颖，是指随着医学科技的进步、信息的快速更新，人们通过分子生物学基因工程技术对相关病毒进行优化、改造，使其具有更强的选择性杀伤肿瘤细胞的能力和安全性，具有杀伤率高、靶向性好、独特的免疫调节机制，同时而不良反应又比较少。比如国产的重组人 5 型腺病毒注射液（商品名安柯瑞®）就是利用基因工程技术删除人 5 型腺病毒 E1B-55kD 基因片段后重新获得的一种新型溶瘤腺病毒，为全球首个上市的溶瘤病毒药物，也是目前我国医疗市场上唯一的溶瘤病毒产品，具有自主知识产权。溶瘤病毒疗法如今俨然成为备受重视的肿瘤学领域研究热点之一。

新近我收到由王宝成、许青教授共同主编的《溶瘤病毒基础与临床》书稿，学习之后，感慨良多。近年来，国内外溶瘤病毒的研究取得了许多重要进展。很多医疗机构和企业在积极开展此方面的临床研究，虽有很多的相关资料和信息，但鲜有系统、全面论述溶瘤病毒基础研究与临床应用的专著。王宝成、许青教授在中国临床肿瘤学会（CSCO）免疫治疗专家委员会的支持和协助下，广泛地收集国内外文献报道，结合自己的临床实践和研究经验，收集一线临床专家的典型病例，撰写了这本溶瘤病毒专著。本书不仅系统地论述了溶瘤病毒的发展历程、结构、作用及其机制、基础研究、临床试验和实际应用，还结合现有文献介绍了溶瘤病毒的未来发展方向。我有幸提前阅读了本书的原稿，深感其内容新颖、翔实、全面，具有很好的临床实用价值，特此予以推荐，希望本书有助于肿瘤学界同道加深对溶瘤病毒的了解和掌握有关知识，能吸引更多的同道关注溶瘤病毒领域的进展，加强研究和积极应用。

2024 年 6 月于南京天印山医院

程 颖

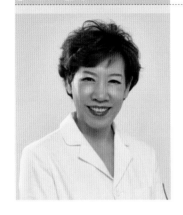

吉林省癌症中心主任，主任医师，一级教授，博士研究生及博士后导师，享受国务院政府特殊津贴

中国临床肿瘤学会（CSCO）副理事长

CSCO 小细胞肺癌专委会主任委员

CSCO 临床研究专家委员会候任主任委员

中国抗癌协会肺癌专委会候任主任委员

吉林省抗癌协会理事长

吉林省医师协会肿瘤医师分会主任委员

吉林省医学会肿瘤专业委员会主任委员

荣获全国先进工作者、全国五一劳动奖章、全国"三八"红旗手、全国卫生系统先进个人、全国优秀科技工作者、国家卫健委有突出贡献中青年专家、中国医师奖、国之名医、全国示范性劳模和工匠人才创新工作室、吉林省第一层次拔尖创新人才、吉林省高级专家、白求恩式好医生等荣誉称号等

序 二

　　溶瘤病毒疗法作为一种有效的肿瘤治疗方式，近年来备受关注。其实溶瘤病毒的相关研究有着较长的历史，甚至可以追溯到 20 世纪初。随着生物医学技术的迅猛发展，溶瘤病毒经基因工程的改造，已经有了多种结构和功能，相关的肿瘤学基础和临床研究如雨后春笋般涌现。

　　在这个充满挑战和机遇的时代，恶性肿瘤依然是人类健康的头号杀手。近些年，虽然靶向治疗、免疫治疗等取得了重要突破，明显地改善了肿瘤患者的生存质量，但依然有很多患者不能从这些治疗中获益，存在着巨大的临床需求。溶瘤病毒疗法作为一种具有潜力的治疗方法，通过利用病毒对肿瘤细胞的选择性杀伤及对免疫微环境的影响，为肿瘤治疗开辟了新的途径。

　　王宝成、许青教授等从溶瘤病毒的发展历史、生物学特性、基因工程技术、临床应用等方面系统地介绍了溶瘤病毒的基本原理、研究进展和临床应用，对推动该领域的深入研究和发展具有重要意义，也为读者提供了一个全面、系统了解溶瘤病毒疗法的机会。希望本书能够为肿瘤学领域的研究人员、临床医生等专业人士提供参考和借鉴，促进溶瘤病毒疗法在临床应用中的进一步发展和推广。

2024 年 6 月

王宝成

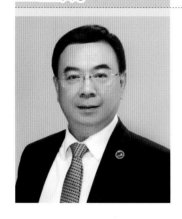

解放军第 960 医院主任医师、教授、博士研究生导师
原济南军区肿瘤学研究所所长
博士、留美博士后
享受国务院政府特殊津贴
荣获联合国和平勋章
荣获第三届"国之名医 - 卓越建树"称号
CSCO 常务理事
CSCO 免疫治疗专委会主任委员
全军肿瘤专业委员会副主任委员
中央军委保健会诊专家
山东医师协会肿瘤免疫治疗分会主任委员
《中华消化病与影像杂志》主编等

许 青

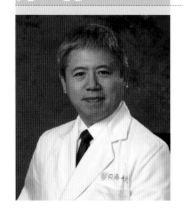

同济大学附属上海第十人民医院主任医师、教授、博士研究生导师
医学博士、留美博士后
同济大学癌症中心常务副主任
同济大学附属上海第十人民医院肿瘤科学科带头人、首席专家
中国医药教育协会副会长
中国医药生物技术协会副理事长
上海市肿瘤细胞治疗技术创新中心首席专家
上海市抗癌协会肿瘤生物治疗专业委员会主任委员
上海市抗癌协会肿瘤免疫治疗专业委员会候任主任委员
多次荣获上海市医学科技奖、中华医学科技奖等
荣获第五届"仁心医者 - 上海市杰出专科医师奖"
《中华转移性肿瘤杂志》副主编等

前　言

随着生物医药技术的迅猛发展，溶瘤病毒疗法作为一种新型的肿瘤治疗方法，在医学领域受到广泛关注。溶瘤病毒是一种天然或基因工程修饰的病毒，能选择性地感染某些肿瘤细胞并在细胞内大量复制，最后溶杀肿瘤细胞，却不伤害正常组织。该疗法使用病毒作为活性药物制剂，通过激活免疫反应和直接杀伤肿瘤细胞，实现了对肿瘤的精准打击。与传统免疫治疗相比，该疗法具有靶向性好、不良反应小、杀伤肿瘤途径多、不易产生耐药性等优势。除此之外，溶瘤病毒联合化疗、放疗、靶向及免疫治疗等应用时，具有协同增效、改善肿瘤微环境等作用，给广大肿瘤患者带来了新希望。

本书对溶瘤病毒的基础研究和临床应用进行了系统的总结和归纳，旨在为读者深入了解溶瘤病毒疗法提供全面的资料和参考，是第一部有关溶瘤病毒基础研究与临床应用的中文专著。全书共分为 4 章，分别为溶瘤病毒概述、溶瘤病毒基础研究、溶瘤病毒临床应用以及溶瘤病毒未来展望。本书创新性地引入了溶瘤病毒的理论知识和实践经验，并附有相关的实验数据和临床案例，以帮助医师更好地理解和应用溶瘤病毒治疗。本书最后还对溶瘤病毒治疗的未来发展方向以及面临的挑战进行了展望。

希望本书能为相关研究人员和医护人员提供全面参考，以推动溶瘤病毒治疗的进一步发展，为患者提供更好的治疗效果，提高其生命质量。由于编写人员知识水平和经验有限，本书在筹备、编撰等过程中难免出现纰漏和不足，恳请各位专家及同行指正，不胜感激！

最后感谢所有为本书付出辛勤努力的工作人员，感谢读者的支持和关注！

王宝成　许　青

2024 年 4 月 20 日

目　录

第1章　溶瘤病毒概述 ·· 1

第一节　肿瘤流行病学及治疗现状 ································ 1

一、全球肿瘤流行现状 ··· 1

二、我国肿瘤流行现状 ··· 2

三、肿瘤治疗方法 ·· 4

第二节　病毒及溶瘤病毒简介 ······································ 8

一、病毒的基本概念 ··· 8

二、病毒的分类 ·· 8

三、病毒的复制 ·· 9

四、溶瘤病毒的定义与分型 ······································ 10

五、溶瘤病毒的种类 ··· 10

六、溶瘤病毒的抗肿瘤作用机制 ······························ 16

第三节　溶瘤病毒的研究历程 ····································· 23

一、20 世纪溶瘤病毒的研究历程 ······························ 23

二、21 世纪溶瘤病毒的研究历程 ······························ 24

第2章　溶瘤病毒基础研究 ··· 26

第一节　溶瘤病毒基因改造 ··· 26

一、基因改造的目的 ··· 27

二、主要溶瘤病毒基因改造 ······································· 29

三、溶瘤病毒载体构建 ·· 35

第二节　溶瘤病毒生产工艺 ··· 38

第三节　溶瘤病毒药理毒理研究 ································· 39

一、重组人 5 型腺病毒 ·· 39

二、T-VEC ·· 41

三、G47Δ ······ 42

四、T3011 ······ 43

第3章 溶瘤病毒临床应用 ······ 44

第一节 溶瘤病毒的应用概述 ······ 44

第二节 溶瘤病毒相关指南和共识 ······ 45

一、《CCO临床实践指南：黑色素瘤移行转移的局部治疗》
中溶瘤病毒相关内容 ······ 46

二、《英国国家指南：头颈部黏膜黑色素瘤》中溶瘤病毒相关内容 ······ 46

三、《CSCO黑色素瘤诊疗指南》中溶瘤病毒相关内容 ······ 46

四、《中国恶性胸膜间皮瘤临床诊疗指南（2021版）》中溶瘤病毒相关内容 ······ 46

五、《NCCN皮肤黑色素瘤诊疗指南》中溶瘤病毒相关内容 ······ 47

六、《皮肤和肢端恶性黑色素瘤的外科治疗规范中国专家共识1.0》
中溶瘤病毒相关内容 ······ 47

七、《溶瘤病毒治疗恶性肿瘤临床应用上海专家共识（2021年版）》
中溶瘤病毒相关内容 ······ 47

八、《基因重组溶瘤腺病毒治疗恶性肿瘤临床应用中国专家共识（2022年版）》
中溶瘤病毒相关内容 ······ 47

第三节 溶瘤病毒的临床综合治疗模式 ······ 48

一、单药治疗 ······ 48

二、联合治疗 ······ 48

第四节 溶瘤病毒在各类肿瘤中的临床应用 ······ 54

一、头颈部肿瘤 ······ 55

二、鼻咽癌 ······ 59

三、黑色素瘤 ······ 60

四、脑胶质瘤 ······ 71

五、肺癌 ······ 81

六、乳腺癌 ······ 84

七、胃癌 ······ 88

八、肝癌 ······ 93

九、胰腺癌 ······ 102

十、前列腺癌 ······ 106

十一、宫颈癌 ······ 110

十二、恶性浆膜腔积液 ······ 116

十三、其他肿瘤 ······ 123

第五节 溶瘤病毒临床应用注意事项 ······ 127

一、适用人群 ······ 127

二、慎用人群或禁用人群 ·· 127

三、预防溶瘤病毒感染的防护措施 ································· 128

四、可能感染溶瘤病毒的识别方法 ································· 128

第六节　预测溶瘤病毒疗效的生物标志物 ····················· 130

一、感染相关生物标志物 ·· 130

二、治疗相关生物标志物 ·· 130

第七节　溶瘤病毒的不良反应及其处理 ························· 132

一、常见不良反应与处理 ·· 132

二、重组人 5 型腺病毒的不良反应 ································· 133

三、T-VEC 的不良反应 ··· 135

第八节　溶瘤病毒的使用及储存方法 ····························· 136

一、vp、PFU 及 $TCID_{50}$ 的含义 ···································· 136

二、使用方法 ·· 137

三、储存方法 ·· 144

第 4 章　溶瘤病毒未来展望 ··· 145

第一节　溶瘤病毒的转化研究 ··· 145

一、转化研究的概念 ·· 145

二、转化研究在溶瘤病毒治疗中的应用 ························· 146

第二节　增强溶瘤病毒疗效的策略 ································· 147

一、联合疗法 ·· 147

二、异源性初免·加强策略 ·· 149

三、细胞载体 ·· 149

四、对流·增强递送 ·· 150

第三节　溶瘤病毒的递送方式及递送障碍 ····················· 150

一、溶瘤病毒的递送方式 ·· 150

二、溶瘤病毒的递送障碍及克服策略 ···························· 151

第四节　溶瘤病毒的开发策略 ··· 154

一、靶向肿瘤细胞 ·· 154

二、增强溶瘤作用 ·· 154

三、减弱病毒致病机制 ·· 155

四、提高病毒的生物利用度 ··· 155

五、抗肿瘤免疫与抗病毒免疫 ··· 155

第五节　溶瘤病毒的研发现状 ··· 157

一、溶瘤病毒的在研产品与在研领域 ···························· 157

二、关键溶瘤病毒的临床研发 ··· 159

三、溶瘤病毒的临床研究设计 ··· 175

四、溶瘤病毒的检索和网站 ·· 178

第六节　溶瘤病毒疗法的研发方向预测 ······························ 178

一、全球溶瘤病毒疗法相关政策 ······································ 178

二、中国溶瘤病毒行业发展趋势 ······································ 180

彩图 ·· 183

第1章 溶瘤病毒概述

第一节　肿瘤流行病学及治疗现状

随着人均寿命的延长、生活及行为方式的改变，肿瘤已成为仅次于心脑血管疾病的第二大死亡危险因素，其中多个瘤种的发病率、死亡率呈持续上升趋势[1]。

一、全球肿瘤流行现状

世界卫生组织（World Health Organization，WHO）和国际癌症研究机构（International Agency for Research on Cancer，IARC）发布的统计数据显示，2022 年全球新发恶性肿瘤病例数 1997.65 万（图 1-1-1），2022 年全球恶性肿瘤死亡病例数 974.38 万（图 1-1-2）。

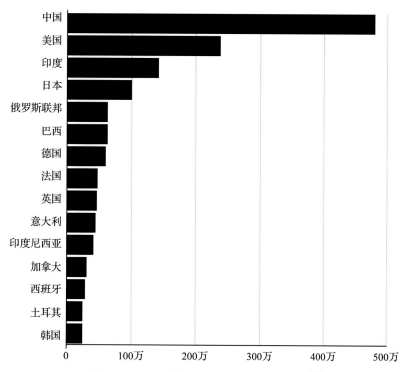

图 1-1-1　2022 年各国新发恶性肿瘤病例数[2]

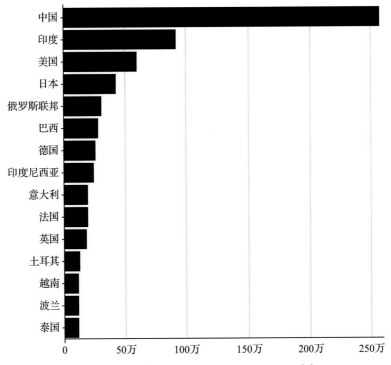

图 1-1-2 2022 年各国恶性肿瘤死亡病例数[2]

在不同肿瘤的占比方面，肺癌发病率（12.4%）位居全球第一，其他依次为乳腺癌（11.6%）、结直肠癌（9.6%）、前列腺癌（7.3%）和胃癌（4.8%）；肺癌死亡率位居全球第一（18.7%），其他依次为结直肠癌（9.3%）、肝癌（7.8%）和乳腺癌（6.9%）（图 1-1-3）[2]。不同国家和地区，尤其是发展中国家与发达国家之间，肿瘤的发病率、死亡率和伤残调整生命年（disability-adjusted life year，DALY）负担差异很大；不同国家人类发展指数（human development index，HDI）不同，常见肿瘤类型也不同，如在高 HDI 区域的男性中，肺癌、结直肠癌很常见，而在低 HDI 区域的女性中，乳腺癌的发生率更高。生态、环境、人口统计学、文化和遗传因素等很多因素导致肿瘤发病率、死亡率和 DALY 负担的异质性[3]。预计到 2040 年，全球肿瘤负担将达到 2840 万例，较 2020 年增加 47%，与全球化和经济增长相关的风险因素可能会进一步加剧该趋势[4]。

二、我国肿瘤流行现状

中国是全球最大的发展中国家，中国恶性肿瘤的发病状况正处于从发展中国家向发达国家过渡的阶段。在过去的 35 年中，肝癌、胃癌、食管癌和宫颈癌的发病率和死亡率虽然有所减少，但依然居全球高位；同时，肺癌、乳腺癌、结直肠癌和前列腺癌的发病率和死亡率快速增长。

2022 年，据 IARC 统计，中国新发恶性肿瘤病例数为 482.47 万；恶性肿瘤死亡病例数为 257.42 万。中国恶性肿瘤年龄标准化发病率（age-standardized incidence

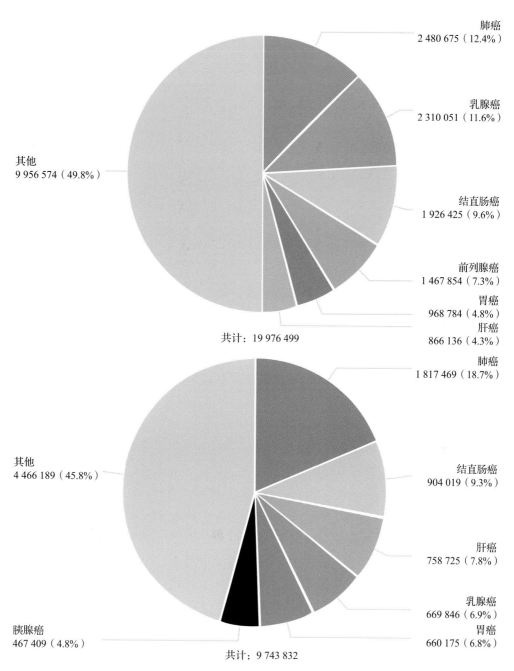

图 1-1-3　全球总肿瘤发病（上图）和死亡（下图）病例数构成比

注：百分比按照四舍五入取值

rate，ASIR）为201.61/10万。其中肺癌发病率最高（75.13/10万），随后依次是乳腺癌（51.71/10万）、结直肠癌（36.63/10万）、甲状腺癌（33.02/10万）、肝癌（26.04/10万）、胃癌（25.41/10万）。2022年中国所有恶性肿瘤死亡病例中，肺癌、肝癌、胃癌、结直肠癌、食管癌的死亡病例数排在前列[5]。中国2022年估计的恶性肿瘤新发病例和死亡病例数与前几年相比有所增加，发病数的增加一是归因于人口老龄化，二是随着公众肿瘤预防意识的提升和医疗条件更加便捷，越来越多的居民主动参加肿瘤体检与国家筛查早诊早治项目，更多的肿瘤病例被及时检出。死亡数的增长则主要与人口老龄化有关。

三、肿瘤治疗方法

肿瘤学是现代医学中发展速度较快、范围较广、影响较大的分支之一。不论肿瘤诊断还是治疗，无不体现了现代科学最新的发展成果。在肿瘤治疗领域，随着科技的进步，传统治疗方法所用的设备、器械和方法已经发生了很大变化，正在朝着精准、微创、特异及减毒等方向发展。特别是近些年，介入治疗、靶向治疗、免疫治疗等更是异军突起、发展迅速。由于其良好的临床疗效，已经大大改变了肿瘤的诊断及治疗模式和临床格局，显著地提高了肿瘤患者的临床获益，改善其生命质量。

（一）传统治疗

外科手术、放射治疗（放疗）及化学药物治疗（化疗）是肿瘤治疗的3种传统方法，可单独或联合应用于不同阶段、不同分期和不同条件的患者。

外科手术有几千年的悠久历史。现代外科手术是公认的治疗肿瘤（特别是早、中期肿瘤）的有效手段。手术包括根治性手术、姑息性手术、重建及康复性手术以及诊断性手术等。

肿瘤放疗已经有100余年的历史。随着粒子加速器及计算机技术的融合发展，现代放射治疗包括立体定向放射治疗（stereotactic radio-therapy，SRT）、图像引导放疗（image-guided radiation therapy，IGRT）和调强放射治疗（intensity modulated radiation therapy，IMRT）等，可以更准确地确定和瞄准肿瘤，减少对周围健康组织的放射损伤。近年来，新兴的质子治疗等重离子治疗，使用质子束而不是传统的X射线来治疗肿瘤，其优势在于其在组织中的释放剂量分布更加精确，可进一步减少对周围健康组织的伤害，特别是对于儿童肿瘤和深部肿瘤，其疗效/放射损伤比更有优势。

肿瘤化疗的历史相对较短，尚不足百年。目前化疗一般包括新辅助化疗、辅助化疗、姑息性化疗和研究性化疗等。对于局部晚期、不可切除的肿瘤患者，新辅助化疗后或能提供手术切除的机会，使患者的存活率提高到原发性可切除肿瘤患者的程度。肿瘤化疗的发展，经历了从传统的细胞毒药物到与靶向药物、免疫治疗和基因治疗新技术融合的演进，如抗体偶联药物（antibody-drug conjugates，ADC）。这些新技术的出现使得肿瘤化疗提高了个体化和有效性，为肿瘤患者提供了更好的治疗选择。

（二）介入治疗

介入治疗是一种在数字减影血管造影（digital subtraction angiography，DSA）、计算机体层成像（computed tomograph，CT）、磁共振成像（magnetic resonance imaging，MRI）、超声等医学影像设备的引导下，通过血管或其他介入途径将导管、导丝、电极等引入肿瘤部位，进行诊断、治疗的方法。介入治疗一般分为血管性介入治疗和非血管性介入治疗。随着技术的进步，新型的导管和装置不断涌现，如微导管、射频微波电极、介入放射源。近些年，新开发应用的钇 -90（^{90}Y）标记物和栓塞剂，能够更准确地定位到肿瘤组织，发挥血管栓塞、辐射和定位等多重作用，并可与手术等方法联合，进一步提高肿瘤的治疗效果，减少对正常组织的损伤。

（三）生物治疗

生物治疗是一种利用生物技术和生物制剂来治疗肿瘤的方法。它是通过使用生物制剂，如生物药物、基因工程产品、病毒、肿瘤疫苗，以干预肿瘤发生、生长和转移的过程，达到治疗肿瘤的目的。肿瘤生物治疗的原理是针对肿瘤细胞的特定生物标志物或信号通路进行干预。它可以通过多种方式发挥作用，包括免疫治疗、基因治疗、靶向治疗等。

（四）免疫治疗

免疫治疗是肿瘤生物治疗中重要的治疗手段，主要包括免疫检查点抑制剂、免疫细胞、溶瘤病毒、肿瘤疫苗等。免疫治疗目前已成为肿瘤综合治疗中不可或缺的方法之一，是继外科手术、化疗和放疗之后的第 4 种肿瘤治疗模式[6]。

1. 免疫检查点抑制剂（immune checkpoint inhibitor，ICI）　是针对相应的免疫检查点研发的单抗类药物，其主要作用机制是通过阻断表达免疫检查点的肿瘤细胞与免疫细胞之间的作用，阻断肿瘤细胞对免疫细胞的抑制作用。目前临床应用的该类药物主要包括抗 PD-1/PD-L1、CTLA-4 等抗体。免疫检查点抑制剂是多种实体肿瘤和血液肿瘤的常用治疗药物[7]。

2. 抗肿瘤免疫细胞治疗　抗肿瘤免疫细胞治疗是一类利用处理的患者自体或供体的免疫细胞来对抗肿瘤的治疗方法。该类治疗方法通过体外处理过程，激活并大量扩增免疫细胞，再回输到患者体内，以增强其识别和攻击肿瘤细胞的能力，从而达到消灭肿瘤细胞或抑制肿瘤生长和扩散的效果。

抗肿瘤免疫细胞治疗的主要方式如下。

（1）嵌合抗原受体 T 细胞免疫治疗（chimeric antigen receptor T cell immuno-therapy，CAR-T）：利用患者自身的 T 细胞，通过基因工程技术将特定的肿瘤抗原受体（CAR）导入 T 细胞。这样，改造后的 T 细胞能够识别和攻击肿瘤细胞。CAR-T 目前已经在某些血液系统肿瘤及部分实体肿瘤等治疗中取得了显著的效果。

（2）T 细胞受体（TCR）基因治疗：TCR 基因治疗是一种利用基因工程技术改造患者自身的 T 细胞，使其具备识别和攻击肿瘤细胞的能力。与 CAR-T 不同，TCR 基因治疗利用 T 细胞原有的抗原受体（TCR）来识别肿瘤抗原。TCR 基因治疗目前主要处于临床试验阶段，尚未得到广泛的应用。

（3）自然杀伤（NK）细胞治疗：NK细胞是一种人体内存在的具有天然杀伤活性的免疫细胞，可以直接识别和杀伤肿瘤细胞，而不受体内主要组织相容性复合体（major histocompatibility complex，MHC）的限制。NK细胞治疗通过增强患者的NK细胞功能，以增强对肿瘤的攻击能力。目前，NK细胞治疗正在临床试验中进行研究。

（4）树突状细胞免疫疗法：树突状细胞（dendritic cell，DC）是一类具有抗原提呈和免疫调节功能的免疫细胞，主要功能是识别和捕获抗原，并将其提呈给T细胞，从而激活和诱导免疫反应。治疗作用主要是通过回输加工过的患者自身的树突状细胞来增强免疫系统对肿瘤的抗击能力。目前，树突状细胞治疗仍然面临一些挑战，如治疗效果不稳定，肿瘤适应证不明确，治疗费用较高，技术复杂。因此，仍然需要进行进一步的研究和临床实践。

抗肿瘤免疫细胞治疗的优势在于其针对性强，能够更精准地杀灭肿瘤细胞，并具有持久的抗肿瘤效果。然而，该治疗方法也面临一些挑战，如治疗相关的毒副作用、治疗耐受性、肿瘤免疫逃逸。因此，仍然需要进行进一步的研究和临床试验，以优化和完善抗肿瘤免疫细胞治疗的策略。

3. 溶瘤病毒　溶瘤病毒是一类天然或人工基因改造过的病毒，能够选择性地感染肿瘤细胞并在肿瘤细胞内大量复制，导致肿瘤细胞裂解。由于溶瘤病毒基本不感染正常细胞，从而对正常细胞或组织有较低的毒性。溶瘤病毒通常是通过基因工程的方法对病毒进行改造，使其能够选择性地感染和攻击特定类型的肿瘤细胞。溶瘤病毒的作用原理是病毒的"肿瘤选择性"和"持续复制性"。"肿瘤选择性"是指溶瘤病毒能够有针对性地感染和攻击肿瘤细胞，而对正常细胞的影响较小。这是因为溶瘤病毒通常是通过改变其表面蛋白质来实现对肿瘤细胞的特异性感染。而"持续复制性"是指溶瘤病毒在进入肿瘤细胞后进行持续性大量复制，使肿瘤细胞溶解、死亡，同时释放出更多的病毒颗粒，继续感染其他肿瘤细胞，并进行周而复始的复制、溶瘤，从而发挥杀灭肿瘤或抑制肿瘤的生长和扩散的作用。

溶瘤病毒在临床治疗应用中有许多潜在的优势。首先，它可以直接攻击肿瘤细胞，而对正常细胞损伤较小。其次，溶瘤病毒还可以通过激活免疫系统来增强抗肿瘤效果，例如与抗PD-1抗体联合治疗非肌层浸润性膀胱癌的完全缓解率可达89%，发展潜力巨大[1]。最后，溶瘤病毒还有望用于肿瘤的靶向治疗，通过改变病毒的表面蛋白质，使其更容易与肿瘤细胞结合，并将药物或放射性核素引入肿瘤细胞内部，发挥更好的抗肿瘤作用。

目前，溶瘤病毒在肿瘤治疗领域的应用进展迅速，很多针对不同肿瘤的临床研究正在进行中，以进一步验证其安全性和有效性。随着技术的不断进步和对溶瘤病毒机制的深入理解，相信溶瘤病毒将为肿瘤患者带来更多的治疗选择和希望。

4. 肿瘤疫苗疗法　肿瘤疫苗疗法是指将体外制备的能表达特异性抗原并具有免疫原性的肿瘤抗原，或能在体内表达这类抗原的核酸（如多肽、DNA和RNA）接种于肿瘤患者，在细胞因子、趋化因子等佐剂的辅助下，激活或加强肿瘤患者的抗肿瘤免疫能力，进而杀伤和清除肿瘤细胞的治疗方法。目前，肿瘤疫苗已成为肿瘤治疗领域的研究热点。

研究开发中的肿瘤疫苗大致可分为 4 类，分别是全细胞疫苗、肿瘤多肽疫苗、基因工程疫苗和抗体肿瘤疫苗。近期开展的多项肿瘤疫苗临床研究，多数需要与其他免疫治疗方法（如免疫检查点抑制剂）相结合，以改善治疗效果。另外，临床上常用的宫颈癌疫苗与肝癌疫苗分别是针对与宫颈癌和原发性肝癌关系密切的人乳头瘤病毒（HPV）和乙型肝炎病毒（HBV）疫苗。这类疫苗通过预防相关病毒的感染，间接发挥预防宫颈癌和肝癌的作用，不属于真正意义上的肿瘤疫苗范畴。

（五）基因治疗

基因治疗（gene therapy）是指应用基因工程技术将外源性的正常基因导入患者细胞内，以纠正基因缺陷或基因表达异常引起的疾病的治疗方法。纠正的途径既可以是原位修复有缺陷的基因，也可以是用有功能的正常基因转入细胞基因组的某一部位，以替代缺陷基因来发挥作用。目前，研究已从单基因遗传病逐步拓展到恶性肿瘤等重大疾病。据统计，基因治疗用于肿瘤治疗的临床研究占临床试验总数的 65% 左右。

肿瘤基因治疗可以通过不同的机制进行，如用健康的复制体替换突变的致病基因、抑制突变基因表达、沉默多余基因、替换缺失基因、将治疗性基因输送到靶组织。而在治疗策略上，肿瘤基因治疗又分为自杀基因治疗、肿瘤抑制基因激活、免疫治疗、抑制癌基因激活和抗血管生成基因治疗等。

基因治疗的多种治疗方法为肿瘤患者带来了新的希望。尽管有不同的方法、技术和基因转移类型，但有效递送治疗基因的载体选择是成功治疗的关键。常用的病毒载体包括腺病毒、腺相关病毒、慢病毒和反转录病毒；常见的非病毒载体主要有脂质体、树状大分子、阳离子多聚物、纳米颗粒等[8]。

（六）靶向治疗

靶向治疗是在细胞分子水平上针对肿瘤细胞的特定靶点，通过特异性地阻断该靶点的功能或改变其结构，从而抑制肿瘤细胞生长的一种治疗方法。该靶点通常是肿瘤细胞内部的一个蛋白质分子，或者是一个基因片段。阻断药物通常包括靶点受体抑制剂、酪氨酸激酶抑制剂、特异性单克隆抗体、肿瘤血管生成抑制剂等。

随着肿瘤分子生物学与基因组学的发展，人们对肿瘤分子表型认识得更加深入，肿瘤诊治的策略从既往围绕发病部位和形态病理为核心的系统化疗阶段，逐渐转变为针对驱动基因改变（包括基因突变、缺失、融合、扩增等）的精准靶向治疗时代。随之而来的是，肿瘤分类不再局限于肿瘤部位与病理形态，而要结合肿瘤患者分子分型特征，如肺癌中 *EGFR* 等驱动基因突变、乳腺癌 *HER-2* 扩增。基于特定分子表型给予相应的靶向药物已成为当前肿瘤治疗的优选方案。

（七）其他疗法

除上述治疗方式外，肿瘤治疗还包括射频 / 微波热疗、超声聚能治疗、冷冻治疗、光敏剂 - 激光治疗、传统医学（中医药）治疗、对症综合治疗等。其中，以改善患者生命质量的舒缓治疗（姑息治疗）在临床实践中应引起足够的重视。另外，营养、心理及康复等其他治疗手段也是肿瘤综合治疗的重要部分，其治疗目的不是杀伤肿瘤，而是有效地控制症状，改善患者的生命质量，提高患者对其他治疗的耐受性，增强机体的抗肿瘤能力，延长生存期[9]。

第二节　病毒及溶瘤病毒简介

一、病毒的基本概念

病毒（virus）是一种体形微小、结构简单、只含有一种核酸（DNA或RNA），必须在活细胞内寄生并以复制方式进行繁殖的一类非细胞型微生物。病毒个体非常微小，一般以纳米为测量单位，因此绝大多数只能在电子显微镜下才能看到。由于病毒结构简单，没有自己的代谢及酶系统，因此病毒一旦离开了宿主细胞，就成了没有任何生命活动，也不能独立自我繁殖的化学物质。它的复制、转录、翻译等活动都需要在宿主细胞中进行。当病毒进入宿主细胞后，它就可以利用细胞中的物质和能量完成生命活动，按照它自己的核酸所包含的遗传信息产生和它一样的新一代病毒。

病毒的形态结构是区分不同病毒的重要依据，在电镜下病毒粒子呈现出各种形态[10]。大多数感染人类和动物的病毒为球形，如脊髓灰质炎病毒、疱疹病毒及腺病毒。

病毒的基本结构是核心和衣壳，二者构成核衣壳。核心位于病毒体的中心，为核酸，由单链或双链RNA或DNA组成，为病毒的复制、遗传和变异提供遗传信息；衣壳是包围在核酸外面的一层有规律排列的蛋白质外壳，具有抗原性、保护核酸、介导病毒与宿主细胞结合等作用。某些病毒核衣壳外尚有一层脂蛋白双层膜状结构，当病毒以出芽方式向宿主细胞外释放、穿过宿主细胞膜或核膜时获得，称为包膜。在包膜表面有病毒编码的糖蛋白，镶嵌成钉状突起，称为刺突或棘突。包膜具有保护核衣壳、促进病毒与宿主细胞的吸附、抗原性等功能。

二、病毒的分类

以所含的遗传物质分类，病毒可分为RNA病毒、DNA病毒；按结构分类，病毒可分为真病毒（euvirus，简称病毒）与亚病毒（subvirus）。亚病毒包括类病毒、拟病毒、朊病毒；根据宿主类型分类，病毒可分为噬菌体（如细菌病毒）、植物病毒（如烟草花叶病毒）、动物病毒（如禽流感病毒、天花病毒、免疫缺陷性病毒）等。

RNA病毒和DNA病毒有双链、单链之分，单链RNA病毒又有正链、负链的不同。在指导病毒蛋白质合成时，正链RNA病毒的基因组RNA可作为模板来合成蛋白质；负链RNA病毒侵染细胞后，模板也是其基因组RNA，所用的酶是RNA聚合酶。

三、病毒的复制

病毒侵入宿主细胞后，借助宿主细胞提供的核苷酸原料、氨基酸、核糖体及能源系统等，以病毒核酸为模板，合成子代病毒所需核酸与蛋白质等成分，最后在宿主细胞内装配成结构完整、具有一定侵染力的病毒颗粒，这个过程称为病毒复制。

病毒正常复制周期分为吸附、侵入、脱壳、复制、组装、释放 6 个阶段。

（一）吸附

病毒表面的附着蛋白质可识别并与细胞表面的特定受体结合。对于包膜病毒，附着通常由特定的病毒包膜糖蛋白介导[11]；对于非包膜病毒，附着可能由单一蛋白或多蛋白结构介导[12, 13]。

（二）侵入

当病毒进入细胞质时，一些病毒的包膜直接与细胞质膜融合；其他包膜病毒被内吞，最终将其包膜与内细胞囊膜融合。

在这两种机制中，病毒膜蛋白的构象变化会暴露出疏水性融合肽，引发膜融合，将病毒核壳释放到细胞质中[14]；非包膜病毒与细胞表面或内细胞囊泡的相互作用可导致构象变化，从而暴露出一个疏水结构域或其他膜不稳定结构。

（三）脱壳

病毒必须进一步发生变化，以使病毒基因组可获得病毒复制所需的细胞成分。脱壳过程取决于病毒的类型和复制方式，以及细胞内发生病毒基因组复制的区室[15]。

对于大多数 DNA 病毒，含有基因组的衣壳或核蛋白复合物被运送到核孔附近，然后通过核孔运送基因组，启动基因表达和复制。

对于正链 RNA 病毒，基因组 RNA 与衣壳的分离使其能够与核糖体结合，开始病毒基因的表达。对于双链和负链 RNA 病毒，脱壳通常会去除病毒体的外部成分，保留病毒自身编码的依赖于 RNA 的 RNA 聚合酶（RNA-dependent RNA polymerase，RdRp）相关基因组[15]。

（四）复制

病毒在组装与释放之前，需要完成基因组的复制。由于没有核糖体，病毒粒子中缺少复制所必需的蛋白质，无法独立完成自身的复制，必须依赖宿主细胞进行自身遗传物质的复制，才能形成子代病毒[16]。

（五）组装

新生的病毒或衣壳在进行基因组复制的细胞室中组装。通常情况下，大多数 RNA 病毒在细胞质中组装，大多数 DNA 病毒在细胞核中组装[15]。

（六）释放

非包膜病毒通常在感染细胞的裂解过程中释放；包膜病毒在基因组的衣壳组装之后，通过适当的细胞膜发芽获得包膜。随后，新生的病毒在囊泡中被运输到质膜上，通过囊泡与质膜的融合，从细胞中释放出来[15]。

四、溶瘤病毒的定义与分型

溶瘤病毒是一类天然或人工基因改造过的病毒，能够选择性地感染肿瘤细胞并在肿瘤细胞内大量复制，导致肿瘤细胞裂解。由于溶瘤病毒基本不感染正常细胞，从而对正常细胞或组织有较低的毒性[17-19]。人工基因改造的溶瘤病毒具有典型的非/低致病性、靶向性和肿瘤杀伤性等特征。

溶瘤病毒大致分为 3 种形式：第一种形式是天然对某些肿瘤细胞有亲和力的野生型病毒，这些病毒能够在某些肿瘤细胞中繁殖并裂解细胞，具有天然的特异性溶瘤活性[20]。野生型溶瘤病毒主要有呼肠孤病毒（reovirus，ReoV）、新城疫病毒（newcastle disease virus，NDV）、细小病毒（parvovirus，PV）等。

第二种形式是人工基因改造的病毒，通过基因工程改造，使病毒具有肿瘤特异性亲和力，并能在肿瘤细胞内大量复制繁殖，最终裂解肿瘤细胞。与此同时，删除（敲除）或加载的基因通过执行目的基因的指令，能进一步减轻毒副作用、增强特异性、提高肿瘤杀伤能力。人工基因改造的溶瘤病毒主要有重组人 5 型腺病毒、基因工程改造的单纯疱疹病毒 I 型 T-VEC、经过 3 次基因修饰的单纯疱疹病毒 G47Δ 等。

第三种形式是溶瘤病毒连接体，包括运载细胞、细胞外囊泡、脂质体、高分子聚合物、生物矿化物质等，溶瘤病毒通过与连接体的结合、包涵，使溶瘤病毒更加安全、持久、高效。代表性溶瘤病毒有加载了新城疫病毒的间充质干细胞（NDV-MSC）、高分子聚合物胆酸偶联聚乙烯酰胺（DA3）包裹腺病毒构建的病毒纳米复合颗粒（Ad/DA3）等。

五、溶瘤病毒的种类

根据病毒基因组核苷酸类型的不同，溶瘤病毒可分为 DNA 病毒和 RNA 病毒[21]。DNA 病毒以单纯疱疹病毒（HSV）、腺病毒（AdV）、痘苗病毒（VV）和 H-1 细小病毒（H-1 parvovirus，H-1PV）为主；RNA 病毒以狂犬病毒（rabies virus，RV）、柯萨奇病毒（Coxsackie virus）、脊髓灰质炎病毒（poliovirus，PV）、麻疹病毒（measles virus，MV）、新城疫病毒（NDV）及水疱性口炎病毒（vesicular stomatitis virus，VSV）为主[22]。

目前，国内外开发用于临床肿瘤治疗的溶瘤病毒已有数十种[22-25]（表 1-2-1），如新城疫病毒、腺病毒、腮腺炎病毒、单纯疱疹病毒、痘苗病毒、呼肠孤病毒、甲型流感病毒、细小病毒、麻疹病毒。其中最常用的溶瘤病毒主要有 5 种，即腺病毒、单纯疱疹病毒、牛痘病毒、呼肠孤病毒、新城疫病毒[26]。

（一）腺病毒

腺病毒（adenovirus，AdV）是一种双链、无包膜的 DNA 病毒，是常见的人类病原体，其在人体内的血清型有 50 余种。人类腺病毒又可根据其 DNA 同源性、血球凝聚状态和致癌/中和特性分为 7 类（A～G），通常与人类的轻症病毒性疾病相关，溶瘤病毒治疗常用的 2 型及 5 型腺病毒在血清学分类上均属于 C 类。

表 1-2-1　溶瘤病毒的一般特征

病毒家族	病毒株	基因组	基因组结构	基因组大小	包膜	衣壳对称性	自然宿主	复制部位	入侵机制	受体
腺病毒科	AdV	dsDNA	线性，非分段式	26～48 kb	无	二十面体	人类和动物	细胞核和细胞质	受体介导	A 与 C-G 类病毒的 hCAR，CD46 和 B 类病毒的桥粒核心糖蛋白 2（DSG-2）
疱疹病毒科	HSV-1	dsDNA	线性，非分段式	154 kb（74 个基因）	有	二十面体	人类和动物	细胞核和细胞质	受体介导	糖蛋白 D（上皮细胞）、HVEM，免疫细胞，结合素 -1 和结合素 -2（神经元）
副黏液病毒科	新城疫病毒	ssRNA（-）	线性，非分段式	15 kb	有	螺旋形	鸟类	细胞质	质膜融合	N/A
	麻疹病毒	ssRNA（-）	线性，非分段式	16 kb	有	二十面体	人类	细胞质	受体介导	CD46，SLAM 和结合素 4
呼肠孤病毒科	呼肠孤病毒	dsRNA	线性，分段式	10～48 kb	无	二十面体	人类和动物	细胞质	受体介导	唾液酸残基和 JAM-A
痘病毒科	VV	dsDNA	线性，非分段式	190 kb（250 个基因）	有	复杂	人类	细胞质	质膜融合	N/A
细小病毒科	细小病毒	ssDNA	线性，非分段式	5 kb	无	二十面体	人类和动物	细胞核和细胞质	受体介导	红细胞 P 抗原、唾液酸残基
细小核糖核酸病毒科	柯萨奇病毒	ssRNA（+）	线性，非分段式	28 kb	无	二十面体	人类和动物	细胞质	受体介导	CAR，ICAM-1，DAF
	脊髓灰质炎病毒	ssRNA（+）	线性，非分段式	7.5 kb	无	二十面体	人类	细胞质	受体介导	CD155

腺病毒是目前最常用的溶瘤病毒载体[27]，它具有以下优势：

（1）双链 DNA 病毒感染效率高，不整合到靶细胞基因组，可同时感染增殖期和非增殖期细胞。

（2）可插入大型转入基因，对外源性基因插入调节性强，无内在致癌性。

（3）易获得符合治疗质量规范的高病毒效价。

腺病毒可感染多个物种的分裂期细胞和非分裂期细胞，通过柯萨奇 - 腺病毒受体（Coxsackie and adenovirus receptor，CAR）进入细胞后，在细胞核中表达病毒复制所必需的 DNA，并编码产生 E1A 和 E1B 蛋白，E1A 和 E1B 蛋白可分别调节视网膜母细胞瘤蛋白（retinoblastoma-associated protein，pRb）和 p53 信号转导通路，促进宿主细胞分裂、增殖。

早期转录单元 E1A 基因编码蛋白可结合 pRb 促进 Rb-E2F 复合体释放出 E2F，诱导细胞启动复制[28]；E1B 基因编码蛋白可结合 p53 抑制其促凋亡反应[29]。腺病毒的 E1A 和 E1B 基因可调节 pRb 和 p53 信号转导通路，促进宿主细胞的分裂和增殖，从而在细胞内大量复制。因此，敲除 E1A 和 E1B 基因，可用于构建特异性感染 pRb/p53 突变型肿瘤的溶瘤病毒[30]。通过将 E1A 基因启动子替换成肿瘤特异性启动子，使其在肿瘤细胞中特异性表达。删除 E1B-55kD 后，可抑制腺病毒在正常细胞中复制。

目前，最常用的腺病毒递送载体是 C 类的 5 型腺病毒（Ad5），在肿瘤临床试验中最早使用的基于溶瘤 Ad5 的载体即 ONYX-015 和 H101[31]。在两种病毒中，经基因修饰，E1B 均完全缺失，使病毒微粒可选择性感染 p53 信号转导缺陷的细胞。Bischoff 等[32]研究证明，E1B-55kD 基因突变的腺病毒可选择性地在 p53 缺陷的肿瘤细胞中复制，溶解肿瘤细胞。

（二）单纯疱疹病毒

单纯疱疹病毒（herpes simplex virus，HSV）是一种直径约为 120 nm 的包膜双链线性 DNA 病毒，可分为 1 型单纯疱疹病毒（HSV-1）和 2 型单纯疱疹病毒（HSV-2）两种血清型[33]。

HSV-1 是大型双链 DNA、嗜神经性病毒，是常见的人类病原体，长期潜伏于人体内并可能终生感染[34]。HSV-1 的宿主范围广泛，可携带多种外源 DNA；可在大多数类型的肿瘤细胞中感染并复制，其基因组较大（152 kb，其中 30 kb 编码病毒感染的非必需基因），易于操作，可插入多个转入基因。尽管 HSV-1 在细胞核中复制，但其不会引起插入诱变。因此，HSV-1 是首先考虑用于开发的重组病毒。虽然 HSV-1 是引起人类唇疱疹的次要病原体，且具有嗜神经性，可导致潜伏性感染，但是 HSV-1 对抗病毒药物敏感，若出现一定程度的毒性反应，可用抗病毒药物限制病毒复制，抑制毒性反应。

HSV-2 完整病毒颗粒直径为 125 nm，呈球形，其基本结构由内向外由核心部分、核衣壳、皮层和包膜组成。HSV-2 病毒核心部分直径为 75 nm 左右，由双链 DNA 基因组和病毒 DNA 结合蛋白构成。HSV-2 基因组长约 154.7 kb，分为独特的长片段（UL）和独特的短片段（US），两侧是反向重复序列。HSV-2 病毒颗粒感染细胞的过程中编码大约 80 余种蛋白质分子和一些 RNA 分子，包括病毒包膜糖蛋白（gB、gC、gD、gE、gG、 gH、gI、gJ、gK、gL、gM 等）、病毒核衣壳结构蛋白（VP4、VP19c、VP21、VP22、VP23、VP24、VP26 等）以及约 20% 病毒蛋白质等与复制增殖相关的功能蛋白。另外，超过 50% 具有编码功能的蛋白质参与了与宿主的相互作用，使病毒在体内得以存活[35]。

（三）新城疫病毒

1. 新城疫病毒的结构　新城疫病毒（newcastle disease virus，NDV）是一种来源于禽类、由双层脂质膜包裹的天然 RNA 病毒，属于副黏病毒科新城疫样病毒属（*Avulavirus*）的 Ⅰ 型禽副黏病毒（avian paramyxovirus serotype 1，APMV-1）。其基因组是由 15 186 个核苷酸组成的单股负链 RNA，包含 6 个开放阅读框，编码 6 种不同的结构蛋白，即核蛋白（nuclear protein，NP）、磷蛋白（phosphoprotein，P）、基质蛋白（matrix protein，M）、融合蛋白（fusion protein，F）、血凝素神经氨酸酶（hemagglutinin neuraminidase，HN）及 RNA 依赖性的大聚合酶蛋白（RNA-dependent large polymerase protein，L）。NP、P 和 L 与病毒 RNA 结合，形成核糖核苷酸 - 蛋白质复合物，负责病毒的复制。脂质膜包围着核糖核苷酸 - 蛋白质复合物，M 位于病毒脂质膜下一层，参与病毒的组装和出芽。HN 和 F 是以寡聚体形式存在的糖基化蛋白质，位于病毒膜外表面，它们与宿主细胞的脂质双层膜一起构成病毒的外壳，参与病毒感染宿主细胞的过程。

2. 新城疫病毒感染宿主细胞的主要过程　新城疫病毒主要感染禽类，不感染包括人在内的哺乳动物。

（1）病毒表面 HN 和 F 与含唾液酸的宿主细胞表面蛋白质结合，触发 F 的构象变化，释放融合肽，促进病毒包膜和细胞质膜的融合，病毒颗粒通过内吞作用使具有附着颗粒的相邻细胞形成合胞体。病毒基因组进入宿主细胞的细胞质，M 从细胞质中的核糖核苷酸 - 蛋白质复合物中分离，P 和 L 形成聚合酶复合物，启动病毒 RNA 的转录。

（2）病毒基因组在宿主细胞质中复制。基因组 ssRNA（－）在细胞质中转录为 mRNA，翻译成不同的结构蛋白，合成的一个长 RNA 分子 ssRNA（＋），作为病毒基因组扩增的模板，复制出完整负链病毒 RNA 分子，随后产生的病毒后代以出芽方式释放到细胞外，引发宿主细胞的新一轮感染。溶瘤新城疫病毒在肿瘤细胞中的增殖过程与新城疫病毒感染禽类细胞类似。

（四）麻疹病毒

麻疹病毒（measles virus，MV）是一种具有高度传染性的人类病原体，可引起特征性红斑的斑丘疹，在罕见情况下还可导致亚急性硬化性全脑炎。

麻疹病毒属于副黏病毒科麻疹病毒属，多呈球形，核酸组成为不分节段的单负链 RNA，基因组由 6 个基因组成，分别编码 6 种结构蛋白（N、P、M、F、H、L）以及 2 种非结构蛋白（C、V）。其中，病毒表面突出的 F 和 H 负责病毒的黏附和入侵，H 与病毒受体的结合导致 H 和 F 构象发生变化，F 则介导膜融合[36]。

目前认为，与 H 作用的麻疹病毒受体有 3 种，即信号淋巴细胞激活分子（SLAM/CD150）、CD46 和 nectin-4（也称为 PVRL4）。其中，CD46 迄今为止在所测试的肿瘤细胞表面基本为高表达，如间皮瘤细胞[37]、恶性周围神经鞘瘤细胞[38]，为麻疹溶瘤病毒的靶向性识别和入侵奠定了基础。

（五）呼肠孤病毒

呼肠孤病毒（reovirus，ReoV）是呼肠孤病毒科的一员，是一种非包膜双链 RNA 病毒，具有双链分节 RNA 基因组，形成直径 60～90 nm 的颗粒[17]。此类病毒的英文命名respiratory enteric orphan virus，取其感染组织呼吸道（respiratory）和肠道（enteric）的首字母及表示病原性不明的孤儿（orphan）的首字母连缀（reo）而成（A. B. Sabin，1959）。基因工程 ReoV 可选择性地在转化细胞中复制，但不能在正常细胞中复制[39, 40]。呼肠孤病毒在转化细胞中进行特异性感染和复制的能力最早发现于 20 世纪 70 年代末[41]，其溶瘤过程涉及 Ras 信号通路在靶细胞中的过表达或生长因子信号的上调[40, 42]，可通过激活内源性和外源性凋亡途径诱导细胞裂解。Ras 信号通路过度活跃和表皮生长因子受体（epidermal growth factor receptor，EGFR）活化阻断 PKR 的激活，从而允许病毒蛋白质合成并促使病毒大量复制，导致细胞裂解。人体内的呼肠孤病毒感染通常涉及呼吸道和胃肠道，但体征和症状一般均较轻。

Reolysin 是一种减毒的呼肠孤病毒 3 型（T3D）毒株，作为一种抗肿瘤药物已被广泛研究，它是目前临床开发的唯一的野生型毒株[43]。晚期实体瘤的 I 期临床试验证实了其安全性和耐受性[44]。研究表明，当 Reolysin 与化疗或放疗联用时，呼肠孤病毒活性增强[45]。目前，许多 Reolysin 与化疗药物联用的试验正在进行中。

（六）痘苗病毒

痘苗病毒（vaccinia virus，VACA，VV）属于痘病毒科，由在脊椎动物和无脊椎动物的细胞质中复制的大型、复杂、有包膜的 dsDNA 病毒组成。痘苗病毒包含双链线性DNA 基因组的包膜病毒家族，形成直径 200 nm、长 300 nm 的颗粒[17]。痘苗病毒作为溶瘤类药物的优势包括：宿主范围广，复制速度快（感染后 8 h 内产生并分泌一级颗粒，感染后 48～72 h 破坏感染细胞），将生命周期限制在细胞质中，在多种肿瘤细胞中诱导细胞裂解，缺乏基因组整体性，以及拥有能够容纳大型转入基因的基因组。

痘苗病毒具有高度的免疫原性，可产生强烈的细胞毒性 T 淋巴细胞反应和循环抗病毒中和抗体[46]。为改善由病毒感染和复制引起的先天性免疫反应，研发了带有基因缺失的痘苗病毒同时也携带免疫刺激剂［如粒细胞 - 巨噬细胞集落刺激因子（granulocyte-macrophage colony stimulating factor，GM-CSF）、IL-2、IL-12］、凋亡蛋白、前体药转化酶以及抗血管生成抗体 / 蛋白质[47-49]。

目前，已成功利用多种基因缺失的非必需病毒基因来增强痘苗病毒肿瘤特异性感染和复制并进一步提高安全性。其中包括牛痘病毒生长因子（VGF）基因（该基因可将痘苗病毒靶向 EGFR 通路处于激活状态的细胞）、病毒胸苷激酶（TK）基因（可使病毒依赖于过表达的细胞 TK 进行复制）和病毒 *B18R* 基因（编码一种与 IFN 受体结合的蛋白质，抑制细胞的先天性抗病毒免疫反应，并促进 IFN 缺陷细胞的选择性裂解）[47, 50, 51]。

（七）细小病毒

细小病毒（PV）是小型无包膜病毒，具有单链 DNA 基因组（长约 5 kb），可感染的宿主范围广，能够穿透血脑屏障（blood-brain barrier，BBB）。细小病毒科包含两个亚科：感染脊椎动物的细小病毒亚科和感染无脊椎动物的浓核病毒亚科。

细小病毒仅在细胞分裂或存在辅助病毒（如腺相关病毒）时复制。研究显示，啮齿动物细小病毒，尤其是 H-1PV、小鼠细小病毒和 LuⅢ 病毒，具有天然的抗癌活性，可在不致病的情况下激活多条细胞凋亡通路[52]。由于人体内缺乏该病毒的特异性免疫抗体，该病毒通常能够避免受到机体的免疫中和作用，同时能够裂解肿瘤细胞并引起强烈的抗肿瘤免疫反应。因此，细小病毒已成为较有前景的候选溶瘤病毒载体。

H-1PV 已在临床前进行了广泛评估。H-1PV 能在感染肿瘤细胞后刺激损伤相关分子模式（damage-associated molecular pattern，DAMP）和病原体相关分子模式（pathogen-associated molecular pattern，PAMP）的表达，以及肿瘤相关抗原的释放，促进肿瘤抗原在树突状细胞（DC）上的交叉提呈，并促进宿主免疫系统的识别[53]。在体内，通过过继细胞转移疗法，已证实这种免疫作用对肿瘤消退的重要性[54]，为 H-1PV 作为肿瘤病毒治疗提供了充足的依据。

2011 年，第一项使用 H-1PV（ParvOryx）治疗 Ⅳ 级胶质母细胞瘤的临床试验（NCT01301430）启动，但目前尚未披露研究结果。研究人员正致力于通过基因工程提高 H-1PV 的抗肿瘤疗效，包括进行衣壳修饰、生成增加病毒滴度的嵌合载体以及配备特定的 PAMP，即 CpG 基序[53,55]。有研究表明，H-1PV 与其他肿瘤疗法（包括电离辐射、吉西他滨和 HDAC 抑制剂）体外和体内联合使用可产生明显的协同作用，可最大限度地提高这些疗法的抗肿瘤作用[56,57]。

（八）细小核糖核酸病毒

细小核糖核酸病毒（picornavirus）由英文的 pico（小的）+RNA+virus 三词组成，指小型 RNA 病毒。病毒颗粒为直径 25～30 nm 的正二十面体。其特征之一是不能清楚地看到壳微体，没有包膜。核酸为单链 RNA，分子量为 2×10^6。细小核糖核酸病毒分为以下 4 个类群。①肠道病毒群：如脊髓灰质炎病毒、柯萨奇病毒（Coxsackie virus）、人肠细胞病变孤儿病毒和牛肠道病毒；②心病毒群：如脑心肌炎病毒（EMC 病毒）；③鼻病毒群：如人鼻病毒和牛鼻病毒；④其他细小核糖核酸病毒群：如口蹄疫病毒和禽脑脊髓炎病毒。其中，柯萨奇病毒和脊髓灰质炎病毒最为著名。

柯萨奇病毒可分为 A 和 B 两个亚组。在人体内，柯萨奇病毒感染通常是无症状的。由于黑色素瘤、乳腺癌和多发性骨髓瘤中的病毒受体细胞间黏附分子 1（intercellular adhesion molecule-1，ICAM-1）和衰变加速因子（decay-accelerating factor，DAF）均过表达，因此柯萨奇病毒对这些肿瘤细胞具有天然趋向性[58,59]，这些病毒还会对由 DAMP 释放引起的感染产生强烈的免疫反应，从而促进 $CD8^+$ T 细胞和 NK 细胞的浸润，并通过激活树突状细胞增强抗原提呈[60]。Cavatak（柯萨奇病毒 A21，Viralytics）是目前临床上主要的溶瘤性柯萨奇病毒候选药物，Ⅰ 期和 Ⅱ 期试验已证实对晚期黑色素瘤患者有一定的疗效和良好的安全性[61]。先前暴露于柯萨奇病毒可导致对感染免疫，但血清型抗体没有表现出交叉反应性，这表明使用不同血清型可避免已暴露个体的病毒中和及清除。

脊髓灰质炎病毒（poliovirus，PV）是引起脊髓灰质炎的病毒。脊髓灰质炎传播广泛，是一种急性传染病，是 WHO 推行计划免疫进行控制的重点传染病。脊髓灰质炎病毒常侵犯中枢神经系统，损害脊髓前角运动神经细胞，导致肢体松弛性麻痹，多见于儿童，故又名小儿麻痹症。当将脊髓灰质炎病毒用作溶瘤病毒时，必须对脊髓灰质炎病毒进行减毒，方法是使用来自相应人类 2 型鼻病毒的内部核糖体进入位点（IRES）代替 Sabin 疫苗株（PV1）的病毒 IRES[62]。重组减毒脊髓灰质炎病毒 PVS-RIPO 对胶质瘤细胞表现出趋向性，目前多形性胶质母细胞瘤（glioblastoma multiforme，GBM）瘤内注射（intratumor injection，IT）的临床研究（NCT01491893）正处于 I 期试验阶段，胶质瘤细胞中脊髓灰质炎病毒受体 CD155 的表达上调[63]。初步结果显示，多例患者出现持久缓解。

六、溶瘤病毒的抗肿瘤作用机制

溶瘤病毒通过多种机制发挥抗肿瘤作用（图 1-2-1），除可选择性地感染肿瘤细胞，通过病毒自身的复制杀死并裂解肿瘤细胞外，还可以通过多种途径激发全身抗肿瘤免疫反应，如促进抗原提呈，调节肿瘤微环境（tumor microenvironment，TME），活化免疫细胞，通过携带的免疫调节因子等激活机体的免疫系统[19, 64]。

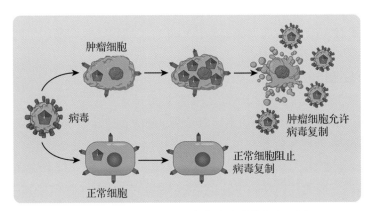

图 1-2-1（彩图 1） 溶瘤病毒的抗肿瘤作用机制

（一）裂解肿瘤细胞

溶瘤病毒特异性识别并感染肿瘤细胞，通过转导、转录、翻译和促凋亡的靶向作用，选择性进入肿瘤细胞。溶瘤病毒突破细胞防御机制感染肿瘤细胞后，在细胞质及细胞核内通过大量复制、繁殖，裂解肿瘤细胞，并进一步释放大量子代病毒攻击邻近肿瘤细胞，进行周而复始的复制、溶瘤过程，从而达到杀灭肿瘤或抑制肿瘤的生长和扩散的作用。若肿瘤细胞全部裂解，病毒因自身缺陷无法复制，因此被免疫系统清除。肿瘤细胞裂解后，释放的病毒抗原成分及相关细胞因子可激活 T 淋巴细胞、自然杀伤细胞、树突状细胞等免疫细胞，诱导机体产生免疫反应，进一步发挥抗肿瘤作用。

溶瘤病毒之所以能特异性地识别、感染肿瘤细胞并在细胞内大量复制，造成细胞裂解而不影响其他正常细胞，其机制主要有以下几点：

（1）利用肿瘤细胞表面特异性受体与病毒表面蛋白质结合，通过受体 - 配体途径，实现病毒对肿瘤细胞的靶向感染。

（2）将肿瘤特异性启动子插入启动病毒复制的必需基因的上游，实现选择性复制。

（3）肿瘤固有的分子信号转导缺陷可使溶瘤病毒逃避免疫监视，尤其是肿瘤细胞受损的 IFN 通路打破宿主的抗病毒防御，增强肿瘤细胞对溶瘤病毒的特异性易感性[65]。

（4）通过基因修饰表达胞嘧啶脱氨酶（cytosine deaminase，CD）。该酶可使无毒的前体药物转化为有生物活性的核苷酸类似物药物[66]，抑制肿瘤细胞 DNA 的复制过程，直接杀伤肿瘤细胞。

（二）激活机体免疫系统

诱导机体产生抗肿瘤特异性免疫反应是溶瘤病毒治疗肿瘤的关键环节[67]。溶瘤病毒破坏病毒感染的肿瘤细胞后，一方面释放细胞因子，阻止肿瘤生长；另一方面从即将死亡的肿瘤细胞中获取病毒和肿瘤的抗原成分，提呈给树突状细胞，后者可招募并活化 $CD8^+$、$CD4^+$ T 细胞，进而诱导抗原特异性 T 细胞的活化，激活机体局部和全身免疫，发挥抗肿瘤作用[67]。

1. 促进抗原提呈，活化免疫细胞　为了诱导有效的抗肿瘤反应，抗原提呈必须完成两个步骤：第一，肿瘤新抗原必须被抗原提呈细胞（antigen presenting cell，APC）吸收，主要是树突状细胞，并且要交叉提呈，以启动未成熟的 $CD8^+$ T 细胞；第二，新抗原必须由肿瘤细胞直接提呈，才能被活化的 $CD8^+$ T 细胞识别和杀灭。

溶瘤病毒裂解肿瘤细胞后会释放细胞因子，阻止肿瘤生长，并从即将死亡的肿瘤细胞中获取肿瘤抗原，提呈给树突状细胞，从而招募树突状细胞并活化 $CD8^+$、$CD4^+$ T 细胞，进而诱导抗原特异性 T 细胞的活化，激活机体局部和全身免疫，发挥抗肿瘤作用[65, 68]。体外试验发现，痘苗病毒能够增强树突状细胞和巨噬细胞的活性，诱导巨噬细胞提呈抗原以及免疫监视，进一步增强抗肿瘤免疫反应[69]。

溶瘤病毒还可以通过插入免疫激活因子及免疫共刺激分子配体编码基因，促进免疫细胞的成熟、浸润并增强特异性的免疫杀伤作用[70]，如表达 GM-CSF 的溶瘤呼肠孤病毒可活化并促进肿瘤微环境中的抗原提呈细胞的分化和成熟[71]。溶瘤腺病毒加载 CD40 及 OX40 等免疫共刺激分子的配体基因，在选择性杀伤肿瘤细胞的同时，还能在肿瘤细胞膜上表达分化簇抗原 40 配体（cluster of differentiation 40 ligand，CD40L）及 OX40L 等免疫共刺激分子的配体，使肿瘤部位 APC 及 $CD8^+$ T 细胞能更加精确地识别肿瘤细胞，提升免疫系统对肿瘤细胞的特异性杀伤效率，联合免疫检查点抑制剂，取得更加有效的肿瘤杀伤作用[72]。

另外，机体在感染溶瘤病毒后，肿瘤细胞启动由内质网（endoplasmic reticulum，ER）和基因毒性应激组成的抗病毒反应，这种反应导致活性氧（ROS）上调和抗病毒细胞因子产生[73]。活性氧和细胞因子（尤其是 IFN）从受感染的肿瘤细胞释放并刺激免疫细胞（抗原提呈细胞、$CD8^+$ T 细胞和 NK 细胞）。

2. 释放肿瘤相关抗原，产生细胞因子　溶瘤病毒裂解肿瘤细胞后，释放肿瘤相关抗原（tumor associated antigen，TAA），通过内源性损伤相关分子模式（DAMP）和病毒自身诱导的病原体相关分子模式（PAMP）来增强宿主免疫力，并通过模式识别受体（pattern recognition receptor，PRR）识别 PAMP/ 微生物相关模式分子（microbe-

associated molecular pattern，MAMP），触发Ⅰ型 IFN 释放，产生多种促炎细胞因子，如白细胞介素（interleukin，IL）-1β、IL-2、IL-6、IL-12、GM-CSF、肿瘤坏死因子 -α（tumor necrosis factor-α，TNF-α）和趋化因子配体 -2（chemokine ligand 2，CCL2）和 CCL5 等[74]。TAA 的释放，尤其是与局部细胞因子和 DAMP 释放相结合，有利于诱导针对肿瘤细胞的先天性和适应性免疫反应[75]。例如，Ⅰ型干扰素和 DAMP 可直接激活 NK 细胞，活化的 NK 细胞可通过穿孔素 / 颗粒酶或 IFN-γ 和 TNF-α 的作用，直接杀死病毒感染的细胞。

DAMP 包括 ATP、钙网蛋白（calreticulin，CRT）和高速泳动族蛋白 B1（high mobility group box protein 1，HMGB1），由死亡、应激或损伤的细胞分泌[76]。ATP 招募树突状细胞，CRT 促进细胞的吞噬，HMGB1 则直接激活树突状细胞[77]。被激活的成熟树突状细胞可识别 TAA，将其提呈并暴露给 CD8+ T 细胞[68]。CD8+ T 细胞的抗肿瘤活性可通过直接释放含有穿孔素和颗粒酶的细胞毒性颗粒来实现，也可通过分泌 TNF-α 和 IL-2 等细胞因子间接实现。

PAMP 包括病毒衣壳、病毒遗传物质和病毒复制过程中的代谢产物，由树突状细胞表面表达的模式识别受体（PRR）[如 Toll 样受体（TLR）、NOD 样受体（NLR）]识别[78]。PAMP 与 PRR 的结合可刺激树突状细胞产生 TNF-α、IL-12 等细胞因子。这些细胞因子招募并激活更多的 NK 细胞或树突状细胞，促进树突状细胞成熟，使其进一步分泌细胞因子。

3. 结合 MHC 分子，介导抗肿瘤免疫　主要组织相容性复合体（MHC）基因可调节机体对各种病原体产生最佳免疫应答，以适应多变的环境[79]，在 T 细胞分化发育中必不可少，且对免疫应答的启动和调节发挥着重要作用。

溶瘤病毒感染后进入细胞质，被宿主细胞识别后被蛋白酶水解，产生的肽段抗原被加工后，由相关转运蛋白（TAP）有选择性地从细胞质转运到内质网（ER），并在此与新合成的 MHC Ⅰ类分子结合[80]。结合了肽段的 MHC Ⅰ类分子结构稳定，从 ER 进入高尔基体经糖基化修饰后，通过胞吐转运到细胞表面，供 CD8+ T 细胞识别。一旦被激活，CD8+ T 细胞可扩展为细胞毒性效应细胞，能够进入已确定的肿瘤生长部位，并在抗原识别后介导抗肿瘤免疫。研究发现，重组痘病毒 CF33-hNIS-ΔF14.5 可促进乳腺癌小鼠模型中肿瘤细胞周围 CD8+ T 细胞和 CD4+ T 细胞的浸润[81]。

溶瘤病毒通过增加 MHC、抗原加工相关转运体（transporter associated with antigen processing，TAP）-1/2、β2 微球蛋白（beta-2-microglobulin，β2M）的表达，阻止肿瘤细胞的免疫逃逸，并通过募集免疫细胞，使"冷肿瘤"转变为"热肿瘤"，建立适合抗肿瘤免疫的微环境。如在 T-VEC 中，删除 ICP47，可增强抗原提呈，维持感染的肿瘤细胞表面 MHC- Ⅰ抗原的表达[82]。

4. 诱导肿瘤细胞对病毒表位的免疫应答　溶瘤病毒诱导肿瘤细胞对病毒表位的免疫应答，进而实现全身抗肿瘤免疫反应；溶瘤病毒诱导固有免疫细胞内或表面存在受体（如 Toll 样受体），可识别病毒的核酸或蛋白，诱导细胞因子的表达。表达的细胞因子与其他细胞上的受体结合，导致抗病毒基因的表达和免疫细胞的招募。Vijver 等[83] 发现小鼠 MHC- Ⅰ等位基因 H2-Db 和 H2-kb 存在诱导 T 细胞活化的 VSV-GP 表位。

5. 利用原位疫苗，产生远端效应 溶瘤病毒通过交叉提呈作用，利用原位疫苗促使远端未感染的转移灶消退，产生远端效应或远隔效应。Zhang 等[84]研究发现一种基于腺病毒的肿瘤疫苗，该疫苗装载了与 IgG2a Fc 蛋白融合的靶向 CD47 的纳米体，可诱导黑色素瘤、淋巴瘤和乳腺肿瘤的持久抑制和延长荷瘤小鼠的生存期，并增加肿瘤浸润免疫细胞的数量，重塑肿瘤免疫微环境。Liu 等[85]发现，在小鼠结肠癌和肺癌模型中，注射一种 vvDD-mIL2 加 Toll 样受体 9 配体（CpG）的原位疫苗，可产生有效且持续的全身抗肿瘤免疫，从而抑制未治疗的肿瘤结节。

（三）改善肿瘤免疫抑制性微环境

1. 肿瘤微环境的结构特点 肿瘤在免疫系统的诱导下，逐渐形成了高度复杂的肿瘤微环境。多数肿瘤处于免疫抑制性微环境中，抗原提呈细胞功能被破坏，无法提呈肿瘤相关抗原，肿瘤固有的 β- 连环蛋白（β-catenin）致癌信号通路抑制抗原提呈细胞在肿瘤部位募集[86]。肿瘤细胞通过分泌多种刺激生长因子、细胞因子及趋化因子来有效招募基质细胞、免疫细胞和血管细胞。这些细胞被肿瘤细胞重塑，变成具有支撑肿瘤生长能力的细胞，并与肿瘤细胞共同形成 "器官样组织"。研究表明[87]，肿瘤微环境中的基质细胞和成纤维细胞可分泌细胞生长因子，如肝细胞生长因子（hepatocyte growth factor，HGF）、成纤维细胞生长因子（fibroblast growth factor，FGFs）及趋化因子配体 12（chemokine ligand 12，CXCL12）。这些细胞生长因子不仅可以促进恶性肿瘤细胞的生长，而且能作为化学引诱物，刺激更多细胞迁移到肿瘤微环境中，促进肿瘤细胞恶性增殖。

肿瘤相关成纤维细胞（cancer-associated fibroblasts，CAF）、血管内皮细胞、免疫细胞等构成肿瘤基质，肿瘤基质再与细胞外基质（extracellular matrix，ECM）、氧气水平和 pH 等因素一起形成肿瘤微环境[88]。肿瘤微环境中的细胞主要有肿瘤细胞、髓源性抑制细胞（myeloid derived suppressor cells，MDSCs）、肿瘤浸润性淋巴细胞（tumor-infiltrating leukocytes，TILs）（如 T 细胞、B 细胞、树突状细胞、NK 细胞）等。

肿瘤微环境的免疫抑制通常是由于细胞毒性 T 淋巴细胞（cytotoxic T lymphocytes，CTLs）、辅助 T 细胞（helper T-cells，Ths）和 NK 细胞被耗竭，以及 IL-10、IL-27、IL-35 和转化生长因子 -β（transforming growth factor-β，TGF-β）等免疫抑制细胞因子的过度分泌所致。IL-10、PD-L1 等免疫抑制细胞因子[89]可维持抑制性肿瘤微环境，促进肿瘤生长，帮助肿瘤逃逸。

2. 溶瘤病毒改变肿瘤微环境 溶瘤病毒可直接溶解肿瘤，诱导可溶性抗原、危险信号及 Ⅰ 型干扰素的释放[90]。因此，溶瘤病毒不仅可以打破肿瘤微环境现有的组织结构，而且能破坏抑制性肿瘤微环境，为其他免疫疗法创造良好的免疫微环境。

一般情况下，溶瘤病毒感染肿瘤细胞后，IFN、Toll 样受体激动剂、DAMP、PAMP 因子的局部释放有助于逆转抑制性肿瘤微环境。一些溶瘤病毒（如 HSV、VV、VSV）可靶向肿瘤相关成纤维细胞（tumor-associated fibroblasts，TAFs）、血管内皮细胞（vascular endothelial cell，VEC）和周细胞（pericyte）等肿瘤间质细胞，从而破坏肿瘤复杂的微环境结构，导致肿瘤坏死，促进免疫细胞浸润到肿瘤微环境。Mok 等[91]报道，利用重组的溶瘤病毒表达基质金属蛋白酶（matrix metalloproteinase，MMP），可降解细胞外基质，增强病毒的扩散能力，提高病毒在肿瘤细胞内的浓度，起到抗肿瘤作用。

（1）活化树突状细胞（DC）：施桂兰等[92]研究发现，溶瘤病毒感染肿瘤细胞，可活化树突状细胞表面的模式识别受体（PRR），逆转树突状细胞的免疫抑制状态，促进树突状细胞对肿瘤细胞的识别，上调 CXCL1 和 CXCL5 等趋化因子的表达，诱导中性粒细胞浸润，逆转肿瘤部位免疫抑制微环境，增强抗肿瘤效应。

（2）抑制免疫抑制性细胞：在肿瘤微环境中，存在诸多具有免疫抑制性功能的细胞，如 MDSCs、肿瘤相关巨噬细胞（tumor-associated macrophage，TAM）和调节性 T 细胞（regulatory T cell，Treg），这些细胞活跃在免疫抑制性肿瘤微环境中，可分泌 IL-10、TGF-β 等免疫抑制因子，以抑制效应 T 细胞、NK 细胞和树突状细胞的分化成熟以及抑制对肿瘤抗原的识别。

溶瘤病毒通过改变肿瘤微环境，增强肿瘤微环境的免疫原性，抑制免疫抑制细胞的活性，或释放肿瘤相关抗原或炎症因子等多种途径，诱导自身免疫系统杀伤肿瘤细胞，解除肿瘤部位的免疫抑制状态。Katayama 等[93]发现，在黑色素瘤或淋巴瘤小鼠模型中，溶瘤呼肠孤病毒可被内吞进入 MDSCs 中。在 MDSCs 中，病毒的双链 DNA 被 TLR3 所识别，最终诱导一种不依赖于病毒裂解细胞的方式，从而解除 MDSCs 的免疫抑制功能，进而增强抗肿瘤免疫反应。在弱免疫原性小鼠 4T1 原位乳腺癌模型中，Oh 等[94]使溶瘤腺病毒表达核心蛋白聚糖（decorin，DCN），DCN 可结合到胰岛素样生长因子受体（insulin-like growth factor receptor，IGFR）或低密度脂蛋白受体相关蛋白来抑制 TGF-β 下游信号通路的激活，从而抑制肿瘤微环境中调节性 T 细胞增殖，降低肿瘤微环境免疫抑制性；同时协同表达具有免疫刺激作用的 IL-12 来诱导 T 细胞和 NK 细胞活化，产生强大的抗肿瘤免疫作用。

（3）阻止肿瘤细胞免疫逃逸：肿瘤细胞在体内增殖、转移的一个主要原因是它可逃脱免疫系统的监视，被称为免疫逃逸。低突变负荷的肿瘤细胞倾向于产生较少的新抗原，使得它们更不容易被识别为外来抗原，形成低免疫原性[95]。但即使肿瘤细胞表达了足够的免疫原性抗原，由于免疫识别依赖于主要组织相容性复合体暴露抗原的能力，而肿瘤细胞主要组织相容性复合体表达减少或抗原提呈的缺陷，使肿瘤细胞得以避免被肿瘤特异性 T 细胞清除[96]。另外，肿瘤细胞还可以通过在体内释放 TGF-β、IL-10 和趋化因子等免疫抑制分子，构建免疫抑制微环境，保护肿瘤细胞[97]。

免疫逃逸的另一个重要原因是免疫检查点受体与配体结合后，可抑制 T 细胞功能[98-99]。共表达 OV-GM/iPD-L1 重组溶瘤病毒可产生 PD-L1 抑制剂，能中和肿瘤细胞 PD-L1 的表达，有效地抑制肿瘤生长，并增强自身的 T 细胞抗肿瘤活性。Wu 等[100]报道了一种表达抗人 PD-L1 抗体的"武装"溶瘤腺病毒，可增强人肿瘤异种移植模型中的溶瘤活性。Passaro 等[101]发现，临床前的脑胶质瘤小鼠模型中，表达 PD-1 单链抗体的溶瘤单纯疱疹病毒（HSV）可诱导持续的抗肿瘤免疫反应。

众多相关研究表明[102]，溶瘤病毒可通过诱导抗病毒反应、炎症反应、细胞因子（如 GM-CSF）的产生和共刺激分子的表达，将肿瘤细胞置于促进抗肿瘤免疫反应的环境，从而阻止肿瘤细胞发生免疫逃逸。研究提示[103-104]，用携带致炎细胞因子编码基因的肿瘤选择性溶瘤病毒治疗可增强肿瘤微环境中的抗肿瘤免疫反应。Pexa-Vec（JX-594）为携带编码 GM-CSF 的基因，已证实其在晚期肝细胞癌患者中具有抗肿瘤活性[105-106]。

（4）增强趋化因子表达：基因改造后的溶瘤病毒在进入肿瘤细胞后，进一步表达趋化因子，如 CCL5、CCL3 和 CCL19，使肿瘤部位免疫细胞归巢，增加肿瘤浸润免疫细胞数量，增强抗肿瘤作用。

（5）清除肿瘤相关成纤维细胞（CAF）：CAF 是构成肿瘤微环境的主要细胞类型之一，可通过多种方式对肿瘤细胞进行保护，同时还能促进其增殖和转移。Erdogan 等[107]指出，CAF 可上调肌球蛋白 Ⅱ（myosin Ⅱ）、α5β1 整联蛋白（α5β1 integrin）、血小板源性生长因子受体 α（platelet derived growth factor receptor α，PDGFRα）的表达而产生收缩和牵引力，促进 CAF 中纤连蛋白的线性排列，从而促进前列腺癌细胞的定向转移。CAF 还可以通过交叉提呈抗原的方式保护肿瘤细胞不被 T 细胞杀伤，同时上调程序性死亡配体 -2（programmed death ligand-2，PD-L2）和人凋亡相关因子配体（factor-related apoptosis ligand，FASL）的表达，诱导 CD8+ T 细胞凋亡，消耗肿瘤微环境中效应 T 细胞，最终产生强烈的免疫抑制作用[108]。

溶瘤病毒经靶向性结构改造，可有效地清除 CAF。Tao 等[109]在体外胃癌细胞 - 肿瘤相关成纤维细胞的共培养体系及胃癌移植瘤小鼠模型实验中均证实，溶瘤腺病毒中插入并表达以成纤维细胞激活蛋白（fibroblast activating protein，FAP）作为靶点的特异性短肽修饰的纤维蛋白，能使溶瘤腺病毒具有同时杀伤肿瘤细胞和 CAF 的能力；Freedman 等[110]在溶瘤腺病毒中插入双特异性的 T 细胞衔接蛋白（BiTE）表达基因，使其在肿瘤细胞内复制时表达并释放到细胞外，特异性地将 FAP+ 的 CAF 和肿瘤浸润性 PD1+ T 细胞衔接起来，激活 T 细胞靶向性杀死 CAF，从而达到消除免疫抑制的目的。

（四）诱导肿瘤细胞凋亡

细胞凋亡是多细胞有机体为维持内稳态在基因层面进行控制的细胞主动性死亡，主要通过内在途径（线粒体通路）以及外在途径（死亡受体通路）导致细胞凋亡[111]。研究发现[112, 113]，肿瘤细胞可通过不同的方法对抗凋亡[114]，如通过诱导抗凋亡蛋白 Bcl-2 表达，或通过突变和沉默凋亡相关基因 p53，抑制促凋亡蛋白，影响该基因所诱导的凋亡途径。肿瘤细胞中凋亡相关蛋白及受体，如含半胱氨酸的天冬氨酸蛋白水解酶（Caspase）和肿瘤坏死因子相关凋亡诱导配体（TNF-related apoptosis-inducing ligand，TRAIL）的受体缺失，也会导致凋亡抵抗。

除直接裂解肿瘤细胞、激活免疫细胞成熟、促进免疫细胞内细胞因子分泌外，溶瘤病毒还可以激活凋亡通路，通过诱导内质网应激反应产生不同类型的免疫原性细胞死亡（immunogenic cell death，ICD），包括坏死、坏死性凋亡、免疫性凋亡、细胞焦亡和自噬[115]。

1. 通过线粒体通路诱导肿瘤细胞凋亡　细胞色素 C（CytC）可与细胞凋亡酶激

活因子（Apaf1）和 Caspase-9 前体共同结合形成凋亡复合体，而凋亡复合体可激活 Caspase-9，活化的 Caspase-9 进一步诱导 Caspase-3 相关细胞凋亡的发生，这一过程是细胞凋亡的内在途径即线粒体通路[116]。

新城疫病毒可使感染乳腺癌细胞的 Caspase-3 和 Caspase-9 的基因表达水平明显上调，进一步证实了诱导肿瘤细胞凋亡的线粒体途径是溶瘤病毒杀死肿瘤细胞的机制之一[113]。研究发现[117]，新城疫病毒感染十二指肠腺癌细胞后，细胞质中的 CytC 水平明显增高，且 Caspase-9 在感染早期被激活，这表明新城疫病毒感染肿瘤细胞，并通过诱导肿瘤细胞凋亡发挥抗肿瘤作用。

2. 通过死亡受体通路诱导肿瘤细胞凋亡　死亡受体是肿瘤坏死因子超家族的成员。激活这些死亡受体的配体包括肿瘤坏死因子（TNF）、凋亡相关因子配体（FasL）和肿瘤坏死因子相关凋亡诱导配体（TRAIL）。当死亡配体与各自的死亡受体结合后，可使胞内的死亡受体招募包含死亡域（DD）的衔接分子蛋白，并吸引 Caspase-8 前体，结合形成死亡诱导信号复合体（DISC），激活 Caspase-8。活化的 Caspase-8 可使 Caspase-3 等效应器启动[116]。研究证明，溶瘤病毒可通过死亡受体介导的外部途径诱导凋亡，这一途径被称为死亡受体通路，通过细胞外的死亡配体与死亡受体结合，将细胞外的信号传导到细胞内诱导凋亡。

通过改造野生型溶瘤病毒来增强其对肿瘤细胞的选择性或使溶瘤病毒携带编码抗肿瘤相关因子的基因成为近年来研究的热点[118, 119]。痘苗病毒既可以通过线粒体通路，也可以通过死亡受体通路诱导肿瘤细胞凋亡，从而发挥抗肿瘤作用[120]。Hu 等[121] 将 TRAIL 基因植入痘苗病毒，构建了重组溶瘤痘苗病毒，其研究发现，可在宿主细胞中表达 TRAIL 蛋白，重组病毒和未植入 TRAIL 基因的痘苗病毒分别感染肺癌细胞后，检测凋亡细胞的数量，表明这种方式靶向增强了重组病毒诱导细胞凋亡的能力。Zhu 等[122] 将携带了 TRAIL 基因的重组溶瘤腺病毒感染三阴性乳腺癌细胞，同样发现，感染病毒的肿瘤细胞中 TRAIL 的表达升高，且细胞凋亡明显增加。

3. 通过内质网通路诱导肿瘤细胞凋亡　内质网通路是独立于线粒体途径与死亡受体途径的另一个诱导凋亡的主要途径。内质网应激后，蛋白激酶 R 样内质网激酶（PERK）的激活可促进真核起始因子 -2α（eukaryotic initiation factor-2α，eIF-2α）的磷酸化，而磷酸化的 eIF-2α 可活化激活转录因子 -4（ATF4）来激活 C/EBP 同源蛋白（CHOP），促使细胞发生凋亡[123, 124]。内质网应激还可引起位于内质网膜中的 Caspase-12 的表达，被激活的 Caspase-12 可不通过线粒体通路直接触发 Caspase-9 活化[125]，最终激活 Caspase-3。

溶瘤病毒可以通过内质网通路诱导肿瘤细胞凋亡。Fabian 等[126] 研究显示，新城疫病毒在感染肿瘤细胞后可刺激 eIF-2α 激酶 PERK 活化以及 eIF-2α 磷酸化，并激活 Caspase-12 和 Caspase-3 诱导肿瘤细胞凋亡。Jia 等[127] 研究发现，痘苗病毒感染肝癌细胞后，激活 Caspase-3、Caspase-9、Caspase-12，同时，CHOP 表达明显上调，一些抗凋亡蛋白表达下调。

（五）破坏肿瘤血管

肿瘤的形成、发展和转移与血管生成有着密不可分的关系，其生长必须依赖肿瘤血管系统提供营养物质。肿瘤细胞通过大量分泌血管内皮生长因子（vascular endothelial growth factor，VEGF）、低氧诱导因子（hypoxia-inducible factor，HIF）、基质金属蛋白酶（MMP），以及包含刺激血管生成的外泌体小分子等，刺激肿瘤生成扩张、扭曲、紊乱的血管，这些血管为肿瘤细胞供给营养并创造出低氧微环境，低氧微环境又可促进肿瘤细胞的选择性分化，使其具有更强的侵袭性和转移性，同时还可抑制免疫细胞的肿瘤杀伤作用[128-130]。

血管内皮细胞分泌的 VEGF 可抑制抗病毒反应，使溶瘤病毒通过细胞外信号调节蛋白激酶 1/2（extracellular regulated protein kinase1/2，ERK1/2）和信号转导及转录激活因子 3（signal transducer and activator of transcription 3，STAT3）信号通路在肿瘤血管内皮细胞中复制。肿瘤血管内的微血栓影响血管向肿瘤组织提供营养物质，最终导致肿瘤细胞缺少营养死亡。研究报道[131, 132]，水疱性口炎病毒可在肿瘤组织中扩散并复制，启动嗜中性粒细胞介导的炎症反应，导致肿瘤血管内微血栓形成。

研究报道[133-135]，溶瘤病毒除了可以直接裂解肿瘤细胞外，还可以靶向肿瘤脉管系统，直接破坏血管内皮细胞及基质细胞，显著降低血管密度，抑制肿瘤血管生成。研究证实[132, 136]，腺病毒、单纯疱疹病毒和水疱性口炎病毒等溶瘤病毒具有显著的抗肿瘤血管生成活性，腺病毒感染离体循环内皮前体细胞后，腺病毒分泌可溶性集落刺激因子 -1 受体 CD115，显著降低血管密度。Mikhail 等[137]报道，脑转移乳腺癌小鼠模型中，表达肿瘤转移抑制蛋白（KISS-1）的溶瘤腺病毒在提升病毒对肿瘤细胞毒性作用的同时，还可以通过抑制 VEGF 和 MMP-14 的活性来抑制肿瘤血管生成，从而抑制肿瘤细胞转移。Hutzen 等[138]研究发现，在成神经管细胞瘤小鼠模型中，表达血管生成抑制素和血管内皮抑制素的麻疹溶瘤病毒可有效地降低血管生成相关内皮细胞的生长活力和迁移能力，进而抑制肿瘤转移，提高小鼠存活率。

第三节　溶瘤病毒的研究历程

一、20 世纪溶瘤病毒的研究历程

病毒治疗恶性肿瘤的历史最早可追溯到一个多世纪前[139]。1904 年，《柳叶刀》（*The Lancet*）报道，一位患有慢性白血病的妇女无意间感染流感病毒并经历了严重的病症发作后，白血病症状意外好转。这一奇特的现象使人们开始意识到病毒与肿瘤作为医学上两大难以攻克的疾病，或许可相互作用，由此形成了以病毒治疗肿瘤的设想。

1912 年，意大利医生 Depace 发现一位宫颈癌患者在接种减毒狂犬病疫苗后肿瘤自发缩小、消退，自此拉开了病毒治疗肿瘤的序幕。

1950—1980 年，临床试验发现[140, 141]，感染某种天然病毒（如麻疹病毒）可使

伯基特淋巴瘤和霍奇金淋巴瘤患者的肿瘤细胞消失。其后诸多学者直接利用多种野生型病毒（如肝炎病毒、西尼罗病毒、登革病毒、黄热病毒）感染治疗数百个不同肿瘤的病例[142, 143]。但由于当时人们对病毒及肿瘤发病机制的认识不足，疗效极不稳定，甚至出现多例严重致死性的毒性反应。因此，溶瘤病毒治疗肿瘤的进展非常缓慢。

1991 年报道了将经过基因改造的单纯疱疹病毒注射到人脑胶质瘤移植动物模型中的研究，显示出良好的治疗效果。1996 年，基因改造的腺病毒 ONYX-015 进入 I 期临床试验。1998 年，单纯疱疹病毒 G207 用于治疗恶性胶质瘤进入 I 期临床试验[144]。至此，溶瘤病毒的研究不断深入和广泛开展。

二、21 世纪溶瘤病毒的研究历程

2004 年，拉脱维亚批准非致病性人类肠道致细胞病变孤儿病毒（enteric cytopathic human orphan virus）——RIGVIR[145] 用于黑色素瘤的临床治疗，成为第一个获得监管机构批准用于肿瘤治疗的溶瘤病毒。

2005 年，国家食品药品监督管理局（State Food and Drug Administration，SFDA）批准上海三维生物技术有限公司开发的重组人 5 型腺病毒注射液（商品名安柯瑞®，Oncorine，H101）用于治疗鼻咽癌，这是中国最早的溶瘤病毒产品[146, 147]。

2015 年 10 月，美国食品药品监督管理局（U. S. Food and Drug Administration，FDA）和欧洲药品管理局（European Medicines Agency，EMA）几乎同时批准了安进（Amgen）公司开发的基因工程改造的单纯疱疹病毒 I 型（talimogene laherparepvec，T-VEC；商品名 Imlygic®）用于治疗晚期黑色素瘤[148, 149]，它可在肿瘤细胞内复制并表达 GM-CSF，是首个获得 FDA 批准的溶瘤病毒类治疗药物[149-151]。

2017 年 9 月，《细胞》（Cell）报道了 T-VEC 与 Keytruda 联合治疗黑色素瘤，总缓解率高达 62%，完全缓解率为 33%，掀起了溶瘤病毒联合疗法的热潮[152]。

2019 年，广东天普生化医药股份有限公司（"天普公司"）对安柯瑞®（重组人 5 型腺病毒注射液）开展更加深入的临床前和临床研究。

2021 年 11 月 1 日，日本第一三共株式会社（Daiichi Sankyo Company Limited）宣布，HSV-1 产品 Delytact（Teserpaturev/G47Δ）获批上市用于治疗恶性胶质瘤，也是目前全球第四款获批上市的溶瘤病毒产品[153]。

2023 年 7 月，由吉林省肿瘤医院程颖教授和中国药科大学附属南京天印山医院秦叔逵教授共同担任主要研究者的"重组人 5 型腺病毒新增恶性胸腹腔积液适应证的注册临床研究"获国家药品监督管理局（NMPA）正式批准。同年 12 月 27 日该研究分中心安徽济民肿瘤医院完成首例患者入组用药，用药过程顺利，未出现不可耐受及其他不良事件。目前，溶瘤病毒的研究正在如火如荼地开展中。

溶瘤病毒的发展历程见图 1-3-1 所示。

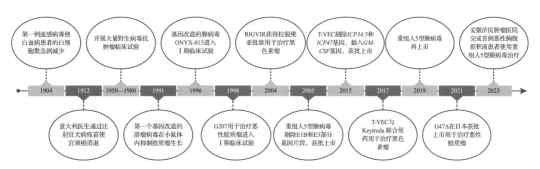

图 1-3-1 溶瘤病毒的发展历程

第 1 章参考文献

第2章　溶瘤病毒基础研究

第一节　溶瘤病毒基因改造

溶瘤病毒基因改造是指利用基因工程技术对某些病毒进行基因重组改造等遗传修饰，使病毒增强肿瘤选择性及肿瘤抑制和杀伤作用。通常是利用肿瘤细胞中抑癌基因失活或缺失的特点，通过突变或敲除某些基因、加载肿瘤特异性启动子以及插入肿瘤靶向性基因等方法，提高溶瘤病毒感染杀伤肿瘤细胞的精准性[1]。一般而言，用于治疗肿瘤的溶瘤病毒需具备以下条件[2]：

（1）非人类病原体，但会感染人类肿瘤细胞，并能最大限度地降低免疫保护对疗效的影响。

（2）对正常组织的毒性有限。

（3）可重组，具备实施基因重组技术以引入用于监测病毒传播的基因或可为病毒引入治疗性或自杀性的功能基因的条件。

（4）病毒生命周期相对较短，但应包括快速复制、细胞裂解和传播等基本环节，这将促进病毒治疗剂量放大，使病毒传播比机体产生的特异性免疫反应更快，从而迅速杀死肿瘤细胞，最大限度地减少对正常细胞的破坏。

（5）有效的佐剂，病毒能作为抗肿瘤疫苗，建立抗肿瘤免疫和控制转移。

（6）不与宿主细胞基因组重组，甚至不进入细胞核，最大限度地降低病毒 - 宿主基因重组风险。

（7）选择性在肿瘤细胞中复制，而不感染正常宿主细胞。

理想的溶瘤病毒应具有复制速度快、细胞病变效应高等特性，同时选择性破坏肿瘤细胞而不对正常宿主细胞造成过度损害[3]。固有的溶瘤性野生型病毒株，如新城疫病毒（NDV）、单纯疱疹病毒（HSV）、西尼罗病毒（West Nile virus，WNV）和自主复制的细小病毒（parvovirus，PV），其自身即具有对某些肿瘤细胞的亲和力，可在某些肿瘤细胞中自主复制并裂解细胞，实现特异性溶瘤作用，一般无须改造[4]。目前，应用于临床试验的溶瘤病毒除了天然特异感染肿瘤细胞的野生型病毒株外，大部分溶瘤病毒均进行了基因改造，目的是提高对肿瘤细胞的靶向性，增强机体免疫应答，获得更好的疗效和安全性。

一、基因改造的目的

（一）增强对肿瘤细胞的靶向性

正常人体细胞由于存在健全的防御机制，通常对溶瘤病毒不敏感，也就是说溶瘤病毒难以进入正常细胞，更谈不上复制、繁殖。但许多肿瘤细胞由于存在某些基因缺陷，导致信号通路及遗传表型发生变化，使溶瘤病毒很容易识别并进入细胞，导致病毒增殖及溶瘤反应，使应用溶瘤病毒抗肿瘤治疗成为可能，这也是溶瘤病毒选择性感染肿瘤细胞而对正常细胞无害的主要机制。例如，在肿瘤细胞中，通常存在 $p53$ 和胸苷激酶（thymidine kinase，TK）等基因突变，这些突变使肿瘤细胞能逃避正常的凋亡途径并获得无限增殖的能力。$p53$ 通常参与正常细胞的抗病毒反应，但肿瘤细胞 $p53$ 基因常常发生碱基突变或缺失，使肿瘤细胞失去免疫监控。因此，发生 $p53$ 突变或缺失的肿瘤细胞也为溶瘤病毒选择性复制提供了条件[5]。

由于野生型溶瘤病毒不一定都具备识别和选择性感染肿瘤细胞的能力，因此需要对这类溶瘤病毒进行基因改造。通过对溶瘤病毒进行基因改造，使病毒失去在正常细胞中复制所必需的基因，但能在具有突变基因的肿瘤细胞中大量复制，而在正常细胞内仅少量存在或不能复制，从而达到选择性杀伤的目的，这是基因改造型溶瘤病毒发挥抗肿瘤作用的主要机制。例如，T-VEC（talimogene laherparepvec，商品名 Imlygic®）就是在基因组中删除了 2 个基因：一是 $RL-1$ 基因，能表达神经毒性因子 $ICP34.5$，可抑制蛋白激酶（protein kinase，PK）- 干扰素（interferon，IFN）通路的抗病毒免疫反应，$ICP34.5$ 表达缺失可限制病毒在正常细胞中复制，而不影响其在肿瘤细胞中复制；二是 $α47$ 基因，其能表达早期蛋白 ICP47，抑制抗原提呈。另外，重组牛痘病毒（pexastimogene devacirepvec，Pexa-Vec）也称 JX-594，则是通过 TK 基因缺失来增加肿瘤选择性[4]。

另一类溶瘤病毒基因修饰方式是在病毒复制必需基因上游插入肿瘤或组织特异性启动子，可使病毒只在肿瘤或特异组织中复制，如人端粒酶逆转录酶（human telomerase reverse transcriptase，hTERT）启动子、癌胚抗原（carcinoembryonic antigen，CEA）启动子[6, 7]。Tanimoto 等发现，插入 CEA 启动子的溶瘤病毒 CD55-TMn，在人源化肝癌异种移植小鼠模型中与化疗联合应用发挥了协同抗肿瘤作用，而单独化疗的抑制率不足 10%[7]。

（二）促进机体免疫应答

对溶瘤病毒进行基因改造或修饰，不仅可以增强对肿瘤细胞的识别及选择性感染能力，而且可以通过不同通路信号传导，促进机体的免疫应答作用。

1. 表达免疫刺激性细胞因子　免疫刺激性细胞因子是一类通过激活免疫反应而发挥抗肿瘤作用的细胞因子，主要包括 α- 干扰素（interferon-α，IFN-α）、IL-2、IL-15、IL-21、IL-10、IL-12 和 GM-CSF 等[8]。如果在溶瘤病毒基因中插入上述因子的某段基因，可使溶瘤病毒进一步发挥免疫增强作用。例如，GM-CSF 是一种调节性细胞因子，可促进炎症部位树突状细胞蓄积，引发 T 细胞反应。加载了 GM-CSF 基因的溶瘤病毒可在局部表达并释放 GM-CSF，促进树突状细胞和巨噬细胞等成熟、迁移，并增强 T

细胞免疫应答。IL-12 是 T 细胞生长因子，可促进 T 细胞扩增。溶瘤病毒 G47Δ-IL-12 是在 G47Δ 的基础上插入 IL-12 基因而成，对恶性胶质瘤的溶瘤作用显著[9]。除 GM-CSF 与 IL-2 外，其他常用的细胞因子还有 IL-12、IL-15 等[10]。

2. 表达趋化因子 趋化因子是细胞因子中具有介导免疫细胞迁移和淋巴组织发育作用的最大的细胞因子亚家族。目前，在研的趋化因子包括趋化因子配体 5（chemokine ligand 5，CCL5）、趋化因子配体 19（chemokine ligand 19，CCL19）、趋化因子配体 20（chemokine ligand 20，CCL20）[11]和趋化因子配体 21（chemokine ligand 21，CCL21）[12]等。在溶瘤病毒基因中插入 CCL5、CCL19、CCL20、CCL21 基因，可使溶瘤病毒分别具有增加在肿瘤局部的存续时间[13]、控制肿瘤生长，增加树突状细胞、CD4+ T 细胞迁移至肿瘤微环境，吸引未成熟的树突状细胞和淋巴细胞、介导树突状细胞向引流淋巴结募集等作用。

3. 表达肿瘤抗原 将肿瘤相关抗原（TAA）基因整合到病毒基因组后，溶瘤病毒在肿瘤细胞内大量复制的能力增强，导致肿瘤细胞裂解并释放更多的 TAA，增强特异性 T 细胞免疫应答。例如，MG1-Maraba 表达黑色素瘤抗原 -A3（melanoma-associated antigen A3，MAGE-A3），可用于治疗恶性实体瘤[14]。肿瘤细胞裂解后，可释放 DAMP、PAMP 和 TAA 募集 APC，APC 将 TAA 提呈给杀伤性 T 细胞，产生免疫应答；同时激活 NF-κB 信号通路，诱导 TNF-α 和 IL-6 等致炎因子表达，产生炎性微环境，促进免疫细胞成熟和激活，增强抗肿瘤作用[15, 16]。

4. 表达免疫激活配体 在溶瘤病毒基因组中，插入特定的抗原配体基因，可使溶瘤病毒表达这些配体，促进免疫激活作用。例如，插入了分化簇抗原 40 配体（CD40L）的溶瘤病毒能表达 CD40L，可激活树突状细胞、上调肿瘤微环境中效应 T 细胞比例，从而抑制肿瘤生长[17]。插入了肿瘤坏死因子超家族成员 4（tumor necrosis factor superfamily member 4，TNFSF4）的溶瘤病毒能够表达 TNFSF4，促进效应 T 细胞和记忆 T 细胞存活，使它们保持稳态，同时控制并调节 T 细胞分化和功能表达[18]。

5. 表达双特异性 T 细胞连接器 双特异性 T 细胞连接器（bispecific T cell engager，BiTE）是一种由两个单链抗体片段组成的融合蛋白，能够同时结合肿瘤细胞表面的抗原和 T 细胞表面的 CD3 抗原。通过连接肿瘤细胞和 T 细胞，BiTE 可以激活 T 细胞，增强其对肿瘤细胞的杀伤活性，导致靶肿瘤细胞凋亡[4]。

BiTE 的工作原理是通过将 T 细胞定向迁移到肿瘤细胞表面的特定抗原上，从而促使 T 细胞释放细胞毒素并杀伤肿瘤细胞。BiTE 不依赖于肿瘤细胞表面的 HLA 限制性抗原提呈，因此可以攻击各种类型的肿瘤细胞。

BiTE 可用于治疗实体肿瘤和血液肿瘤，并被认为是一种有潜力的免疫疗法。目前已经有一些 BiTE 疗法在临床试验中展示出了良好的治疗效果，包括治疗白血病和淋巴瘤等血液肿瘤。

然而，BiTE 也存在一些挑战和限制，包括免疫毒性、治疗耐药性以及制造复杂性。因此，研究人员仍在努力改进 BiTE 的设计和性能，以提高其治疗效果和安全性。

由于 BiTE 分子在血清中半衰期短，对肿瘤的渗透有限，并表现出剂量限制性毒性。因此研究者开发了编码表达 BiTE 的溶瘤病毒[19]。

首个装载 BiTE 的溶瘤病毒是一种靶向肿瘤表面抗原 ephrin A2 的溶瘤痘苗病毒 EphA2-TEA-VV。EphA2-TEA-VV 与人外周血单个核细胞（peripheral blood mononuclear cell，PBMC）联合使用对小鼠肺癌移植瘤具有显著的抑制作用[20]。

目前，有多个基于此策略改造的溶瘤病毒处于临床前或临床研究阶段，如 ICOVIR-15K-cBiTE（靶向 CD3/EGFR）、NG-641（靶向 CD3/FAP）[21, 22]（表 2-1-1）。

表 2-1-1　增强溶瘤病毒抗肿瘤作用的主要重组基因[23]

策略	基因
细胞因子	*GM-CSF*、*IFN*（*α*、*β* 或 *γ*）、*IL-2/IL-12/IL-15/IL-18/IL-21/IL-24*
趋化因子	*CCL5*、*CCL20*、*CCL21*、*CXCL4L1*、*CXCL10*
肿瘤相关抗原	*CEA*、*PSA*、*hDCT*、*CLND6*
免疫共刺激分子	*CD28*、*ICOS*、*OX40*、*CD30*、*CD40* 和 *4-1BB*
免疫检查点抑制剂	*PD-1*、*CTLA-4*、*LAG3*、*TIM3*
自杀基因	*HSV-TK*、*CD*、硝酸还原酶、细胞色素 *P450*
肿瘤抑制基因	*P53*、*PTEN*、*P16*、*Rb*、*MnSOD*
促凋亡和蛋白基因	凋亡素、乳酶生、*RAIL*、*SMAG*
抗血管生成	*VEGI*、*VEGFR-1-Ig*、抗 *VEGF* 单链抗体、*VEGF* 启动子靶向转录抑制因子（*KOX*）、*VEGF* 启动子靶向转录抑制因子锌指蛋白、血管抑制素、血管能抑素、人纤溶蛋白酶原 *K5*、成纤维细胞生长因子受体

二、主要溶瘤病毒基因改造

（一）腺病毒

腺病毒是一种双链无包膜 DNA 病毒，在人体中有 50 余种血清型。腺病毒具备如下特点：①可感染大多数哺乳动物细胞，插入外源基因的容量调节性强，允许重组蛋白高表达；②以染色体外的状态存在，不会与宿主染色体整合，不会激活其他癌基因或钝化抑癌基因[24]，无内在致癌性；③滴度高，易改造；④感染后宿主正常细胞的存活率为 100%。以上特点使腺病毒成为溶瘤病毒抗肿瘤治疗中研究得最多的病毒载体[25, 26]。在肿瘤细胞中，可条件性启动 E1 区基因进行复制的腺病毒被称为条件性复制腺病毒（conditionally replicative adenovirus，CRAd），在临床上称为溶瘤腺病毒[27]。人 5 型腺病毒是研究得最多的溶瘤腺病毒，是多种基因工程病毒制剂的关键角色，通过 E1A 和 E1B 基因缺失实现条件性复制[28]。除此之外，还有研究证明，带有 E1B-55kD 基因突变的腺病毒可选择性在 p53 缺陷的肿瘤细胞中复制，也可作为溶解肿瘤的病毒[29]。

1. 重组人 5 型腺病毒

（1）重组人 5 型腺病毒的结构改造：重组人 5 型腺病毒也称 H101，是利用基因工程技术对人 5 型腺病毒进行基因重组得到的一种溶瘤病毒。重组人 5 型腺病毒删除了 E1B-55kD 和 E3 区基因片段（78.3 ~ 85.8 μm），E1B-55kD 可抑制 p53，并协助晚期

mRNA 的出核转录翻译。删除溶瘤病毒 E1B-55kD 后，正常细胞中的 p53 将导致细胞周期停滞或诱导细胞凋亡，阻碍病毒复制及晚期 mRNA 出核[30]。E3 区的主要功能是破坏宿主的免疫防御机制。删除溶瘤病毒 E3 区片段后，可使肿瘤抗原信息通过树突状细胞提呈给人体免疫系统，激活 T 淋巴细胞，发挥全身性抗肿瘤效应[31]。研究证实[32-36]，重组人 5 型腺病毒的抗肿瘤作用显著，安全性较好（图 2-1-1）。

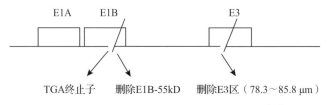

图 2-1-1　重组人 5 型腺病毒的结构改造图[30]

（2）重组人 5 型腺病毒的设计理论（图 2-1-2）

1）选择性 p53 依赖理论：将 E1B-55kD 删除后，使人 5 型腺病毒的复制能力减弱，不能有效降解 p53，在正常细胞内复制受限。但在 p53 缺陷的肿瘤细胞内，由于 p53 缺陷不能诱发细胞本身对溶瘤病毒的应对机制以及肿瘤细胞生长的不可控性，有利于溶瘤病毒在肿瘤细胞中复制。因此，重组人 5 型腺病毒注射液具有选择性复制的优势，能高度识别肿瘤细胞，并在肿瘤细胞中复制、裂解肿瘤细胞，诱发机体产生抗肿瘤免疫反应[37]。

2）选择性核膜限制依赖理论：E1B-55kD 对于正常细胞晚期 mRNA 的出核起重要的作用。当溶瘤病毒 E1B-55kD 被删除后，正常细胞中的病毒复制过程在转录翻译阶段被打断，不能有效复制。而肿瘤细胞由于遗传的不稳定性，可弥补 E1B-55kD 的出核作用，因此即使删除了 E1B-55kD，晚期 mRNA 的出核也不受影响，从而能够顺利地完成晚期蛋白的翻译、合成和装配[38]。

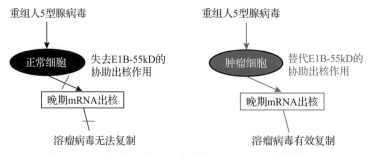

图 2-1-2　重组人 5 型腺病毒删除 E1B-55kD 的设计理论

3）重组人 5 型腺病毒与 ONYX-015 的联系与区别：重组人 5 型腺病毒是在 ONYX-015 的基础上删除 E3 部分片段而成[39]。第一，ONYX-015 是基于 2 型血清和 5 型血清嵌合腺病毒骨架构建而成，而重组人 5 型腺病毒是使用 5 型血清腺病毒载体骨架构建的；第二，ONYX-015 仍然表达 E3 基因（6.7K、gp19K、11.6K），驱动宿主细胞凋亡，限制病毒复制。重组人 5 型腺病毒经过基因改造后，删除了 E3 基因，使病毒在体内更加安全、有效[40]。

2. ONYX-015　ONYX-015 又称 dl1520，是首个拟用于临床研究的基因改造后的溶瘤腺病毒。它删除了野生型腺病毒原有的 E1B-55kD 基因，使其能在 p53 功能缺陷的肿瘤细胞中选择性复制[38, 41]。1996 年，Bischoff 等发表在 Science 上的一项研究显示，ONYX-015 可优先在 p53 缺陷细胞中复制。该研究首次从理论上证明了 ONYX-015 可选择性靶向 p53 缺陷的细胞[29]。由于 p53 缺陷是部分肿瘤细胞的共同特征，因此 ONYX-015 被开发为一种选择性破坏 p53 缺陷的肿瘤细胞的溶瘤病毒。但后续临床前研究发现，这种作用并不精准，ONYX-015 还可在 p53 完整的肿瘤细胞选择性复制[42, 43]。因此，ONYX-015 的疗效不一定与肿瘤的 p53 表达相关，仍需要进一步的研究证实。

3. DNX-2401　腺病毒 DNX-2401 又称 Δ-24-RGD，是在腺病毒的 E1A 基因中删除了 24 个碱基对[44]，且将 RGD-motif 肽插入腺病毒 Fiber 的 H-loop 区段中，使病毒可通过整合素 αvβ3 或 αvβ（富集于肿瘤细胞）进入肿瘤细胞，使其无法结合 Rb 蛋白，从而不能在正常细胞中复制。而在 Rb 功能缺陷的肿瘤细胞中，E2F 处于自由状态，病毒仍然可以复制，使其肿瘤靶向性进一步提高[45]。因此，DNX-2401 具有肿瘤选择性、传染性和复制能力。另外，以 DNX-2401 为基础改造而来的 DNX-2440 可表达 OX40 配体，能与 T 细胞表面的 OX40 结合，激活 OX40 通路。而 OX40 信号可以促进非调节性 CD4+ 和 CD8+ T 细胞存活，维持抗凋亡蛋白表达（Bcl-XL、Bcl-2 和 BFL1），增强 IL-2、IL-4、IL-5 和 IFN-γ 的细胞因子产生，增强肿瘤特异性 T 细胞免疫应答，促进肿瘤部位淋巴细胞浸润，并在抗原攻击后增加肿瘤特异性记忆 T 细胞生成，刺激产生较强而持久的抗肿瘤免疫反应[46]。

4. AdC7-SP/E1A-ΔE3　AdC7-SP/E1A-ΔE3 是一种新型溶瘤腺病毒。AdC7-SP/E1A-ΔE3 通过用肿瘤特异性存活蛋白（survivin）启动子替代腺病毒 E1A 启动子，并使用基于猴猴腺病毒血清型 24（即 AdC 7）的直接克隆方法，删除 E3 构建而成[47]。其抗肿瘤作用仍在研究阶段。

（二）单纯疱疹病毒

单纯疱疹病毒（HSV）是一种有包膜的嗜神经性双链 DNA 病毒，有 HSV-1 和 HSV-2 两种血清型，是研究较广泛的 DNA 病毒之一。单纯疱疹病毒有较大的基因组（约 150 kb），其中部分基因不是病毒复制必需的，这为在不限制病毒包装效率的前提下插入外源功能性基因提供了足够的空间，使其成为溶瘤病毒治疗领域极具吸引力的候选载体[4]。

自然人群中约 90% 成年人因感染过 HSV-1 而存在抗体。野生型 HSV-1 具有神经毒性，通过基因改造删除其神经毒性基因后，病毒的神经毒性基本消失，但仍可保持繁殖能力[48]。HSV-1 的改造主要涉及 UL39 基因和 γ34.5 基因。UL39 基因所编码的核糖核苷酸还原酶的大亚基 ICP6，为神经元等有丝分裂后细胞复制所必需，对于病毒在非分裂细胞（如神经元）中的复制必不可少。因此，UL39 的突变或失活显著降低了病毒在正常细胞中的复制能力。在分裂旺盛的细胞中，UL39 基因突变体在一些特殊细胞状态下（如不分裂细胞或 39.5 ℃以上高温）严重影响病毒复制，从而允许病毒有条件地持续复制；这种核糖核苷酸还原酶突变不仅能够限制病毒复制至分裂旺盛的细胞，而且可以增加病毒对阿昔洛韦的敏感性，进而提高药物的安全性[28]。感染细胞蛋白 34.5（infected cell protein 34.5，ICP34.5）由 γ34.5 基因编码，是单纯疱疹病毒诱导神经毒性的主要决定因素，可通过激活磷酸酶使真核起始因子（eIF-2a）去磷酸化，与宿主细胞中的 IFN 通路拮抗，促进病毒复制；还可通过与 PP1a、Beclin 等蛋白相互作用，抵御宿主的抗病毒免疫。因此，删除 γ34.5 的病毒无法抵御来自宿主的抗病毒应答，从而限制了其在正常细胞中的复制；而肿瘤细胞中的 PKR 信号通路和 IFN 信号通路等抗病毒通路紊乱，使得删除 γ34.5 的病毒可在肿瘤细胞中实现高效复制[49]。

近年来，随着对 HSV-1 研究的逐步深入，许多科学家将目光转向了 HSV-2。FusOn-H2 通过将 HSV-2 的 ICP 10 表达基因剔除而获得，其 ICP 10 基因 N 末端存在丝氨酸 / 苏氨酸蛋白激酶区域，该区域可激活 MEK/MAPK 通路，诱导 c-Fos 的产生和稳定化，而 c-Fos 基因是 HSV-2 在正常细胞中复制的关键物质，因此剔除 ICP 10，能够使病毒选择性在人类肿瘤细胞中复制[50]。

1. T-VEC　T-VEC 是第一个获得欧洲和美国批准的溶瘤病毒[51]，经过基因改造敲除 HSV-1 的神经毒力基因 ICP34.5，被巨细胞病毒（cytomegalovirus，CMV）启动子控制下的 hGM-CSF 基因副本所取代。它是一种通过敲除 ICP34.5 基因和 ICP47 基因，并插入 GM-CSF 基因的 1 型单纯疱疹病毒。删除病毒的 ICP47 基因将病毒 US11 基因转化为立即早期启动子[1, 52-54]。γ34.5 基因可抑制正常细胞对病毒的清除机制。γ34.5 基因敲除后，病毒不能在正常细胞中复制；而肿瘤细胞中这一机制缺失，γ34.5 基因敲除后不影响病毒在肿瘤细胞中复制。

2. G47Δ　G47Δ 是一种对单纯疱疹病毒经过了三次基因修饰而形成的新型溶瘤性 HSV-1，是由第一三共株式会社与日本东京大学医学科学研究所的 Tomoki Todo 博士牵头研发的。这项基因修饰工程第一步删除了 HSV-1 的 ICP34.5 基因，使其仅在肿瘤细胞中合成蛋白质。第二步是使 ICP6 基因失活，使其仅在增殖细胞中合成 DNA。此时改造的病毒就是 HSV-1 G207。第三步是将 α47 基因和重叠的 US11 启动子删除，形成 G47Δ[55, 56]。经过上述基因改造，病毒仅在肿瘤细胞中复制，增强了感染细胞主要组织相容性复合体Ⅰ型（MHCⅠ）的表达，进一步提高了抗肿瘤疗效[55]。

G47Δ 的开发是为了保持 G207 安全性的同时增强其抗肿瘤疗效[57, 58]。与 G207 相比，由于 G47Δ 删除了 ICP47，可阻止 HSV-1 下调 MHCⅠ的表达，在促进肿瘤抗原提呈和抗肿瘤免疫方面显示出更强的肿瘤特异性复制能力和细胞病变效应，同时仍保持较高的安全性[59, 60]。临床前研究表明，G47Δ 通过病毒复制和直接溶瘤活性产生即时效应，还可通过诱导特异性抗肿瘤免疫产生延迟效应。G47Δ 几乎在所有的肿瘤类型和实验模型中都表现出了抗肿瘤功效。在 U87MG 人神经胶质瘤和 Neuro2a 鼠神经母细胞瘤的小鼠植瘤模型中，分别给予 G207 和 G47Δ 治疗，G47Δ 疗效明显优于 G207[55]。UMIN-CTR：UMIN000002661 是一项针对恶性、复发性神经胶质母细胞瘤的临床研究，经瘤内注射 G47Δ，13 例患者中有 12 例患者在治疗后的生存期长达 1 年以上，1 年生存率为 92.3%，到达了主要终点，较标准治疗 15% 的 1 年生存率显著提高。临床研究进一步证明，删除 *ICP47* 基因的 G47Δ，增强了病毒的复制能力和免疫系统抗肿瘤免疫反应，且安全性良好[61, 62]。

3. T3011

（1）T3011 结构改造：T3011 为新一代重组 HSV-1，插入整合了 2 个外源性基因，编码 IL-12 和程序性细胞死亡受体 1（programmed cell death protein 1，PD-1）抗体 Fab 片段的基因[63]。T3011 是在野生型疱疹病毒 HSV-1（F 株）的基础上，经过基因工程改造，敲除了 IR 区 15 kb 的内部重复序列 IR 区，插入以早期生长反应因子 1（early growth response-1，Egr-1）启动子，驱动 IL-12 的活性异二聚体基因；再在病毒 *UL3* 和 *UL4* 基因之间插入人巨细胞病毒（CMV）启动子，驱动经改造的嵌合型抗人 PD-1 抗体的 *Fab* 基因。

T3011 是一款集溶瘤和免疫治疗于一体的新型溶瘤病毒产品。一方面，MVR-T3011 骨架采用全新且有别于 T-VEC 等溶瘤病毒的设计，通过删除一个拷贝的 ICP34.5、ICP0、ICP4 和 DNA 复制位点，使得 T3011 保留了病毒原有的全部蛋白，在减弱毒力、保证安全的前提下，保留了较强的病毒复制能力；另一方面，T3011 同时携带 PD-1 抗体和 IL-12 基因，病毒在肿瘤内复制并杀灭肿瘤细胞的同时不断分泌产生 PD-1 抗体和 IL-12，从而将"冷肿瘤"转变为"热肿瘤"，实现溶瘤和免疫治疗"1+1 ＞ 2"的治疗效果。

有效的 PD-1 免疫治疗需要肿瘤内的树突状细胞产生 IL-12，同时 PD-1 抗体通过刺激 CD8$^+$ T 细胞释放 IFN-γ，间接激活 IL-12；非标准 NF-κB 途径刺激可激活树突状细胞，增强依赖于 IL-12 的 PD-1 抗体治疗效应[64]。T3011 将 IL-12 和 PD-1 抗体基因插入 oHSV 基因组中，进一步提升免疫协同抗肿瘤作用，且 T3011 同时携带 PD-1 抗体和 IL-12 的药效分子，相较于单独使用 PD-1 抗体和 IL-12，具有药物经济学优势。

（2）T3011 设计理论：溶瘤病毒静脉注射面临的主要挑战是病毒进入血液时被抗体中和降低药物效价以及诱导细胞因子风暴等潜在风险。理想的静脉注射溶瘤病毒，要求病毒能有效地到达肿瘤部位并具有足够的复制能力，在充分发挥抗肿瘤作用的同时，保持较高的安全性。T3011 是首个进入临床阶段的静脉给药的溶瘤病毒。T3011 通过独特的骨架改造，即删除单个拷贝 ICP34.5、ICP0、ICP4 和 DNA 复制位点，从而获得了在肿瘤细胞中复制但在正常细胞中复制高度受限的减毒 HSV-1 表型。因此，T3011 保持了较高的安全性，同时具有足够的复制能力，保证了病毒经静脉注射后能高效价到达肿瘤部位，表达外源性载荷 PD-1 抗体和 IL-12，促进肿瘤微环境中的免疫反应，实现协同抗肿瘤作用。

4. OH2　OH2 是一种新型溶瘤病毒，来源于野生型 HSV-2 HG52。构建该病毒时，删除了神经毒力基因 *ICP34.5*，以减弱毒性，增强肿瘤选择性；删除了免疫抑制基因 *ICP47*，以帮助 TAA 提呈并促进溶瘤活性；插入了编码 *GM-CSF* 基因，以增强特异性抗肿瘤免疫[65]。

（三）牛痘病毒

重组牛痘病毒（pexastimogene devacirepvec，Pexa-Vec）是在野生型牛痘病毒的基础上，通过敲除合成 DNA 必需的胸腺激酶基因，使其在低分裂水平的细胞中复制能力大大降低，在高分裂水平的肿瘤细胞中大量复制，具有靶向性能力[66, 67]；已在多项结直肠癌、肝细胞癌、肾细胞癌的Ⅰ期和Ⅱ期临床试验中评估了 Pexa-Vec 的疗效及安全性。一项Ⅰ/Ⅱ期研究显示，Pexa-Vec 联合度伐利尤单抗和替西木单抗在难治性转移性结直肠癌患者中安全性良好，未观察到新的不良反应。已在不同类型的实体瘤中评估了牛痘病毒 GL-ONC1 单药和联合化疗的安全性，证实其具有抗肿瘤活性，耐受性良好[68, 69]。

（四）麻疹病毒

麻疹病毒（MV）是单股螺旋 RNA 病毒，是副黏病毒科麻疹病毒属成员。病毒颗粒直径为 120 ～ 250 nm，形态为球形的多态。病毒有双层膜，膜厚 10 ～ 20 nm，上有长 5 ～ 8 nm 的短穗状突起，为血凝素（H）、血溶素（F，即融合蛋白），是病毒的表面抗原；内膜层内侧为膜蛋白（M），病毒膜包裹着核衣壳，核衣壳直径为 17 nm，含有 RNA 和核壳体蛋白（N）、大蛋白（L）、磷蛋白（P），病毒颗粒中还可能存在肌动蛋白（actin）。作为溶瘤病毒，麻疹病毒的肿瘤特异性和溶瘤效力是疗效的关键决定因素[70]，基因修饰和改造可改善溶瘤病毒的肿瘤选择性和递送能力，提高疗效。目前，有 8 项麻疹病毒临床试验（Ⅰ期或Ⅱ期）均使用了编码甲状腺钠碘转运体（sodium-iodide symporter，NIS）的减毒麻疹病毒，能够在放射性碘给药后成像。一项Ⅰ期临床研究通过检测证实表达 CEA 的重组麻疹病毒以及 MV-NIS 安全性良好[71, 72]。

1. 增强麻疹病毒肿瘤的靶向性　MV-Edm 是经基因改造的麻疹病毒，能表达可追踪的蛋白质，监测麻疹病毒在体内的定位及扩散，如表达人类 CEA 的 MV-CEA，病毒中循环 CEA 水平测定可提供患者在治疗期间基因表达动力学关键数据[3]。将绿色荧光蛋白（green fluorescence protein，GFP）插入麻疹病毒基因组[73]，使麻疹病毒表达 GFP，可根据荧光强度观察饥饿处理对麻疹病毒溶瘤效力的影响。利用 microRNA 及其靶序列的互补性及利用受体与配体的特异性结合，对麻疹病毒进行相应的设计和改造，以调控麻疹病毒的肿瘤细胞靶向性，可保证麻疹病毒感染的特异性[74, 75]。

另外，水疱性口炎病毒（VSV）的受体扩展或嵌合靶向 CD133 的麻疹病毒（MV-CD133）[76]、以 HER2/neu 或肿瘤干细胞标志物上皮细胞黏附分子（epithelial cell adhesion molecule，EpCAM）作为靶受体[77]以及插入 microRNA 靶序列的研究[78, 79]，均证实了利用受体与配体的特异结合原理改造麻疹病毒，可提高溶瘤病毒对肿瘤细胞的靶向亲和力。

在麻疹病毒基因组中插入 CKPint 基因，可增加合成半胱氨酸结蛋白（cystine knot protein，CKP），对胶质母细胞瘤、髓母细胞瘤、弥漫性脑桥胶质瘤和黑色素瘤等多种肿瘤均有抵抗效力[80]。Jing 等开发了一种可同时感染小鼠基质（通过小鼠 uPAR）和人体肿瘤（通过 CD46）细胞的双靶向溶瘤麻疹病毒（MV-CD46-muPA），MV-CD46-muPA 可感染、复制并诱导小鼠和人体肿瘤细胞的细胞毒性，且比载体或 CD46 靶向的麻疹病毒疗效更好[81]。也有研究者发现，在 MVN 基因的上游插入携带人 λ 轻免疫球蛋白链转录单位，可生成肿瘤特异性感染的独特标记[82]。

2. 增强麻疹病毒的溶瘤活性　通过基因重组技术在麻疹病毒基因组中插入外源治疗性基因，并随着病毒的复制得以表达，可进一步发挥特有的抗肿瘤功效。MV-NIS 是一株表达人钠碘转运体（NIS）蛋白的重组麻疹溶瘤病毒，NIS 既可被追踪，也可作为治疗性转基因，与治疗性同位素 ^{131}I 联合使用时能增强病毒的抗肿瘤作用[3]。MV-NIS 可利用 CD46 受体进入细胞，并驱动感染细胞与其未感染的"邻居"细胞间融合，从而形成不可存活的多核合胞体，从而达到杀灭肿瘤的目的。由于骨髓瘤细胞过度表达 CD46，对 MV-NIS 的杀伤非常敏感。因此，MV-NIS 有望在多发性骨髓瘤的治疗中发挥作用。另外，MV-NIS 还可激活机体的抗肿瘤细胞免疫作用，且具有良好的耐受性，临床研究显示对紫杉醇和铂耐药的卵巢癌以及恶性周围神经鞘瘤（malignant peripheral nerve sheath tumor，MPNST）等肿瘤均具有良好的临床疗效。

研究发现，在野生型麻疹病毒毒株基因组中插入某些特定基因，能明显抑制肿瘤细胞生长及迁移，表现出促进肿瘤细胞裂解、诱导肿瘤细胞凋亡以及提高扩散效率的作用[3]。相关研究很多，插入整合的基因主要包括 P 基因、含有人类促凋亡基因（BNiP3）、可表达内皮抑素和血管抑素的融合蛋白的基因、用反向遗传学构建无选择性利用 SLAM 而依赖于 nectin-4（PVRL4）的基因（rMV-SLAMblind）[83, 84]、尿激酶纤溶酶原激活物受体（urokinase type plasminogen activator receptor，uPAR）基因[85]、可诱导 caspase 依赖性凋亡的 Hu191 基因[86]、表达中性粒细胞激活蛋白（neutrophil-activating protein，NAP）的基因[87]、表达细胞因子 GM-CSF 的基因[88]、L-12 基因[89]等。

3. 规避宿主的抗病毒免疫反应　调节或规避抗麻疹免疫有 3 种主要策略：使用细胞作为溶瘤性麻疹病毒的载体、与免疫抑制药联合使用、使用野生型麻疹病毒基因武装 MV-Edm 株来抑制对病毒感染的先天免疫应答。将具有野生型麻疹病毒株的 N、P 和 L 基因的 MV-NPL 与离子聚合物逐层沉积的多层病毒涂层方法联合使用后，无论是体内还是体外，溶瘤活性均有所提高[3]。

三、溶瘤病毒载体构建

由于溶瘤病毒在临床应用过程中容易受组织、体液（特别是血液）中的抗体影响，降低效价、影响疗效，因此需要为溶瘤病毒构建保护性载体。溶瘤病毒的给药途径通常包括瘤内注射、静脉注射和腹膜内注射等。瘤内注射是目前溶瘤病毒抗肿瘤应用最多的给药方式。静脉注射多用于治疗转移性肿瘤，但溶瘤病毒不易直接到达肿瘤病灶，易被肝和脾等器官及血液中的抗体等清除。保护性载体的构建一般是利用生物材料对溶瘤病毒进行装载，以达到封闭病毒免疫原性、避免抗体中和、有效逃避免疫监视、实现肿瘤靶向递送、提高疗效的目的。目前，用于溶瘤病毒装载的生物材料主要有细胞载体或细胞外囊泡、脂质体等[90]。

（一）细胞载体

目前用于装载溶瘤病毒的细胞载体主要有 3 类：第一类是具有淋巴细胞特性的细胞载体，如细胞因子诱导的杀伤细胞（cytokine-induced killer cell，CIK cell）、外周血淋巴细胞和树突状细胞；第二类是具有干细胞特性的细胞载体，如间充质干细胞（mesenchymal stem cell，MSC）和内皮祖细胞；第三类是具有肿瘤细胞特性的细胞载体，如肿瘤相关巨噬细胞（TAM）和肿瘤细胞囊泡。常用的细胞载体主要为干细胞、淋巴细胞以及肿瘤相关细胞等，均具有较好的肿瘤趋化作用，将溶瘤病毒偶联在肿瘤细胞表面或装载于肿瘤细胞内，不但能有效地封闭病毒的免疫原性，而且能提高其对肿瘤的靶向富集作用[91]。

研究提示，干细胞对肿瘤微环境有趋化作用，同时具有较低的免疫原性[92]。该研究利用 MSC 作为新城疫病毒载体。在体外，MSC 不仅可以提高新城疫病毒对胶质瘤细胞的靶向性，而且其携带的 TRAIL 能显著提高病毒对胶质瘤干细胞的溶瘤作用[93]。Josiah 等首次利用健康小鼠的脂肪干细胞（adipose-derived stem cell，ADSC）装载黏液瘤病毒，将其注射到荷瘤小鼠中，实现了病毒向胶质瘤的靶向递送[94]。Lankov 等首次报道使用 TAM 作为溶瘤麻疹病毒的载体，可递送至小鼠的卵巢癌部位，该策略使病毒逃避了抗体和补体的中和作用，随后可通过原位细胞融合将病毒转移到肿瘤细胞中[95]。利用未成熟的树突状细胞和淋巴因子激活的杀伤细胞（lymphokine-activated killer cell，LAK cell）协同运输呼肠孤病毒，通过抵制患者腹水中的中和抗体，在体外实现增强杀伤卵巢癌细胞的作用[96]。

（二）细胞外囊泡

细胞外囊泡（extracellular vesicles，EV）是一种由细胞释放到细胞外基质的膜性小囊泡，普遍存在于原核生物和真核生物中，具有脂质双分子层结构，直径范围可以从 30 nm 到 10 μm 不等，包含跨膜蛋白、胞质蛋白、脂类、DNA 和 RNA 等成分。EV 广泛地存在于各种体液和细胞上清液中，并稳定携带了一些重要的信号分子，在细胞信号传递、细胞增殖、血管生成、血栓形成、免疫逃逸、肿瘤细胞生长与转移、肿瘤耐药等方面均发挥着重要作用。国际细胞外囊泡协会（International Society for Extracellular Vesicles，ISEV）建议，根据其物理属性（大小和密度）、不同的生化成分和表面电荷等不同，将细胞外囊泡进行分类，主要有以下几种：

1. 外泌体　包括细胞内形成的外泌体（直径 50 ～ 200 nm），在多泡体与细胞表面融合后分泌。

2. 微泡（直径 100 ～ 1000 nm）　通过质膜向外出芽形成，其脱落的中间体残余物在胞质分裂过程中释放（直径 200 ～ 600 nm）。

3. 凋亡小体（直径 100 ～ 5000 nm）　在细胞凋亡过程中释放。

由于肿瘤细胞外囊泡与 EV 相似，自身具有肿瘤细胞同源靶向性，并与肿瘤细胞具有相似的膜结构，因此可作为溶瘤病毒的理想载体，在药物递送方面可发挥重要的作用[97]。

利用肿瘤细胞来源的囊泡（tumor cell-derived microparticle，T-MP）递送溶瘤腺病毒构建的纳米颗粒，不仅能使病毒逃避机体的抗病毒效应，而且能使溶瘤病毒以不依赖于受体介导的侵染作用进入肿瘤细胞或肿瘤干细胞的细胞核中进行复制[98]。Lv 等设计了一种工程化含有靶向配体的细胞膜纳米囊泡，用于递送溶瘤腺病毒，此体系在多种荷瘤小鼠模型中表现出较强的抗肿瘤效应，显著延长了小鼠的生存期，且无明显不良反应[99]。

（三）脂质体

脂质体分为阳离子脂质体与阴离子脂质体。阳离子脂质体进入机体后，会吸附一些带负电的血清蛋白质，造成脂质体纳米颗粒团聚，严重影响其通过高通透性和滞留效应（enhanced permeability and retention effect，EPR）到达肿瘤部位的效率[100]；与阳离子脂质体相比，阴离子脂质体属于真核细胞膜的内源成分，具有毒性小、免疫原性低等优点，近几年被广泛使用[101]。阴离子脂质体可与钙离子作用发生相变，从而有利于脂质体通过静电吸附作用包裹溶瘤病毒[102]。

有研究者利用上述原理（即钙诱导相变法）成功构建了一种基于基质金属蛋白酶和底物肽/胆固醇的聚乙二醇（polyethylene glycol，PEG）阴离子脂质体，成功实现溶瘤腺病毒的包封，同时通过 C57BL/6N 小鼠证实了该材料的安全性[103]。Wang 等利用薄膜水合的方法将溶瘤病毒 M1 包裹到大豆卵磷脂脂质体中，在不影响病毒感染力的情况下，可有效地阻止 M1 中和抗体与 M1 结合，从而有效地封闭了病毒的免疫原性，增强了其对结肠癌 LoVo 细胞以及人肝癌 Hep3B 细胞的杀伤作用[104]。

（四）高分子聚合物

高分子聚合物是由许多重复单元（单体）通过共价键连接而成的大分子有机化合物。高分子聚合物具有许多重要的特性，如可塑性、柔韧性、热稳定性，在机体内具有可代谢和可降解等优势，现已广泛应用于医疗材料中的药物装载、递送以及释放等方面，备受关注[90]。高分子聚合物可对外界微小变化做出响应，利用这一特性，可使溶瘤病毒定点释放。通过物理吸附的方法将 pH 敏感的高分子聚合物（mPEG-b-pHis）包裹在腺病毒表面，制备出结构稳定的溶瘤腺病毒复合物，该复合物不但可以降低腺病毒诱发的免疫应答，还可以在肿瘤微酸环境下定点释放溶瘤病毒，进而恢复病毒对肿瘤细胞的侵染[105]。

利用生物可降解的高分子聚合物胆酸偶联聚乙烯酰胺［bile acid-conjugated poly（ethyleneimine），DA3］包裹腺病毒[106]构建的病毒纳米复合颗粒（Ad/DA3），在体外同样可有效地提高溶瘤病毒在多种肿瘤细胞（人肺腺癌细胞 A549、人纤维肉瘤细胞 HT1080 以及人乳腺癌细胞 MCF-7）中的感染和复制作用，其抑瘤作用也在 HT1080 荷瘤小鼠实验中得到证实。

（五）生物矿化物质

生物矿化（biomineralization）是指由生物体通过生物大分子的调控生成无机矿物质的过程，其特点是有生物大分子生物体（细胞、病毒、有机基质）的参与。其方法是在一定的物理、化学条件下，将生物有机物溶液中的离子转变为固相矿物质。目前，研究得最多的是仿生矿化钙质材料，包括磷酸钙、碳酸钙、硅酸钙、氟化钙等。这类物质进入机体后，可溶解为无毒离子，参与并维持机体的正常代谢[90]。

利用病毒蛋白质上的负电性氨基酸静电吸附二价钙离子，通过钙离子与磷酸根之间的共沉淀作用在病毒表面形成钙质矿化层，能保护病毒表面蛋白质，使其结构不受温度和电解质变化的影响。动物实验表明，当其通过尾静脉注射到荷瘤小鼠体内时，可显著减轻肝毒性，同时逃避机体免疫应答。到达肿瘤部位时，肿瘤微酸环境会使病毒表面矿化层溶解，从而释放病毒，发挥肿瘤杀伤作用[90, 107]。

第二节　溶瘤病毒生产工艺

溶瘤病毒制备过程主要包括细胞培养、病毒感染复制与规模化培养、病毒收集与纯化、质量检测及药物包装等（图 2-2-1）。根据工艺类型，细胞培养可分为加血清培养、无血清贴壁培养及无血清悬浮培养。无血清悬浮培养可避免血清中动物来源成分引入，降低下游纯化成本以及易于放大生产等优势，成为发展趋势。生产中细胞培养扩增工艺尤为重要，微载体生物反应器发展日趋成熟，主要因该工艺细胞收获相对容易等优势而被广泛使用。对于细胞裂解型病毒和非细胞裂解型病毒，一般采取不同的病毒收集方式。收集病毒后，将进行下游纯化工艺去除杂质。常见的手段包括核酸酶处理、澄清、超滤浓缩、离子交换填料、分子筛及亲和层析等。在最终包装过程之前会进行质量分析，对病毒滴度、杂质浓度、安全指标等进行评估，以严格把控产品质量。

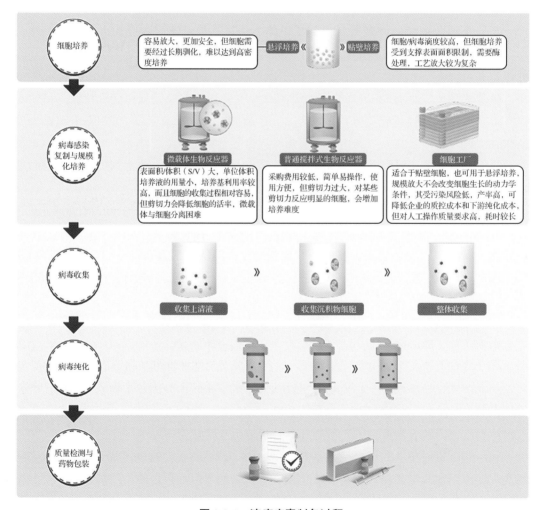

图 2-2-1　溶瘤病毒制备过程

重组人 5 型腺病毒的生产制备流程如图 2-2-2 所示。终产物检测项目有：表观、pH、渗透压、滴度、感染性、体外转基因表达、OD$_{260}$/OD$_{280}$、十二烷基硫酸钠 - 聚丙烯酰胺（sodium dodecyl sulfate-polyacrylamide gel electrophoresis，SDS-PAGE）、银染、无菌性、内毒性及总体安全性等。

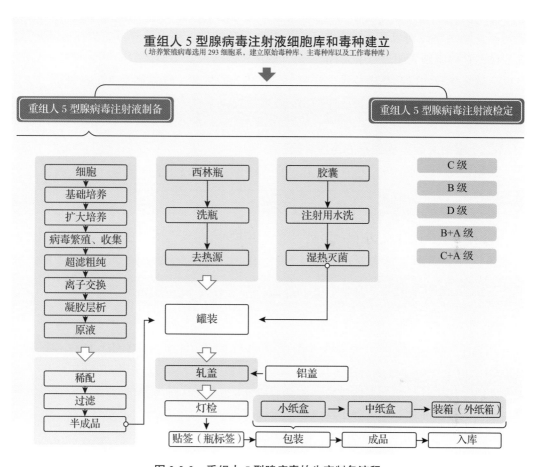

图 2-2-2　重组人 5 型腺病毒的生产制备流程

第三节　溶瘤病毒药理毒理研究

溶瘤病毒作为一种新兴的抗肿瘤免疫疗法，其安全性评价也是临床前研究的重要内容。随着溶瘤病毒产品的不断研发，人们对其药理毒理也有了一定的认识，现有的临床前毒理学研究显示，溶瘤病毒具有毒性低和耐受性好的特点。

一、重组人 5 型腺病毒

（一）重组人 5 型腺病毒的药理作用

为研究重组人 5 型腺病毒对细胞感染的特异性和敏感度，在体外试验中，使用等量的重组人 5 型腺病毒和野生型 5 型腺病毒分别感染 4 株 p53$^-$ 的肿瘤细胞株、2 株 p53$^+$

的肿瘤细胞株以及 2 种正常人细胞株。结果显示，与野生型 5 型腺病毒相比，重组人 5 型腺病毒可选择性杀伤 p53⁻ 的肿瘤细胞，而在人体正常细胞中不能有效繁殖，差异大于 100 倍。体内试验的结果显示，p53⁻ 的肿瘤移植动物模型对重组人 5 型腺病毒敏感，具有明显的抑制作用。

综上所述，重组人 5 型腺病毒能在 p53 功能缺陷的肿瘤细胞中选择性复制，具有复制依赖性细胞毒作用，在一定剂量范围内对 p53 功能缺陷的肿瘤具有明显的抗肿瘤活性，对正常细胞则无明显毒性作用。

一般药理学试验结果显示，小鼠皮下注射重组人 5 型腺病毒 $5.0 \times 10^{10} \sim 2.0 \times 10^{11} \mathrm{TCID}_{50}/\mathrm{kg}$，对受试动物的心血管及呼吸系统均无明显影响，对受试动物的运动协调和 Irwin 行为分级试验均无影响[108]。

（二）重组人 5 型腺病毒的毒理学研究

在急性毒性实验中，对小鼠单次皮下注射本品 $5.0 \times 10^{12} \mathrm{TCID}_{50}/\mathrm{kg}$（该剂量是有效剂量的 100 倍），14 天内观察、测量各组小鼠的活动、饮食和体重等毒性反应指标。14 天后处死小鼠，肉眼观察及病理检查各主要脏器的改变情况。结果显示，单次注射本品 $5.0 \times 10^{12} \mathrm{TCID}_{50}/\mathrm{kg}$，小鼠的活动、饮食和体重等指标与对照组相比无差异，病理检查各主要脏器未发现病变，$\mathrm{LD}_{50} > 5.0 \times 10^{12} \mathrm{TCID}_{50}/\mathrm{kg}$。对小鼠静脉注射本品，在 $1.69 \times 10^{11} \mathrm{TCID}_{50}/\mathrm{kg}$ 剂量组以上开始出现小鼠死亡，雌、雄小鼠急性毒性反应无明显差异，雌鼠的 $\mathrm{LD}_{50}=2.63 \times 10^{11} \mathrm{TCID}_{50}/\mathrm{kg}$，雄鼠的 $\mathrm{LD}_{50}=2.23 \times 10^{11} \mathrm{TCID}_{50}/\mathrm{kg}$，提示重组人 5 型腺病毒对受试动物无严重急性毒性作用。

在长期毒性实验中，重组人 5 型腺病毒低剂量（$1.0 \times 10^{11} \mathrm{TCID}_{50}/\mathrm{kg}$）、中剂量（$5.0 \times 10^{11} \mathrm{TCID}_{50}/\mathrm{kg}$）和高剂量（$1.0 \times 10^{12} \mathrm{TCID}_{50}/\mathrm{kg}$）皮下重复注射豚鼠颈部 15 天，可引起给药局部正常组织的炎症反应，停药后局部炎症反应可自行消失。中、高剂量可使肝组织与肺组织的部分细胞发生轻度超微结构损伤，停药 2 周后基本恢复正常。重组人 5 型腺病毒给药第 16 天及第 30 天，中、高剂量组抗体测定均为阳性，抗体滴度测定抗体应答呈剂量 - 时间依赖关系，随用药剂量增加及时间的推移，抗体反应强度呈升高趋势。未发现其他毒理学损害。豚鼠连续皮下注射重组人 5 型腺病毒，出现毒性反应的靶器官为给药局部皮肤及皮下组织，无毒性反应剂量为 $1.0 \times 10^{11} \mathrm{TCID}_{50}/\mathrm{kg}$。

过敏试验结果显示，重组人 5 型腺病毒在 $5.0 \times 10^{9} \mathrm{TCID}_{50}/\mathrm{kg}$ 时不会引起豚鼠的过敏反应[108]。

（三）重组人 5 型腺病毒的药代动力学数据

豚鼠体内实验分为低剂量组（$1.0 \times 10^{11} \mathrm{TCID}_{50}/\mathrm{kg}$）、中剂量组（$5.0 \times 10^{11} \mathrm{TCID}_{50}/\mathrm{kg}$）、高剂量组（$1.0 \times 10^{12} \mathrm{TCID}_{50}/\mathrm{kg}$）和对照组（给予等量赋形剂，含 10% 甘油的磷酸盐缓冲盐溶液）。各组剂量设置分别为动物（裸鼠）有效剂量的 2 倍、10 倍和 20 倍（以体重 kg 计），或 5.3 倍、26.7 倍和 53.3 倍（以体表面积 m² 计）。对各组豚鼠采用无菌皮下注射给药，每日 1 次，连续注射 15 天。分别在第 1 次注射后第 16 天和第 30 天，无菌条件下处死各组的一半动物，取心、肝、脾、肺、肾、脑和颈淋巴结等组织，提取 DNA，针对病毒基因设计特异性引物，进行 PCR 扩增，查看病毒核酸在以上组织中的分布情况。结果显示，给药局部（颈部）及颈淋巴结有重组人 5 型腺病毒分布，但无蓄积；心、肝、脾、肺、肾及脑组织均未检测到重组人 5 型腺病毒分布。荷瘤裸鼠体内试验显示，重组人 5 型腺病毒连续 5 天移植瘤内注射，在停药后第 1、4、10、25 天均未发现重组人 5 型腺病毒在非注射器官分布。

在 15 例患者中进行的 I 期剂量爬坡试验中，纳入患者为黑色素瘤（2 例）、头颈部鳞状细胞癌（2 例）、阴茎鳞癌（1 例）、甲状腺癌（2 例）、卵巢癌（1 例）、平滑肌肉瘤（1 例）、滑膜肉瘤（1 例）、鼻咽癌（1 例）、皮肤癌（1 例）、乳腺癌（2 例）和神经母细胞瘤（1 例）。第一例患者只进行 1 次 5.0×10^7 vp 瘤内注射，其他患者分为 5 个不同剂量组：5.0×10^7 vp/d、5.0×10^9 vp/d、5.0×10^{10} vp/d、5.0×10^{11} vp/d 和最大剂量 1.5×10^{12} vp/d，每日 1 次，连续 5 天瘤内注射，从低剂量开始进行爬坡试验。在第 1 个疗程中，注射前及注射后第 1、3、6、12、19、26 天，取受试者血液、咽拭子、注射部位拭子、尿和粪 DNA 进行特异性 PCR 检测，均未检测到重组人 5 型腺病毒存在。在注射后第 3 周，取注射部位组织进行免疫组化检测，结果显示重组人 5 型腺病毒在注射肿瘤组织中存在特异性复制，在邻近的正常组织中则未发现重组人 5 型腺病毒。

二、T-VEC

（一）T-VEC 的药代动力学数据

T-VEC 是一种通过敲除 *ICP34.5* 基因和 *ICP47* 基因，并插入 *GM-CSF* 基因的 1 型单纯疱疹病毒，它的药代动力学数据主要包括生物分布（体内）和病毒排出（排泄/分泌）。如通过病毒感染性分析量化了注射部位和部分潜在疱疹性病变处的传染性 T-VEC，通过定量聚合酶链反应（quantitative PCR，qPCR）分析测定不同组织和分泌物中的病毒 DNA 水平[109]。

1. 临床前数据　本品说明书显示，对小鼠进行重复瘤内给药后，主要在其肿瘤、血液、脾、淋巴结、肝、心和肾中检测出 T-VEC DNA。在被注射肿瘤中检出的 T-VEC DNA 水平最高。最后一次 T-VEC 注射结束后，可在 84 天内从被注射肿瘤中检出 T-VEC DNA，并在 14 天内从血液样本中检出 T-VEC DNA。骨髓、眼球、泪腺、鼻黏膜或粪便中未检出 T-VEC DNA。

2. 临床数据　研究者对病变部位内注射 T-VEC 后的生物分布和排出进行了探索，测量了血液、尿液、注射部位、封闭敷料、口腔黏膜、肛殖区的 T-VEC DNA（表 2-3-1），以及疑似疱疹性病变中的 T-VEC DNA。治疗期间对封闭敷料采样，在治疗期间和治疗结束后 30 天内采集血液和尿液样本。在治疗期间和治疗结束后的 60 天内，从注射部位、口腔黏膜和肛殖区采集样本。当患者出现疑似源于疱疹的病变时，均采集疑似疱疹性病变样本。如果对 T-VEC DNA 的定量聚合酶链式反应检测呈阳性，则通过 TCID50 法测定病毒感染力。60 名黑色素瘤患者第 1 天以 10^6（100 万）PFU/ml 的初始浓度进行 T-VEC 病变内注射，随后在第 21 天以及此后每 2 周以 10^8（1 亿）PFU/ml 的浓度进行病变内注射，每次访视给药剂量最高为 4 ml。相关数据表明，所有部位在研究期间均存在 T-VEC DNA。

表 2-3-1　治疗期间可检出 DNA 的患者人数

体液 / 部位	治疗期间可检出 DNA 的患者数（ n=60 ）
注射部位	60（100%）
血液	59（98%）
尿液	19（32%）
封闭敷料	48（80%）
口腔黏膜	8（13%）
肛殖区	5（共 26 ）[a]

注：[a] 对 26 名患者的肛殖区进行了检测。

在第 2 个治疗周期检出 T-VEC DNA 的样本和受试者中，血液、尿液、注射部位和封闭敷料占比最高；在第 1 个治疗周期中，口腔黏膜的占比最高；在第 1 个和第 2 个治疗周期中，肛殖区的占比最高。在血液、尿液、口腔黏膜和肛殖区检出 T-VEC DNA 的患者中，治疗结束 30 天后所有样本均未检出 T-VEC DNA。对于在病变注射处检出 DNA 的患者，治疗结束 60 天后所有样本均未检出 T-VEC DNA。

19 名患者出现疑似源于疱疹的病变，其中 3 名患者在研究期间于疱疹病变部位全程均检测出 T-VEC DNA。研究期间检出 T-VEC DNA 且出现疑似源于疱疹的病变的 3 位受试者的疑似病变处均未注射 T-VEC。检出 T-VEC DNA 且具有疑似源于疱疹病变的受试者在治疗持续 16 天至 4 个月内，均未出现播散性病变、未接受过抗病毒治疗，也未出现 3 级以上不良反应。数据提示，T-VEC 治疗可引发约 31.7%（19/60）的患者出现疱疹性病变。

除检测是否存在 T-VEC DNA 外，还对 T-VEC DNA 检测呈阳性的注射部位、封闭敷料、口腔黏膜、肛殖区和疑似疱疹性病变处样本进行了病毒活性检测。在封闭敷料、口腔黏膜、肛殖区和疑似疱疹性病变处样本中均未检出病毒活性。在研究的不同时间点，从 7 名（11%）患者的注射部位检出传染性 T-VEC 病毒；在第 2 个治疗周期后或治疗结束后，各样本的病毒感染性均呈阴性。

（二）T-VEC 的毒理学研究

以 2×10^8 PFU/kg（基于体重推算，是最大推荐临床剂量的 30 倍）的剂量对免疫活性小鼠重复瘤内给药，未发现明显的不良反应。以同等剂量的 T-VEC 对严重联合免疫缺陷小鼠进行重复瘤内注射后，则出现了系统性病毒感染（胃肠道肠神经元、肾上腺、皮肤、胰岛细胞、眼球、松果体和大脑形成病毒包涵体或坏死）。

三、G47Δ

G47Δ 是一种对单纯疱疹病毒经过了 3 次基因修饰而形成的新型溶瘤性 HSV-1。这项基因修饰工程第一步删除了 HSV-1 的 *ICP34.5* 基因，使其仅在肿瘤细胞中合成蛋白质。第二步是使 *ICP6* 基因失活，使其仅在增殖细胞中合成 DNA。此时改造的病毒就是 HSV-1 G207。第三步是将 *α47* 基因和重叠的 US11 启动子删除，形成 G47Δ[55, 56]。经过上述基因改造，病毒仅在肿瘤细胞中复制，增强了感染细胞 MHC I 的表达，进一步提高了抗肿瘤疗效[55]，同时也保证了其安全性[57, 58]。

T. Todo 等发现，G47Δ 在抑制 U87MG 人神经胶质瘤和 Neuro2a 鼠神经母细胞瘤的小鼠植瘤模型中的肿瘤生长方面较 G207 更有效。研究人员在上述 2 个模型中，分别给予 G207 和 G47Δ 治疗。结果显示，与 G207 相比，G47Δ 治疗后的平均肿瘤体积更小，动物存活时间显著延长（$P < 0.05$）[55]。

四、T3011

T3011 属于第二类 HSV-1，有 2 个外源性基因，编码 IL-12 和抗 PD-1 抗体 Fab 片段。它的骨架采用全新且有别于 T-VEC 等溶瘤病毒的设计，通过删除一个拷贝的 ICP34.5、ICP0、ICP4 和 DNA 复制位点，使得 T3011 保留了病毒原有的全部蛋白，在减弱毒力、保证安全的前提下，保留了较强的病毒复制能力。此外，T3011 同时携带 PD-1 抗体和 IL-12 基因，病毒在肿瘤内复制并杀灭肿瘤细胞的同时，不断分泌产生 PD-1 抗体和 IL-12，从而将"冷肿瘤"转变为"热肿瘤"，实现溶瘤和免疫治疗"1+1 > 2"的治疗效果。

（一）T3011 的药理作用

1. 体外研究　T3011 对人鼻咽癌、膀胱癌、乳腺癌、结肠癌、肺癌、口咽癌、食管癌、前列腺癌、小细胞肺癌细胞以及间皮瘤均有显著的抑制作用。T3011 能选择性地在肿瘤细胞中复制，对正常细胞系无明显抑制作用；T3011 在肿瘤细胞中能相对恒定地表达 IL-12 和抗 PD-1 抗体，表达量与剂量呈正相关。同时，T3011 可诱导 PMBCs 释放细胞因子。

2. 体内研究　体内药效研究结果（鞘内给药）显示：在人源膀胱癌、舌鳞癌、食管癌；小鼠淋巴瘤、结肠癌、头颈部鳞状细胞癌、胃癌和黑色素瘤皮下移植瘤模型中，均观察到 T3011 明显的抗肿瘤活性。体内药效研究结果（静脉给药）显示：在小鼠黑色素瘤肺转移模型、小鼠肝原位癌模型和小鼠肺癌原位移植瘤模型中，T3011 均表现出显著的抑瘤活性且可延长动物的生存期。

安全性药理研究：在食蟹猴中未见 T3011 对心血管、呼吸系统、神经系统的影响。

（二）T3011 的毒理学研究

食蟹猴单次皮下 / 静脉注射进行 T3011 毒性试验，未观察到的有害作用剂量（no observed adverse effect level，NOAEL），皮下注射为 1.0×10^9 PFU/kg，静脉注射为 1.0×10^8 PFU/kg。进行食蟹猴皮下注射 T3011 4 周，恢复期 4 周的毒性试验中，NOAEL 为 4×10^7 PFU/kg。进行食蟹猴静脉注射 T3011 4 周，恢复期 8 周的毒性试验中，NOAEL 为 3.1×10^8 PFU/kg。T3011 无溶血现象，对新西兰白兔注射 T3011，无血管、肌肉刺激作用，T3011 未引起豚鼠全身主动过敏反应。T3011 对阿昔洛韦敏感。

第 2 章参考文献

第3章　溶瘤病毒临床应用

第一节　溶瘤病毒的应用概述

近年来，恶性肿瘤的发病率和死亡率仍居高位。尽管人们在预防、治疗等方面做出了巨大努力，特别是靶向药物及免疫治疗快速发展，但仍然远远不能满足患者的临床需求，因此亟需新的药物与疗法。其中，溶瘤病毒是较新颖的疗法之一。目前，开发用于肿瘤治疗的溶瘤病毒类亲本毒株有数十种，包括腺病毒、单纯疱疹病毒、牛痘病毒、呼肠孤病毒、新城疫病毒、麻疹病毒、水疱性口炎病毒等[1, 2]。理想的溶瘤病毒临床应用的前提是具有特异靶向感染肿瘤细胞并在肿瘤细胞内大量复制、杀死肿瘤细胞，同时释放更多的溶瘤病毒，进一步感染、杀伤其他肿瘤细胞的特性。由于上述野生型亲代病毒株在临床应用过程中多数病毒的特异性识别肿瘤细胞以及细胞内复制等环节存在缺陷，需要通过基因工程方法转化提高识别肿瘤细胞及表达肿瘤杀伤因子的能力，而同时不感染正常细胞，从而提高疗效，降低毒性反应及副作用，具有更好的安全性[3]。

目前，溶瘤病毒大致分为三类：第一类是天然特异感染肿瘤的野生型病毒株，如新城疫病毒、柯萨奇病毒、呼肠孤病毒[4]。第二类是基因改造的病毒，如腺病毒、牛痘病毒、单纯疱疹病毒。这类基因改造病毒主要分为基因删除或加载型病毒株与启动子靶向型病毒株。其中，经基因修饰或基因改造的溶瘤病毒在肿瘤治疗领域取得了较大进展，成为肿瘤免疫治疗的热点研究方向[5]。第三类是溶瘤病毒连接体，包括运载细胞、细胞外囊泡、脂质体、高分子聚合物、生物矿化物质等，溶瘤病毒通过与连接体的结合、包涵，使溶瘤病毒更加安全、持久、高效。

与其他免疫治疗方法相比，溶瘤病毒疗法具有病毒复制效率高、肿瘤靶向性好、肿瘤杀伤途径多、不良反应小、不易产生耐药性等优势，是目前有潜力的新型抗肿瘤免疫疗法之一。溶瘤病毒治疗的肿瘤以实体瘤为主，包括头颈部肿瘤、鼻咽癌、黑色素瘤、胶质瘤、肺癌、乳腺癌、胃癌、肝癌、胰腺癌、前列腺癌、宫颈癌及多发性骨髓瘤等[6]。

目前，全球上市的溶瘤病毒产品仅有 4 种，分别是拉脱维亚的 Rigvir®、中国的重组人 5 型腺病毒（H101，安柯瑞®）、美国的 T-VEC（talimogene laherparepvec，商品名 Imlygic®）、日本的 Teserpaturev（G47Δ，商品名 Delytact®）。临床常用的 2 种溶瘤病毒是重组人 5 型腺病毒与 T-VEC（表 3-1-1）。大多数其他溶瘤病毒虽然尚处于临床研究阶段，但因其独特的抗肿瘤优势，引起了业界的广泛关注。

表 3-1-1　全球上市的溶瘤病毒产品介绍

获批产品	病毒类型	获批国家	获批时间	适应证	在研抗肿瘤领域
Rigvir®[1]	小核糖核酸病毒	拉脱维亚	2004	被批准并注册用于治疗黑色素瘤、黑色素瘤皮肤和皮下转移的局部治疗，以预防根治性手术后复发和转移[7]	黑色素瘤、胃癌、肺癌、肉瘤和结直肠癌等
重组人 5 型腺病毒[1]	腺病毒	中国	2005	对常规放疗或放疗加化疗治疗无效，并以 5-FU、顺铂化疗方案进行姑息治疗的晚期鼻咽癌患者可试用本品，与化疗方案联合使用[8]	肝癌、黑色素瘤、结直肠癌、胸腔积液、腹水、胰腺癌、肺癌等
T-VEC	1 型单纯疱疹病毒	美国	2015	适合在患者首次术后对因黑色素瘤复发引起的不可切除的皮肤、皮下及淋巴结病灶进行局部治疗[9, 10]	黑色素瘤、胰腺癌、肉瘤、乳腺癌等
G47Δ	1 型单纯疱疹病毒	日本	2021	获批用于恶性胶质瘤的治疗[11]	前列腺癌、恶性胸膜间皮瘤和神经母细胞瘤[11]

第二节　溶瘤病毒相关指南和共识

目前，全球已制定溶瘤病毒相关的临床应用指南 5 部、共识 3 部（表 3-2-1）。

表 3-2-1　溶瘤病毒目前相关的指南和共识及推荐内容

指南和共识标题	推荐内容
《CCO 临床实践指南：黑色素瘤移行转移的局部治疗》（2020 版）	对于不可切除的转移性黑色素瘤患者，首选 IL-2 或 T-VEC 局部治疗
《英国国家指南：头颈部黏膜黑色素瘤》（2020 版）	推荐转移性皮肤黑色素瘤患者可以采用化疗或者 T-VEC 治疗
《CSCO 黑色素瘤诊疗指南》（2021 ～ 2024 版）	转移灶的溶瘤病毒瘤内局部治疗；Ⅲ期无法手术切除的皮肤和肢端黑色素瘤患者，进行转移灶瘤内 T-VEC 局部治疗，无脑转移患者，进行伊匹木单抗联合溶瘤病毒治疗；Ⅳ期眼部葡萄膜黑色素瘤患者，如有肝转移，行肝转移病灶瘤内注射
《中国恶性胸膜间皮瘤临床诊疗指南（2021 版）》	溶瘤病毒是一种新型的抗肿瘤治疗策略，尤其对于恶性胸膜间皮瘤（MPM），由于胸腔注射的可操作性，使溶瘤病毒治疗 MPM 展现出了应用前景
《NCCN 皮肤黑色素瘤诊疗指南》（2022.V4）	T-VEC 对于可切除以及不可切除的黑色素瘤均有效，同时对于皮肤、皮下组织以及淋巴结转移患者具有较好的效果
《皮肤和肢端恶性黑色素瘤的外科治疗规范中国专家共识 1.0》（2020.V1）	建议对于黑色素瘤转移的患者可进行局部治疗，如瘤内注射灭活病毒，且Ⅲ期研究证实瘤内注射 T-VEC 具有显著的疗效，联合免疫治疗疗效更佳

续表

指南和共识标题	推荐内容
《溶瘤病毒治疗恶性肿瘤临床应用上海专家共识（2021年版）》	推荐溶瘤病毒可用于鼻咽癌、肝癌、黑色素瘤等的治疗
《基因重组溶瘤腺病毒治疗恶性肿瘤临床应用中国专家共识（2022年版）》	随着H101、T-VEC、G47Δ的相继获批上市以及联合疗法的发掘，溶瘤病毒在肿瘤治疗中发挥的作用日益突出，有望成为继传统化疗、靶向治疗后的免疫治疗方法之一

一、《CCO临床实践指南：黑色素瘤移行转移的局部治疗》中溶瘤病毒相关内容

2020版《加拿大安大略癌症治疗中心（Cancer Care Ontario，CCO）临床实践指南：黑色素瘤移行转移的局部治疗》推荐[12]，对于不可切除的转移性黑色素瘤患者，首选IL-2或T-VEC局部治疗。基于OPTiM Ⅲ期临床研究结果[13-15]，T-VEC被推荐作为转移性黑色素瘤患者的一线治疗方法。该研究将436例未接受手术治疗的ⅢB或Ⅳ期黑色素瘤患者接受T-VEC或皮下注射GM-CSF治疗[15]，患者中位总生存期（overall survival，OS）为23.3个月，对照组为18.9个月，4年总生存率分别为34.5%和23.9%。在接受T-VEC治疗的患者中，完全缓解（complete response，CR）患者5年总生存率为88.5%；未达到完全缓解的患者5年总生存率为35%。亚组分析显示，T-VEC一线治疗ⅡB期、ⅡC期或Ⅳ M1a期患者，疗效显著。

二、《英国国家指南：头颈部黏膜黑色素瘤》中溶瘤病毒相关内容

2020版《英国国家指南（The United Kingdom national guidelines）：头颈部黏膜黑色素瘤》[16]推荐，对于转移性皮肤黑色素瘤患者（不包括黏膜黑色素瘤），可参考英国国家卫生与临床优化研究所（NICE）指南，推荐采用化疗或T-VEC治疗。

三、《CSCO黑色素瘤诊疗指南》中溶瘤病毒相关内容

2021—2024版《CSCO黑色素瘤诊疗指南》均建议，对于Ⅲ期无法手术切除的皮肤和肢端黑色素瘤患者，可进行转移灶瘤内T-VEC局部治疗（Ⅲ级推荐）；对于无脑转移的皮肤和肢端黑色素瘤患者，推荐进行伊匹木单抗联合溶瘤病毒治疗（Ⅲ级推荐，2B类证据）；对于Ⅳ期眼部葡萄膜黑色素瘤患者，如果有肝转移，可行肝转移病灶瘤内注射（Ⅲ级推荐）。

四、《中国恶性胸膜间皮瘤临床诊疗指南（2021版）》中溶瘤病毒相关内容

由中国医师协会肿瘤多学科诊疗专业委员会编写的《中国恶性胸膜间皮瘤临床诊疗指南（2021版）》指出[17]，溶瘤病毒胸腔注射是一种新型恶性胸膜间皮瘤（malignant pleural mesothelioma，MPM）治疗策略，具有广阔的应用前景[18]。研究表明，对于Ⅰ型干扰素纯合缺失的患者，溶瘤病毒治疗效果更好[19]。一项使用溶瘤疱疹病毒治疗

MPM 的Ⅰ～Ⅱ期临床研究显示出了抗肿瘤作用和良好的安全性[20]。

五、《NCCN 皮肤黑色素瘤诊疗指南》中溶瘤病毒相关内容

2022 年第 4 版《NCCN 皮肤黑色素瘤诊疗指南》推荐，T-VEC 对于可切除、不可切除的黑色素瘤均有效，同时对于皮肤、皮下组织以及淋巴结转移患者也具有较好的效果。研究证实，T-VEC 联合免疫检查点抑制剂帕博利珠单抗治疗晚期黑色素瘤的客观缓解率（objective response rate，ORR）为 62%[9]，常见不良反应（＞20%，治疗出现的任何级别不良反应）为疲劳、畏寒、发热、恶心、流感样疾病、注射部位疼痛和呕吐[15]。

六、《皮肤和肢端恶性黑色素瘤的外科治疗规范中国专家共识 1.0》中溶瘤病毒相关内容

2020 年，由中国抗癌协会肉瘤专业委员会软组织肉瘤及恶性黑色素瘤学组编写的《皮肤和肢端黑色素瘤的外科治疗规范中国专家共识 1.0》[21] 指出，黑色素瘤除了外科切除和介入治疗外，还有一些局部治疗方式。基于 OPTiM Ⅲ期研究，瘤内注射单纯疱疹病毒疫苗 T-VEC 的 ORR 可达 26.4%，完全缓解率为 10.8%。其中，注射病灶、非注射病灶和脏器转移灶的缓解率分别为 33%、18% 和 14%。此外，T-VEC 瘤内注射联合免疫检查点抑制剂治疗，疗效进一步提高[15]。

七、《溶瘤病毒治疗恶性肿瘤临床应用上海专家共识（2021 年版）》中溶瘤病毒相关内容

2021 年，由上海市抗癌协会肿瘤免疫治疗专业委员会和中国医药生物技术协会成员编写的《溶瘤病毒治疗恶性肿瘤临床应用上海专家共识（2021 年版）》[22] 结合近年来溶瘤病毒在抗肿瘤治疗领域的基础与临床研究结果以及临床专家的实际临床工作经验，从溶瘤病毒的分类、抗肿瘤机制、临床应用的循证医学证据、使用方法、不良反应管理及疗效评估等角度，以期为临床医师规范使用溶瘤病毒类药物提供参考。该共识是第一部以溶瘤病毒为主题，总结其临床应用的共识，并推荐溶瘤病毒可用于鼻咽癌、恶性黑色素瘤、肝癌等治疗。

八、《基因重组溶瘤腺病毒治疗恶性肿瘤临床应用中国专家共识（2022 年版）》中溶瘤病毒相关内容

《基因重组溶瘤腺病毒治疗恶性肿瘤临床应用中国专家共识（2022 年版）》[23] 是在《溶瘤病毒治疗恶性肿瘤临床应用上海专家共识（2021 年版）》的基础上，依托中国临床肿瘤学会免疫治疗专家委员会及上海市抗癌协会肿瘤生物治疗专业委员会，采用循证医学方法，围绕目前溶瘤病毒的循证医学证据，阐明溶瘤病毒药物的具体使用方法。该共识通过全国范围内的多学科专家会议讨论、问卷调查等形式，形成了更广泛、更加量化精准的临床应用指导意见。

第三节　溶瘤病毒的临床综合治疗模式

溶瘤病毒的临床综合治疗模式多种多样，按照治疗方案，联合治疗可分为联合化疗、联合放疗、联合放化疗、联合靶向药物、联合免疫治疗、联合细胞或生物材料载体等。

一、单药治疗

溶瘤病毒能否准确、足量到达病灶是衡量其发挥疗效的基础。对于原发肿瘤或寡转移病灶，瘤内给药是良好的选择；而对于多发转移瘤（如多发性脑转移、肝转移、肺转移、骨转移），也有人尝试静脉给药。但是，溶瘤病毒静脉给药存在一定的局限性，溶瘤病毒需要克服血液的中和抗体、补体等障碍才能到达病灶。

溶瘤病毒单药治疗肿瘤时，可根据病毒的自身特点及肿瘤类型选择合适的剂量和治疗途径。目前有瘤内注射、静脉注射、动脉注射、胸腔内注射、腹腔内注射、肝动脉介入等方式。例如，重组人 5 型腺病毒可通过胸腔内注射治疗恶性胸腔积液。操作方法是尽量先将胸腔积液排净后，向胸腔内一次性注射由 0.9% 氯化钠注射液 20 ml 与重组人 5 型腺病毒 2 ml 的混合液[24]。T-VEC 单药治疗恶性黑色素瘤可采用如下方式：T-VEC 首次瘤内注射剂量为 10^6 PFU/ml，在第 1 次给药 3 周后，T-VEC 剂量调整为 10^8 PFU/ml，每 2 周给药 1 次[15]。继续使用 T-VEC，直至可注射病灶消失（完全缓解，CR）、经改良的免疫相关反应评估标准（immune-related response criteria，irRC）确认的疾病进展（progressive disease，PD）、第 1 次给药后 24 个月或研究结束。不同溶瘤病毒治疗不同的肿瘤，需结合临床研究数据、临床经验确定其剂量和治疗途径。

二、联合治疗

一般而言，溶瘤病毒进入宿主后可引发机体的抗病毒反应，宿主释放 I 型干扰素及其他促炎症因子、细胞因子，以清除溶瘤病毒。另外，溶瘤病毒在多个临床研究中很少能够长期诱导肿瘤的完全消退，可能是由于异质性肿瘤细胞的选择性压力能诱导机体产生对溶瘤病毒的特异性抗体。因此，溶瘤病毒单药治疗的模式往往疗效不明显，给药方式仍然存在挑战。

为克服溶瘤病毒单药治疗的局限性，研究者尝试了以溶瘤病毒为基础的联合治疗，包括与放疗、化疗、靶向治疗、免疫检查点抑制剂、CAR-T 等联合，初步取得了良好的疗效[25-28]。

（一）联合化疗

化疗可通过多种机制，如终止基因转录、阻止 DNA 或 RNA 以及蛋白质合成、阻断异常信号通路，破坏肿瘤，导致可溶性抗原释放，从而促进溶瘤病毒诱导的新抗原释放[29]。化疗还可通过多种机制增加溶瘤病毒治疗的临床获益，如抑制抗病毒免疫应答、释放肿瘤相关抗原（TAA）、提高肿瘤细胞免疫原性、直接杀死肿瘤细胞并释放病毒颗粒。病毒进入经化疗药物暴露的肿瘤细胞中，溶瘤能力进一步增强[29]。因此，溶瘤病毒联合化疗具有协同作用。研究表明，牛痘病毒与紫杉醇联合治疗表现出协同作用，其机制是紫杉醇可促使细胞进入细胞周期的 S 期，S 期有助于痘苗病毒感染细胞[1]。溶瘤病毒可直接联合化疗药物，如顺铂、吉西他滨、环磷酰胺、替莫唑胺、米托蒽醌、阿霉素、紫杉类，也可以联合介入治疗，如经动脉化疗栓塞术（transarterial chemoembolization，TACE）、肝动脉灌注化疗（hepatic arterial infusion chemotherapy，HAIC）。

溶瘤病毒直接联合化疗药物，一般推荐先注射溶瘤病毒，再使用化疗药物或同时给药，目前尚无统一的给药规定。例如，重组人 5 型腺病毒联合化疗治疗头颈部癌的Ⅲ期研究[30]的治疗方案是重组人 5 型腺病毒注射剂量为每人每日 5.0×10^{11} vp，连续 5 天瘤内注射，每 21 天为 1 个周期。同时，按下列原则分别予以 PF 或 AF 方案化疗：过去未用过 PF 方案（顺铂 20 mg/m^2 静脉注射，第 1 ～ 5 天；5- 氟尿嘧啶 500 mg/m^2 静脉注射，第 1 ～ 5 天）化疗或曾使用过 PF 方案治疗有效者，继续用 PF 方案化疗；已用过 PF 方案无效者则采用 AF 方案（阿霉素 50 mg/m^2 静脉注射，d1；5- 氟尿嘧啶 500 mg/m^2 静脉注射，第 1 ～ 5 天）化疗。另一项Ⅱ期研究采用呼肠孤病毒 Pelareorep 联合紫杉醇治疗乳腺癌的方案如下[31]：紫杉醇 80 mg/m^2 于第 1、8、15 天静脉给药，Pelareorep 于第 1、2、8、9、15、16 天静脉给药 3×10^{10} TCID$_{50}$，每天给药超过 1 小时，每 28 天为 1 个周期。

溶瘤病毒还可以经动脉介入等途径，联合化疗药物治疗肿瘤，特别是肝癌等。例如，重组人 5 型腺病毒联合 TACE 治疗不可切除的原发性肝癌患者[32]，经股动脉行 TACE，采用 Seldinger 技术，通过导管将化疗药物和重组人 5 型腺病毒先后注入提供肿瘤血供的肝动脉，每次注射 1.0×10^{12} vp。

（二）联合放疗

放疗的原理是利用不同的放射线破坏肿瘤细胞的 DNA，杀死肿瘤细胞[33]，具有较好的抗原暴露作用，能够增强溶瘤病毒的溶瘤作用。另外，由于溶瘤病毒能够选择性地感染肿瘤细胞并在细胞内大量复制，同时也促进了放射性核素在肿瘤细胞中的集聚，从而有利于提高放疗的精度和安全性。某些溶瘤病毒能通过中断肿瘤细胞 DNA 损伤修复、隔离 DNA 损伤反应蛋白、抑制 DNA 修复等途径，提高肿瘤细胞对放射性核素或外照射放疗的敏感性，起到放疗致敏作用。因此，溶瘤病毒联合放疗具有协同作用[33]。例如，在 ^{131}I 治疗前给予表达 NIS 的痘苗病毒，产生瘤内 NIS 蛋白，提高了细胞内放射性碘浓度。与溶瘤病毒或 ^{131}I 单独治疗相比，联合治疗对前列腺癌更有效[34]。除辅助放射性核素治疗增强肿瘤靶向外，溶瘤病毒联合外束放疗也具有显著的协同作用。研究表明，与新城疫病毒联合免疫检查点抑制剂相比，新城疫病毒联合放疗与免疫检查点抑制剂使小鼠黑色素瘤模型具有更好的肿瘤完全缓解率。因此，表达抗 CTLA-4 抗体的溶瘤新城疫病毒可作为放射增强剂，联合标准放疗时发挥了很好的协同作用，更好地发挥肿瘤抑制作用[35]。Bieler 等[36]研究发现，放疗可促进人转录因子 YB-1 的核定位，改善溶瘤腺病毒的复制、病毒产量和病毒释放能力，显著抑制小鼠胶质瘤细胞 U373 生长。姚玉亭等[37]报道，相比于溶瘤病毒单药治疗、放疗单独治疗或与野生型腺病毒联合治疗，使用加入 *survivin* 基因的条件复制型腺病毒（CRAd-S-pk7）联合放疗，可明显延缓神经胶质瘤生长，同时病毒滴度可增长 100 倍。

溶瘤病毒联合放疗，一般推荐在放疗之前使用溶瘤病毒。例如，重组人 5 型腺病毒联合放疗治疗宫颈癌，根据肿瘤大小计算重组人 5 型腺病毒的用药剂量，药物注射时尽可能将其均匀注射于肿瘤体内，每日 1 次，连续 5 天为 1 个疗程。之后，序贯给予外照射或后装放疗。另外，在一项单纯疱疹病毒 G207 联合放疗治疗复发性恶性胶质瘤的Ⅰ期研究中，将一剂 G207（剂量为 1.0×10^9 PFU）多点位立体定向接种于肿瘤及边缘的多个部位，然后在 24 小时内局部接受 5 Gy 放疗[38]，有一定的疗效。

（三）联合放化疗

溶瘤病毒联合化疗、放疗的三联疗法抗肿瘤，具有协同作用。一般推荐按照溶瘤病毒、放疗与化疗的顺序给药。例如，DNX-2401 联合放化疗治疗胶质瘤，肿瘤活检后立即瘤内多点位注射 DNX-2401，2 ～ 6 周后进行放疗和化疗[39]。AdV-tk 联合放化疗时，在手术中将 1×10^{11} vp 和 3×10^{11} vp 剂量的 AdV-tk 多点注射到肿瘤内，随后口服伐昔洛韦抗病毒治疗 14 天；AdV-tk 注射后 3 ～ 8 天开始标准放疗；伐昔洛韦治疗完成后开始化疗（替莫唑胺）[36, 40]。另外，溶瘤病毒联合放化疗时，如果患者身体条件允许，三种疗法可以同步进行。例如，GL-ONC1 联合放化疗时，患者逐渐接受剂量和周期同步增加的 GL-ONC1 静脉注射，同时进行放疗和化疗[41]。另一项纳入手术、放疗和替莫唑胺治疗后肿瘤残留或复发的脑胶质母细胞瘤患者的研究证实，G47Δ 对这些患者有一定的疗效，可作为后线选择方案[42]。

（四）联合靶向药物

联合靶向药物时，溶瘤病毒可与靶向药物同时使用，也可在靶向药物前给药。例如，一项纳入肝癌患者的研究表明，牛痘病毒 JX-594 给药后，序贯索拉非尼，耐受性良好[25]。

与单独使用呼肠孤病毒相比，3 型呼肠孤病毒（在含有导致 Ras-MAPK 活化信号通路突变的细胞中选择性复制）联合 BRAF 和丝裂原活化蛋白激酶（MAPK）-ERK 激酶（MEK）抑制剂可诱导肿瘤细胞凋亡，增强细胞杀伤作用[43, 44]。在两种小鼠肝癌模型中，JX-594 和索拉非尼的序贯联合用药同样提高了抗肿瘤作用[25]。由于索拉非尼等靶向药物具有多种激酶的拮抗作用，其中抗血管生成是它的一个重要特点，所以这种联合应用可以进一步破坏肿瘤相关血管，切断肿瘤部位营养物质供应，抑制肿瘤生长，显著提高肿瘤细胞死亡率[45]。

（五）联合免疫治疗

溶瘤病毒联合免疫治疗具有抗肿瘤协同作用。溶瘤病毒可以通过选择性感染肿瘤细胞、大量复制并裂解肿瘤细胞，介导肿瘤细胞免疫原性死亡。与此同时，溶瘤病毒还能促进肿瘤相关抗原、病原体相关分子模式（PAMP）、损伤相关分子模式（DAMP）和免疫刺激细胞因子（如 TNF-α、IFN-γ）的释放[29, 46]，从而将肿瘤状态由"冷肿瘤"转换成"热肿瘤"，重塑肿瘤免疫微环境，改善免疫细胞招募和效应因子的功能[33]。由于溶瘤病毒具有肿瘤细胞选择性和诱导系统免疫反应的能力，如果与免疫检查点抑制剂、免疫细胞和肿瘤疫苗等联合应用，可进一步增强免疫治疗的临床效果[46]。

1. 联合免疫检查点抑制剂　免疫检查点抑制剂通过特异性结合免疫检查点受体或配体，如程序性细胞死亡受体 1（PD-1）、程序性死亡配体 -1（programmed death

ligand-1，PD-L1）或细胞毒 T 淋巴细胞相关抗原 4（cytotoxic T lymphocyte-associated antigen-4，CTLA-4）等，阻断肿瘤免疫抑制信号，使机体免疫恢复至正常水平[47]。其中，PD-1/PD-L1 抑制剂通过竞争性结合 PD-1 受体和 PD-L1 配体，阻止与 PD-1 或 PD-L1 的结合，促进免疫监视，抑制肿瘤发生、发展。PD-1/PD-L1 抑制剂的疗效很大程度上依赖于两个条件：一是肿瘤微环境中有大量内源性的活化 T 细胞的浸润；二是肿瘤细胞本身能表达较高水平的 PD-L1。然而，大多数实体瘤的肿瘤微环境缺乏免疫 T 细胞的有效浸润。据估计，抗 PD-1/PD-L1 抗体疗法仅对 25% 的实体瘤患者有效[48]。如果肿瘤局部恶性肿瘤细胞中 PD-L1 表达水平较低，同时肿瘤微环境中浸润性 T 淋巴细胞又很少，这就是所谓的"冷肿瘤"。免疫检查点抑制剂对这类肿瘤的疗效非常有限。

溶瘤病毒可以通过选择性感染并杀伤肿瘤细胞，释放肿瘤抗原，激活固有免疫和特异性免疫，诱导免疫细胞（CD8$^+$ T 细胞、CD4$^+$ T 细胞、NK 细胞等）浸润病灶，重塑肿瘤免疫微环境，改变免疫耐受现象，将"冷肿瘤"改变成"温肿瘤"，甚至是"热肿瘤"，从而使免疫检查点抑制剂与免疫检查点分子结合，抑制肿瘤，达到协同抗肿瘤的作用。

临床前研究证实，溶瘤病毒和免疫检查点抑制剂在脑胶质瘤、恶性黑色素瘤、乳腺癌、结肠癌、软组织肉瘤、肺癌等动物模型中取得了很好的疗效，成功地逆转了"冷肿瘤"环境，显示出联合用药的安全性及有效性[49]。

研究表明，在免疫抑制性极强的恶性脑胶质瘤小鼠模型中，仅采用表达 IL-12 的 G47Δ（G47Δ-mIL12）联合 PD-1/PD-L1 或 CTLA-4 抑制剂的两药方案治疗，与对照组相比，荷瘤小鼠的肿瘤大小及生存时间均未观察到显著性变化；而当 G47Δ-mIL12、抗 PD-1 与抗 CTLA-4 抗体三药联合时，则有效地降低了肿瘤微环境中的免疫抑制性细胞数量，CD8$^+$ T 细胞数量明显增加，荷瘤小鼠生存率显著提高[50]。

进一步研究发现，这种效果是依赖于肿瘤相关性巨噬细胞（TAM）发生了向 M1 型的转化。TAM 是肿瘤微环境的重要组成部分。巨噬细胞在不同微环境和刺激因子的作用下可以向不同的方向极化。根据活化状态、功能及分泌细胞因子的不同，巨噬细胞主要可分为经典活化的 M1 型巨噬细胞（促炎）和选择性活化的 M2 型巨噬细胞（抗炎）。

M1 型巨噬细胞可以由 IFN-γ、LPS 或 GM-CSF 诱导，通过释放 IL-1 等炎性介质，发挥促进炎症反应，杀伤细胞内感染的病原体，起到抗肿瘤等作用。当巨噬细胞向 M1 极化后，其可以介导对肿瘤细胞的吞噬作用和细胞毒性杀伤。

M2 型巨噬细胞由 IL-4、IL-13 等诱导，CD206 高表达，通过分泌 IL-10、TGF-β 等抑制性细胞因子，促进 Th2 细胞分化，参与免疫调节、组织修复、伤口愈合、血管生成、促进肿瘤生长等过程。当巨噬细胞发生 M2 极化后，则在血管生成、细胞外基质重塑、肿瘤细胞增殖、转移和免疫抑制以及对化疗药物和检查点阻断免疫治疗的抵抗中发挥作用。

G47Δ 与免疫检查点抑制剂联合治疗，促进 TAM 向 M1 极化，进一步表明溶瘤病毒与免疫检查点抑制剂联合应用具有很好的协同作用。在黑色素瘤小鼠模型中，经过瘤内注射新城疫病毒联合抗 CTLA-4 抗体治疗后发现，肿瘤消退，小鼠存活时间延长[51]。

溶瘤病毒的另一种优势是逆转免疫耐药。有研究者根据 PD-L1 表达和肿瘤浸润性淋巴细胞（TILs）的状态，将肿瘤免疫微环境（tumor immune microenvironment，

TIME）分为Ⅰ型、Ⅱ型、Ⅲ型与Ⅳ型4种类型，以更好地定义免疫状态，预测肿瘤对PD-1抑制剂治疗的反应程度或耐药性[48]。溶瘤病毒类药物（尤其是采用局部给药）通过插入细胞因子、重组抗体、T细胞接合配体和肿瘤抗原等结构修饰，其作用机制可将"靶点缺失"型TIME（Ⅰ型、Ⅲ型和Ⅳ型）转化为Ⅱ型TIME，使肿瘤对抗PD-1/PD-L1抗体疗法敏感[48]。例如，T-VEC是一种改良版的1型单纯疱疹病毒，在肿瘤内选择性复制并产生GM-CSF，增强抗原提呈，促进T细胞活化和（或）浸润，用于初次手术后不可切除的复发性黑色素瘤局部治疗[48]。PD-1与溶瘤病毒联合治疗后，注射病灶内被充分刺激的肿瘤抗原特异性$CD8^+$T细胞能够运输并浸润远处转移病灶，发挥全身抗肿瘤活性，从而逆转PD-1阻断治疗的原发性耐药[9]。

溶瘤病毒逆转免疫耐药的机制可以概括为以下三点：①溶瘤病毒感染后，破坏肿瘤微环境免疫耐受，将"冷肿瘤"转化为"热肿瘤"；②溶瘤病毒诱导T细胞依赖的肿瘤免疫并建立长效免疫记忆；③溶瘤病毒联合PD-L1抗体，促进T细胞募集和上调PD-L1的表达，使难治性肿瘤对免疫检查点阻断疗法敏感[52]。相关病例报道[53, 54]，重组人5型腺病毒能够逆转免疫检查点抑制剂耐药，促进肺癌患者免疫细胞浸润，诱导肿瘤免疫微环境改变；腹水相关研究[55]证实，重组人5型腺病毒能够诱导腹腔内免疫激活，增强肿瘤特异性$CD8^+$T细胞浸润，且腹水控制率可达75%。因此，溶瘤病毒在逆转免疫耐药、提高疗效、延长患者生存期等方面具有很大的潜力。

溶瘤病毒联合免疫检查点抑制剂的用药顺序，推荐首先注射溶瘤病毒。一项T-VEC联合帕博利珠单抗治疗黑色素瘤的研究的给药方法是：第1周第1天，病灶内注射T-VEC 10^6 PFU/ml，第4周和第6周第1天给予T-VEC 10^8 PFU/ml。此后每2周给药1次。每次治疗时可通过局部注射最多4 ml的T-VEC。输送到每个注射病灶的体积取决于病灶的直径。继续注射T-VEC，直至可注射病灶消失（完全缓解，CR）、经改良的irRC确认的疾病进展（PD）、第一次给药后24个月或研究结束。联合用药是帕博利珠单抗（200 mg）从第6周的第1天开始，每2周静脉注射1次（即在T-VEC第3次给药时）[9]。帕博利珠单抗继续用药，直至irRC确诊PD、严重毒性反应及副作用所致患者不能耐受、从第一次给药起24个月或研究结束。

需要说明的是，与传统的实体瘤临床疗效评价标准（response evaluation criteria in solid tumor，RECIST）不同，irRC标准更适用于免疫治疗药物的评估，因为免疫治疗药物的作用机制与其他化疗药物不同，通常免疫治疗作用起效较晚，需要较长的反应时间才能准确评估，而且一旦有效，疗效维持时间较长。另外，免疫治疗常常会出现由于肿瘤部位淋巴细胞浸润而造成的"假进展"等情况。

2. 联合免疫细胞　过继性免疫细胞疗法（adoptive immune cell therapy）是指将自体或异体具有免疫活性的细胞在体外进一步致敏、激活并扩增后，再输至患者体内的治疗方法，以达到抑制和杀伤肿瘤细胞的目的。过继性免疫细胞疗法可分为CAR-T、肿瘤浸润淋巴细胞（TILs）治疗、T细胞受体基因工程改造的T细胞（T cell receptor-engineered T cell，TCR-T）、NK细胞治疗和细胞因子诱导的杀伤细胞（cytokine induced killer cell，CIK）等。

CAR-T 联合溶瘤病毒治疗策略可以以互补和累加的方式起作用，克服溶瘤病毒对"远端肿瘤"（未治疗）治疗的限制。而溶瘤病毒通过重塑局部肿瘤微环境，改善 T 细胞募集和效应功能，协同 T 细胞疗法克服免疫抑制性肿瘤微环境[45]。一项人体胰腺癌细胞异种移植免疫缺陷小鼠的临床前研究显示[56]，溶瘤腺病毒 Ad-mTNFα-mIL2 可表达 TNF-α 和 IL-12，其与定向间皮素 CAR-T 联合治疗，可使肿瘤显著消退。

TILs 和 TCR-T 能够识别和消除那些在 MHC 背景下提呈抗原的肿瘤细胞的能力，而溶瘤病毒具有促进 MHC 分子和其他参与抗原加工分子表达的能力，有利于发挥与 TILs 或 TCR-T 联合治疗的协同效应。

溶瘤病毒裂解肿瘤细胞后释放的细胞因子 IFN-γ 和 TNF-α 可激活 NK 细胞[57]，从而间接增强内源性 NK 细胞的抗肿瘤作用[58]。联合治疗时，肿瘤细胞内被激活的内源性 NK 细胞可增强溶瘤腺病毒对肿瘤的杀伤和细胞毒性。一项溶瘤病毒联合 CAR-NK 治疗 EGFR 阳性乳腺癌脑转移的临床前研究表明，在小鼠头颅内预先接种表达 EGFR 的人乳腺癌细胞，瘤内注射 EGFR-CAR 转导的 NK-92 细胞或 oHSV-1 可延缓肿瘤生长。与单独使用 EGFR-CAR NK-92 细胞或 oHSV-1 相比，联合治疗使荷瘤小鼠的中位生存时间（80 天 vs 61 天 vs 55 天）显著延长[45, 59]。值得注意的是，溶瘤病毒一般不推荐采用静脉注射的给药方式治疗实体瘤，因为溶瘤病毒往往会被机体的免疫系统清除而降低疗效。

CIK 体外增殖能力强，安全性高，自身具有肿瘤杀伤能力，又不受抗原提呈的条件限制。应用 CIK 作为运载溶瘤病毒的载体，可携带溶瘤病毒高效感染肿瘤细胞，从而发挥 CIK 和溶瘤病毒的联合抗肿瘤作用。有研究表明[60]，在裸鼠异种移植模型中，携带溶瘤腺病毒 KGHV500 的 CIK 到达肿瘤部位，其抗肿瘤效果明显优于 CIK 或 KGHV500 单药治疗。

（六）联合细胞或生物材料载体

载体系统包括基于细胞或生物材料的传递系统，可减弱抗病毒免疫对病毒活性的影响。同时，在载体的保护下，通过系统给药，可以提高溶瘤病毒触及物理上无法触及的肿瘤细胞的能力[33]。

1. 细胞　载体细胞伪装成不含治疗性溶瘤病毒的正常细胞，使其不受宿主免疫防御的影响。例如，干细胞（包括间充质干细胞和神经干细胞）具有天然肿瘤归巢性和低免疫原性等优点，是药物载体的最佳候选细胞。一些研究小组利用肿瘤的自然积累，将巨噬细胞与腺病毒共转导到机体循环系统，促进病毒扩散到原发肿瘤及其转移部位[61]。同样的系统也用于传递腺病毒，显著延长了荷瘤小鼠在化疗或放疗后的生存时间[62]。

2. 生物材料　利用各种生物材料进行化学或物理改性，可以避免抗体的中和作用，如脂质体、纳米囊泡或聚合物包裹和包衣病毒颗粒。例如，携带 CD71 和 CD62E/P 抗体的病毒 - 脂质体复合物靶向激活的血管内皮，促进病毒基因表达和细胞内化[63]；腺病毒与 EGFR 特异性抗体偶联的树突状分子复合物系统应用于 EGFR 过表达肿瘤，治疗原位肺癌疗效显著[64]。

（七）联合光动力治疗、热疗、射频消融

1. 光动力治疗　光动力治疗（photodynamic therapy，PDT）是指使用特定波长的激光激发光敏剂，使激光的能量传递给周围的氧，生成单线态氧，进而产生较强的细胞毒性作用。溶瘤病毒的抗肿瘤能力通过调控肿瘤血管内皮因子信号通路而增强[65]。Gil等[66]首次利用溶瘤痘病毒联合 PDT 治疗小鼠原发或转移性肿瘤，发现 PDT 破坏肿瘤血管，从而增强病毒的抗肿瘤效果。Khaled 等[67]首次利用呼肠孤病毒联合原卟啉Ⅸ（protoporphyrin Ⅸ，PpIX）介导的 PDT 作用于胰腺癌细胞。结果显示，该联合作用对肿瘤细胞的杀伤作用显著高于其中任何一种单独疗法。

2. 热疗　病毒结合加热诱导远端抗瘤效应的机制可能涉及特异性抗肿瘤免疫反应。真核细胞在高温下的特征性反应是热休克蛋白（heat shock protein，HSP）表达。HSP首先与抗原多肽形成一个复合体，然后通过树突状细胞表面的 HSP 受体进入树突状细胞内，再通过 MHC Ⅰ 或 MHC Ⅱ 抗原提呈过程，激活 $CD8^+$ 或 $CD4^+$ T 淋巴细胞。因此，溶瘤病毒联合热疗的治疗过程可能包括肿瘤抗原释放、HSP 表达、免疫激活等环节，对这些因素进行全程优化能使病毒联合热疗获得更好的疗效[68]。

溶瘤病毒联合热疗时，推荐热疗在溶瘤病毒注射后进行。例如，重组人 5 型腺病毒第一次注射后，第二天开始以射频热疗仪对肿瘤注射病灶进行局部加热治疗[68]。

3. 射频消融　射频消融（radiofrequency ablation，RFA）不仅能通过局部高温使肿瘤坏死，缩小肿瘤体积，还可以促进局部肿瘤微环境中炎症细胞的浸润，增强机体的抗肿瘤免疫反应[69]。目前，已有基础研究表明，RFA 的热量提升可以促进溶瘤病毒的抗肿瘤活性。与 RFA 单一疗法相比，G47Δ 联合 RFA 新辅助治疗可显著减小 HCC 小鼠肿瘤体积[70]。此外，也有病例报道重组人 5 型腺病毒联合 RFA 和抗 PD-1 抗体治疗 HCC患者。首先进行肿瘤 RFA，然后肿瘤内多点注射重组人 5 型腺病毒，术后每 3 周使用帕博利珠单抗（每次 200 mg）静脉注射，部分患者达到完全缓解。该疗法是一种激活晚期 HCC 患者体内抗肿瘤免疫的有效方法[69]。另外，重组人 5 型腺病毒也可联合经肝动脉栓塞术、序贯热消融治疗中高危复发性肝癌患者（ChiCTR2300067319）。

第四节　溶瘤病毒在各类肿瘤中的临床应用

溶瘤病毒可为不同类型、不同进展阶段，甚至转移和无法治愈的恶性肿瘤患者带来临床获益[15, 30]。更为重要的是，溶瘤病毒与化疗、放疗、靶向治疗、免疫治疗等联合应用时，具有协同增效、逆转耐药的作用[30, 71]。

本节重点介绍溶瘤病毒单药或联合治疗 11 种常见肿瘤（头颈部肿瘤、鼻咽癌、黑色素瘤、脑胶质瘤、肺癌、乳腺癌、胃癌、肝癌、胰腺癌、前列腺癌、宫颈癌）及 1 种恶性肿瘤并发症（恶性浆膜腔积液）的疗效及安全性数据。

一、头颈部肿瘤

（一）头颈部肿瘤的流行病学和治疗现状

头颈部肿瘤是较常见的恶性肿瘤之一。肿瘤多发生在唇部、口腔、口咽、下咽、喉部和鼻窦等头颈部[72, 73]。其中绝大多数是头颈部鳞状细胞癌（head and neck squamous cell carcinoma，HNSCC），约占 90%[72]。HNSCC 的病因多与吸烟、饮酒及咀嚼槟榔有关。但近年来，许多口咽癌是由人乳头瘤病毒（human papillomavirus，HPV）感染引起的，且 HPV 阳性 HNSCC 预后优于 HPV 阴性 HNSCC[74, 75]。目前，HNSCC 的标准治疗方法仍然是手术、放疗和化疗，但预后并不理想，总体 5 年总生存率仅为 40%～50%[76]。超过 60% 的 HNSCC 患者在确诊时即为局部晚期或已发生远处转移[77]，其中局部晚期非转移性 HNSCC 患者在接受标准治疗后 2 年肿瘤局部复发率为 50%～60%[78]，远处转移率为 4%～26%[77]。

大多数复发和转移性 HNSCC 需要接受全身治疗和最佳支持治疗。根据《2023CSCO 头颈部肿瘤治疗指南》和《2023NCCN 头颈癌临床实践指南》推荐，复发或转移性头颈部鳞状细胞癌（recurrent/metastatic head and neck cancer，R/M HNSCC）患者，首选手术和放疗 / 化疗。对于不能手术或放疗的 R/M HNSCC，一线治疗推荐化疗联合免疫治疗、化疗联合靶向治疗等，如帕博利珠单抗联合顺铂 / 卡铂、5- 氟尿嘧啶或者顺铂联合 5- 氟尿嘧啶 / 多西他赛、西妥昔单抗（1A 类证据）。二线及以后治疗首选纳武利尤单抗（1A 类证据），Ⅱ级推荐帕博利珠单抗单药（1A 类证据）、化疗单药或西妥昔单抗（2A 类证据），Ⅲ级推荐阿法替尼单药治疗（1A 类证据）。

近年来，免疫检查点抑制剂（如 PD-1 单抗）在治疗晚期头颈部鳞状细胞癌领域开展了大量研究。在 KEYNOTE-048 随机对照研究中，帕博利珠单抗单药或联合化疗分别治疗 PD-L1 阳性（CPS ≥ 1）或未经选择的 R/M HNSCC 患者，两组 OS 均优于西妥昔单抗联合化疗[79]。KEYNOTE-040 Ⅲ期研究表明，帕博利珠单抗治疗 R/M HNSCC 患者的中位 OS 为 8.4 个月，而甲氨蝶呤联合多西他赛或西妥昔单抗标准方案组中位 OS 仅为 6.9 个月，PD-1 单抗组患者不良反应发生率低，安全性优于化疗组[80]。虽然免疫治疗带来了更显著的疗效，但大多数 R/M HNSCC 患者的生存率仍然较低，且只有部分患者能够获益，免疫检查点抑制剂单药治疗的整体客观应答率不高，亟须探索更优的疗法。

（二）溶瘤病毒治疗头颈部肿瘤的研究

目前用于头颈部肿瘤临床研究的溶瘤病毒包括腺病毒、单纯疱疹病毒（HSV）、痘苗病毒、呼肠孤病毒、柯萨奇病毒和水疱性口炎病毒（VSV）（表 3-4-1）。溶瘤病毒已在临床研究中证实可以经瘤内注射（intratumoral injection，IT）和静脉注射（intravenous injection，IV）治疗头颈部肿瘤，且具有良好的安全性。

1. 腺病毒　目前，全球唯一的一款获批治疗头颈部肿瘤的溶瘤腺病毒是重组人 5 型腺病毒。除此之外，其他处于临床研究阶段治疗头颈部肿瘤的腺病毒还有 ONYX-015、CAdVEC、VCN-01、OBP-301 等。

表 3-4-1　溶瘤病毒治疗头颈部肿瘤的主要临床研究

病毒类型	病毒名称	阶段	入组人数	给药方式	联合疗法	临床注册号	研究时间	主要研究终点	招募状态
腺病毒	E10A	II	116	瘤内注射	化疗	NCT00634595	2008/3~2010/12	ORR	已完成
		III	540	瘤内注射	化疗	NCT02630264	2013/6~2016/12	疾病进展时间	已完成
	EDS01	II	180	瘤内注射	化疗	NCT02283489	2014/10~2016/10	ORR	已完成
		II	180	瘤内注射	化疗	ChiCTR2000029997	2020/4~2022/4	肿瘤病灶	招募中
		II	180	瘤内注射	化疗	CTR20140842	2015/5	靶病灶 ORR	开展中
	OBP-301	II	36	瘤内注射	免疫	NCT04685499	2021/3~2024/12	ORR；毒性	招募中
	CAdVEC	I	45	瘤内注射	单药、其他	NCT03740256	2020/12~2038/12	DLT	招募中
	VCN-01	I	20	静脉注射	免疫	NCT03799744	2019/3~2021/12	安全性	招募中
	Enadenotucirev	I	135	静脉注射	免疫	NCT02636036	2016/1~2022/3	安全性	招募中
单纯疱疹病毒	T-VEC	I	36	瘤内注射	免疫	NCT02626000	2016/4~2020/8	DLT	已完成
	T3011	I	108	瘤内注射	单药	CTR20192464	2020/4	MTD 及安全性	招募中
	HF10	I	28	瘤内注射	单药	NCT01017185	2009/8~2015/3	局部病灶 ORR	已完成
	ONCR-177	I	132	瘤内注射	免疫	NCT04348916	2020/5~2028/6	DLT, MTD 及安全性	活跃、未招募
柯萨奇病毒	CAVATAK	I	4	瘤内注射	单药	NCT00832559	2009/1~2011/7	安全性	其他
呼肠孤病毒	Pelareorep	II	14	静脉注射	化疗	NCT00753038	2008/8~2013/5	ORR	已完成
		III	167	静脉注射	化疗	NCT01166542	2010/6~2014/5	OS	已完成
牛痘病毒	Pexa-Vec	I	23	静脉注射	单药	NCT00625456	2008/6~2014/6	MTD 及安全性	已完成
	GL-ONC1	I	19	静脉注射	化疗、放疗	NCT01584284	2012/4~2015/7	安全性	已完成[41]
麻疹病毒	MV-NIS	I	12	静脉注射	单药	NCT01846091	2013/4~2022/12	MTD 及安全性	活跃、未招募
水疱性口炎病毒	VSV-IFNβ-NIS	I 与 II	40	静脉注射	免疫	NCT03647163	2019/4~2022/6	ORR 及安全性	招募中

注：DLT. 剂量限制性毒性；ORR. 客观缓解率；MTD. 最大耐受剂量；OS. 总生存期。

重组人 5 型腺病毒已经上市，ONYX-015 未查到到上市信息，未列入。数据统计截至 2023 年底。

（1）重组人 5 型腺病毒：早在 2004 年，我国研究团队就先后完成了重组 5 型腺病毒治疗头颈部肿瘤的 I 期[81]、II 期[82] 和 III 期[30] 临床研究。研究结果均证实了重组人 5 型腺病毒联合化疗治疗头颈部肿瘤的安全性良好，且抗肿瘤效果显著。其中 III 期临床研究[30] 纳入了 160 例头颈部肿瘤（包括鼻咽癌）、食管癌患者，随机分为瘤内注射重组人 5 型腺病毒联合静脉化疗组（A 组）及单纯静脉化疗组（B 组），21 天为 1 个周期，患者接受至少 2 个周期治疗。结果显示，从目标病灶看，A 组与 B 组患者的 ORR 分别为 72.7% 和 40.3%，两组之间具有显著性差异；从受试者全身病灶看，A 组与 B 组患者的 ORR 分别为 71.2% 和 35.1%。另外，A 组与 B 组中一线患者的目标病灶 ORR 为 78.8% 和 39.6%，差异具有显著性。因此，2005 年国家食品药品监督管理局批准该药物用于头颈部肿瘤的治疗。

（2）ONYX-015：是一种 E1B-55kD 基因缺失的腺病毒，经基因工程改造可选择性感染（复制）和裂解 p53 缺陷的肿瘤细胞。在一项 II 期临床研究中[83] 纳入 37 例复发性头颈部肿瘤患者，同时接受瘤内和瘤周注射 ONYX-015。结果观察到 ONYX-015 注射部位的肿瘤组织出现高度选择性破坏。其中，可评估患者中，有 21% 患者肿瘤显著消退。

（3）VCN-01：是另一种基于 5 型腺病毒改造的病毒，其基因组被设计用于在 pRB 缺陷的肿瘤细胞中选择性感染和复制。其原理是在纤维轴中携带整合素结合基序 RGD 与肿瘤细胞靶向结合，并进一步表达透明质酸酶导致细胞外基质降解[84]。VCN-01 在包括头颈部肿瘤在内的几种肿瘤模型中的有效性和安全性已得到证实。瘤内给药 VCN-01 可抑制肿瘤生长，延长 OS[84]。VCN-01 联合度伐利尤单抗治疗复发 / 转移性 HNSCC（NCT03799744）的 I 期临床研究正在进行中。

（4）CAdVEC：一项使用 CAdVEC 结合 HER-2 特异性 CAR-T 用于 HER-2 阳性实体瘤患者（包括 HNSCC 患者）的 I 期研究正在进行中（NCT03740256）。

（5）OBP-301（端粒溶解素）：是一种基于 Ad5 的溶瘤病毒，在 hTERT 启动子的控制下驱动腺病毒 E1A 和 E1B 基因的表达，能特异性结合肿瘤细胞并在细胞内大量复制[85, 86]。Kondo 等[87] 研究表明，化疗药物（如顺铂）联合 OBP-301 治疗 HNSCC，可增强抗肿瘤作用，且 OBP-301 能够克服放疗在头颈部肿瘤中的耐药性[88]。

2. 单纯疱疹病毒　单纯疱疹病毒（HSV）在抗肿瘤治疗方面比其他溶瘤病毒具有许多优势：宿主范围广，感染效率高；基因组容量大，可携带并导入大型转基因；即使是小型动物，也较容易进行临床前评估[89]。

（1）HF10：临床前研究证实，HF10 可在 HNSCC 细胞中复制并杀死细胞。研究还表明，HF10 通过促进 CD8[+] T 细胞浸润诱导肿瘤坏死，并释放抗肿瘤细胞因子，包括 IL-2、IL-12、TNF-α、IFN-α、IFN-β 和 IFN-γ[90]，从而抑制肿瘤生长并延长生存期。首次临床研究表明，瘤内注射 HF10（现称为 canerpaturev）[91] 和 HSV1716（现称为 seprevir）[92] 后，在 HNSCC 的细胞中能够进行病毒复制，具有溶瘤作用。在美国进行的一项针对难治性头颈部癌或皮肤实体瘤患者的 HF10 I / II 期研究（NCT01017185），有 33% 的患者达到疾病稳定（SD）[93]。

（2）T-VEC：是经 FDA 批准上市的基因重组 1 型单纯疱疹病毒的溶瘤病毒，其适应证是用于治疗局部晚期或转移性不可切除的黑色素瘤患者。目前 T-VEC 在头颈部肿瘤治疗方面也有探索。在英国进行的一项 Ⅰ/Ⅱ期临床研究[94]中，T-VEC 联合放疗和顺铂用于 17 例 HNSCC 初治患者，患者的疗效良好，93% 的患者在颈部淋巴结清扫术后达到病理学完全缓解（pathologic complete response，pCR），未发现剂量限制性毒性。

（3）ONCR-177：是一种基因工程溶瘤 HSV-1，携带 5 种转基因：IL-12 用于激活 NK 细胞和 T 细胞；CCL4 和 FLT3LG 的细胞外结构域可扩增和招募树突状细胞；PD-1 和 CTLA-4 抑制剂用于克服 T 细胞衰竭。为了减少病毒在正常细胞中的复制和神经病变活性、增强选择性靶向结合肿瘤细胞，ONCR-177 同时携带了 microRNA，用于降解病毒转录物，并在 UL37[95]中发生突变。基础研究表明[95]，瘤内注射 ONCR-177 治疗小鼠肿瘤模型后，肿瘤部分或完全消退，生存获益显著，并诱导出保护性记忆反应，联合 PD-1 抑制剂的疗效得到增强。使用 mONCR-171 替代 ONCR-177，单独瘤内给药足以驱动局部抗肿瘤反应，但未注射 mONCR-171 的肿瘤仍需通过联合 PD-1 抑制剂强化治疗。基于这些临床前结果，研究者开展了 ONCR-177 联合帕博利珠单抗治疗 HNSCC 的 Ⅰ期临床研究（NCT04348916）。

3. 柯萨奇病毒　CAVATAK（柯萨奇病毒 A21，CVA21）通过与 ICAM-1 结合，感染肿瘤细胞。ICAM-1 常在头颈部肿瘤在内的多种癌细胞上高度表达[96,97]。目前，一项 CAVATAK 瘤内给药治疗头颈部肿瘤患者的临床研究（NCT00832559）正在进行中。

4. 呼肠孤病毒　Pelareorep（Reolysin®）是一种天然的溶瘤病毒，来源于人呼肠孤病毒血清型 3-dearing 株，具有激活信号通路产生细胞毒性作用[98,99]。Ⅱ期和Ⅲ期临床研究（NCT00753038 和 NCT01166542）正在进行中，以评估 Pelareorep 联合紫杉醇/卡铂静脉给药在 HNSCC 患者中的安全性和耐受性[100]。

5. 牛痘病毒　牛痘病毒是一种有包膜的双链 DNA 病毒，是痘病毒家族中的一种病毒，已被用作天花疫苗，具有独立的溶瘤活性。由于该病毒可靶向感染多种肿瘤细胞，在细胞质中复制，并可携带大型转基因而备受关注[101]。Pexa-Vec（JX-594）是一种溶瘤痘苗病毒，其基因组上有 3 种修饰：TK 缺失、p7.5 启动子控制 lac-Z 基因插入和 GM-CSF 基因插入[102]，即去除胸苷激酶、添加 GM-CSF[103]。JX-594 对包括头颈部肿瘤在内的晚期实体瘤的 Ⅰ期研究已经完成（NCT00625456），结果尚未公布。

溶瘤痘苗病毒 GL-ONC1（GLV-1 h68）是一种基于牛痘病毒进行改造后的新型免疫治疗药物[104,105]，其有效性可通过联合放疗和化疗得到增强[106]。一项 GL-ONC1 静脉注射治疗原发性非转移性头颈部肿瘤的 Ⅰ期研究[41]纳入了 19 例患者，在放化疗的同时不断增加 GL-ONC1 的剂量和周期，以确定其 MTD 和剂量限制性毒性。常见的不良反应包括 1～2 级发热、疲劳和皮疹等。另外，患者中位随访时间为 30 个月，1 年（2 年）无进展生存率与 1 年（2 年）总生存率分别为 74.4%（64.1%）、84.6%（69.2%）。因此，GL-ONC1 联合标准放化疗治疗局部晚期头颈癌患者是安全可行的。

6. 麻疹病毒　MV-NIS 是一种基因工程改造的溶瘤病毒，其中钠碘转运体（NIS）被插入麻疹病毒（MV）基因组，以促进单光子发射计算机断层扫描（single-photon emission computed tomography，SPECT）对病毒感染细胞成像[107, 108]。为了强化感染肿瘤细胞，研究者将 MV-NIS 与肿瘤细胞上的 CD46 受体结合，使感染细胞与未感染的相邻细胞发生融合，形成多核合胞体[107]，以增强抗肿瘤作用。一项使用瘤内注射给药 MV-NIS 治疗 HNSCC 的 I 期临床研究（NCT01846091）正在进行中。

二、鼻咽癌

（一）鼻咽癌的流行病学和治疗现状

根据 WHO 最新发布的统计数据，2022 年全球新发鼻咽癌（nasopharyngeal carcinoma，NPC）病例约 12 万，死亡病例约 7 万。其中，我国鼻咽癌死亡病例约 2.8 万例。鼻咽癌是一种发生于鼻咽部黏膜上皮的恶性肿瘤，多发生于鼻咽顶壁及侧壁，尤其是咽隐窝，是我国常见的恶性肿瘤之一。在我国，以华南地区发病率最高，北方地区少，其发生率主要与感染、遗传和环境等因素有关。虽然鼻咽癌的生长部位也在头颈部，但由于其在流行病学、病因、临床诊疗和预后等方面与头颈部其他恶性肿瘤存在显著不同，通常作为独立的肿瘤进行分类和诊治。

由于鼻咽癌对放疗相对敏感，放疗是早期鼻咽癌的较理想的根治方法。对于中、晚期及转移或复发的鼻咽癌患者，化疗、靶向治疗及免疫治疗也可进一步提高疗效。目前，鼻咽癌 5 年总生存率可达 80%，但仍有部分患者面临复发或转移的风险，据报道，10%～15% 的原发性鼻咽癌患者在初次治疗后的随访期间出现局部或区域复发，这也是目前鼻咽癌治疗中亟须解决的问题[109]。

放疗对早期鼻咽癌有良好的控制作用，但对局部晚期鼻咽癌患者来说，单纯放疗疗效较差，放化疗联合治疗是目前公认的标准治疗方法[110]。因此，大部分复发性鼻咽癌患者不适合单纯局部治疗。中山大学附属肿瘤医院的张力教授团队在 2016 年进行了一项以新的化疗方案治疗复发 / 转移性鼻咽癌的 III 期临床研究（GEM20110714）。结果表明，吉西他滨联合顺铂（GP）相比氟尿嘧啶联合顺铂（FP）具有更优的疗效，中位无进展生存期（progression free survival，PFS）及 OS 显著延长（中位 PFS 7.0 个月 vs 5.6 个月；OS 29.1 个月 vs 20.9 个月）[111]。最终 OS 分析显示，相比于 FP 组，GP 组的 5 年生存率提高了 1.5 倍（7.8% vs 19.2%），整体死亡风险降低了 28%[112]。该临床研究具有里程碑意义，确立了 GP 方案在晚期鼻咽癌一线治疗中的基石地位。后续又有多个研究探索了以 GP 为基础的一线联合治疗方案。最近，国家药品监督管理局分别批准了特瑞普利单抗联合 GP、卡瑞利珠单抗联合 GP 以及替雷利珠单抗联合 GP 一线治疗复发 / 转移性鼻咽癌的适应证。但是，GP 联合 PD-1 单抗的 PFS 能否转化成为 OS 获益，仍需要更长时间的随访评估。此外，铂类联合紫杉醇或多西紫杉醇也是一线化疗的常用选择。然而，尽管含铂三药化疗方案用于鼻咽癌的 ORR 及短期疗效较好，但并未显示出总生存获益。

对于一线含铂方案治疗失败的患者，目前缺乏标准的挽救治疗方案，通常选择一线未使用的药物进行单药治疗。多项研究表明，卡培他滨、多西他赛、吉西他滨、长春瑞滨联合吉西他滨等对一线含铂方案化疗失败之后的挽救治疗具有一定的疗效。近年来，多个抗 PD-1 单抗在二线或多线治疗中显示出一定的挽救治疗价值，单药有效率为 20%～30%[113-115]。

（二）溶瘤病毒治疗鼻咽癌的研究

虽然目前溶瘤病毒用于治疗鼻咽癌的研究较少，但是重组人 5 型腺病毒治疗鼻咽癌已获得我国国家药品监督管理局批准上市，具有一定的研究基础。

一项重组人 5 型腺病毒 Ⅲ 期临床研究[30]纳入了 160 例头颈部肿瘤（其中包括 91 例鼻咽癌）患者，随机分为重组人 5 型腺病毒联合化疗组（A 组）、单纯化疗组（B 组），患者接受至少 2 个周期治疗。结果显示，从目标病灶看，A 组与 B 组患者的 ORR 分别为 72.7% 和 40.3%，两组之间具有显著性差异；从受试者全身病灶看，A 组与 B 组患者的 ORR 分别为 71.2% 和 35.1%。另外，A 组与 B 组中一线治疗患者的目标病灶 ORR 为 78.8% 和 39.6%，差异具有显著性。

之后，陆永奎等研究[116]报道，重组人 5 型腺病毒联合放化疗治疗鼻咽癌的肿瘤消退率为 71.4%，好转率为 28.6%。曹轶林等研究[117]报道，重组人 5 型腺病毒联合化疗与化疗单药治疗鼻咽癌的患者总有效率分别为 83.3% 和 43.8%。目前，重组人 5 型腺病毒仅在中国开展临床研究。

三、黑色素瘤

（一）黑色素瘤的流行病学和治疗现状

根据 WHO 最新发布的统计数据，2022 年全球新发黑色素瘤病例约 33 万，死亡病例约 6 万。黑色素瘤是一种侵袭性疾病，发病率在中国和世界范围内迅速上升[118]，全球疾病负担日益加重[119-121]。黑色素瘤虽然发病率仅占所有皮肤癌的 1%，但侵袭性和危险性很强，预后非常差[122]，其死亡人数占所有皮肤癌死亡人数的 90%[2]。

在治疗方面，《2023 CSCO 黑色素瘤诊疗指南》推荐，黑色素瘤的治疗手段有手术切除及术后辅助治疗、放疗及全身治疗 3 种方式。手术切除是目前早期黑色素瘤的标准治疗方法[123]。术后辅助治疗的主要目的是降低患者复发、转移等风险，目前主要的辅助治疗药物包括大剂量干扰素 α2b，BRAF 抑制剂 ±MEK 抑制剂（BRAF 突变）、PD-1 单抗等。全身治疗包含靶向治疗、化疗及免疫治疗等，主要针对术后复发或转移性不可切除的晚期患者。目前，国内上市的黑色素瘤靶向药物主要包括 BRAF 抑制剂（维莫非尼、达拉非尼）、MEK 抑制剂（曲美替尼）、KIT 抑制剂（伊马替尼、尼洛替尼）等；系统化疗包括达卡巴嗪、替莫唑胺、福莫司汀、紫杉醇、白蛋白紫杉醇、顺铂和卡铂等；免疫治疗药物主要包括 PD-1 单抗，如帕博利珠单抗、特瑞普利单抗。

对于不可切除的晚期黑色素瘤，首选治疗方案包括 PD-1 免疫治疗和 BRAF 靶向治疗。某些情况下化疗 / 细胞毒性药物、其他靶向药物和病灶内免疫治疗也有一定的疗效，可酌情应用[124-126]。亚洲人的黑色素瘤主要出现在非日晒部位，如肢端和黏膜黑色素瘤。与白种人日晒部位的皮肤型黑色素瘤相比，肢端和黏膜型黑色素瘤对免疫治疗的反应不佳，预后较差。具体而言，免疫检查点抑制剂治疗日晒皮肤型黑色素瘤患者（≥ 98% 白种人）的注册临床研究 ORR 为 21% ～ 50%[127]，但回顾性研究表明，黏膜型黑色素瘤的 ORR 仅为 19%[128]；另一项中国患者免疫检查点抑制剂的回顾性研究[129]总体 ORR 为 20% ～ 25%（肢端型为 26.7%，黏膜型为 20%）。另一项前瞻性研究[130]发现，中国黑色素瘤患者总体 ORR 为 16.7%（肢端型为 15.8%，黏膜型为 13.3%），中位 PFS 为 2.8 个月，6 个月无进展生存率为 20.4%；中位 OS 为 12.1 个月。预后很差，迫切需要研究新的恶性黑色素瘤治疗方法。

（二）溶瘤病毒治疗黑色素瘤的研究

溶瘤病毒疗法是一种很有前途的免疫疗法，很多野生型病毒株或人工基因改造的溶瘤病毒可选择性感染肿瘤细胞，通过在细胞中大量复制，裂解肿瘤细胞，介导肿瘤消退[131]。裂解的肿瘤细胞可释放大量肿瘤相关抗原，刺激机体抗肿瘤特异性免疫反应，从而抑制黑色素瘤转移。近年来，许多溶瘤病毒治疗黑色素瘤的相关研究陆续开展（表 3-4-2），涉及 20 余个溶瘤病毒产品。其中，以单纯疱疹病毒 Talimogene laherparepvec（T-VEC）最具代表性。T-VEC 是美国安进公司研发的一种经过基因修饰的 1 型单纯疱疹病毒（HSV-1），是一种能高度裂解肿瘤细胞的溶瘤病毒，由于其携带缺失编码感染细胞蛋白 34.5（ICP34.5）的基因，因此具有肿瘤细胞选择性。它可以在肿瘤细胞内大量复制并表达免疫激活蛋白 GM-CSF。将 T-VEC 直接注射到黑色素瘤病灶中可造成肿瘤细胞的溶解，从而使肿瘤细胞破裂，并释放出肿瘤源性抗原和 GM-CSF，加速抗肿瘤的免疫应答。以下主要介绍 T-VEC 等溶瘤病毒治疗黑色素瘤的相关研究。

1. 单纯疱疹病毒

（1）T-VEC 单药治疗：T-VEC 是第一个在Ⅲ期临床研究中证明对黑色素瘤具有疗效的单纯疱疹病毒。早先的Ⅰ期临床研究[134]纳入 30 例皮肤或皮下转移性实体瘤（包括乳腺癌、结直肠癌、黑色素瘤和头颈癌）患者，接受了不同剂量的 T-VEC 治疗。在可评估的 26 例患者中，6 例患者在注射后出现病变萎缩、扁平等变化（2 例在非注射病变中有缓解）。不良反应主要包括发热、恶心、呕吐、疲劳和轻度厌食[134]。在随后纳入的 50 例Ⅱ期临床研究（包括Ⅲ期和Ⅳ期黑色素瘤）[135]患者中，ORR 为 26%，其中 8 例患者达到完全缓解（CR）。注射部位和非注射部位的肿瘤均有反应。92% 患者疗效持续 7 ～ 31 个月。1 年总生存率为 58%，2 年总生存率为 52%。

基于Ⅰ期和Ⅱ期临床研究中令人振奋的生存获益、反应持久性和安全性，研究者又设计了一项Ⅲ期临床研究，进一步探索 T-VEC 对黑色素瘤的疗效。该项Ⅲ期 OPTiM 研究[15]纳入了 436 例不可手术的Ⅲb、Ⅲc 或Ⅳ期黑色素瘤患者，按照 2 ∶ 1 随机分为 T-VEC（n=295）组与重组 GM-CSF 组（n=141），比较 T-VEC 与 GM-CSF 治疗未切除Ⅲb ～Ⅳ期黑素瘤患者的疗效。T-VEC 初始给药剂量为 10^6 PFU/ml，在首次注射 3 周后进行第 2 次瘤内注射，然后每 2 周注射 1 次，持续至少 6 个月，剂量为 10^8 PFU/ml，每次注射 T-VEC 的总剂量为 4 ml。GM-CSF 给药剂量为 125 μg/m²，每日 1 次，连续 2 周。研究主要终点是长期有效率（客观持续反应 ≥ 6 个月），次要终点是 OS 和 ORR。结果显示，T-VEC 组患者的持续缓解率（DRR）（16.3% vs 2.1%，P < 0.001）、ORR（26.4% vs

表 3-4-2 溶瘤病毒治疗黑色素瘤的重要研究数据

病毒类型	病毒名称	阶段	入组数	给药方式	联合疗法	临床注册号	研究时间	主要研究终点	招募状态
单纯疱疹病毒	T-VEC	II	62	瘤内注射	化疗	NCT04427306	2020/5—2024/5	ORR	招募中
		II	100	瘤内注射	免疫	NCT04068181	2020/1—2024/7	ORR	开展中
		I	18	瘤内注射	免疫	NCT03747744	2018/9—2023/10	安全性	开展中
		I、II	15	瘤内注射	化疗、免疫	NCT03555032	2018/6—2024/8	安全性, ORR	开展中
		I	20	瘤内注射	单药	NCT03458117	2018/4—2022/2	局部免疫反应	已完成
		I	18	瘤内注射	单药	NCT03064763	2017/3—2023/1	DLT	开展中
		II	47	瘤内注射	免疫	NCT02295716	2017/10—2023/6	ORR	开展中
		—	920	—	单药	NCT02910557	2017/8—2026/8	安全性	招募中
		II	19	瘤内注射	放疗	NCT02819843	2016/6—2021/6	缓解	开展中
		II	112	瘤内注射	单药	NCT02366195	2015/4—2020/12	$CD8^+T$细胞密度及ORR	已完成
		III	713	瘤内注射	免疫	NCT02263508	2014/12—2023/4	DLT、PFS、OS	开展中
		II	150	瘤内注射	单药	NCT02211131	2015/2—2022/4	RFS	开展中
		II	61	瘤内注射	单药	NCT02014441	2014/4—2018/4	T-VEC病毒复制患者占比	已完成
		I、II	217	瘤内注射	免疫	NCT01740297	2013/2—2021/2	安全性及ORR	已完成
		III	31	瘤内注射	单药	NCT01368276	2010/10—2014/9	安全性	已完成
		III	437	瘤内注射	单药	NCT00769704	2009/4—2014/9	DRR	已完成
		II	50	瘤内注射	单药	NCT00289016	2005/12—2009/5	ORR	已完成
		II	24	瘤内注射	免疫	NCT04330430	2020/9—2023/8	ORR	招募中

续表

病毒类型	病毒名称	阶段	入组数	给药方式	联合疗法	临床注册号	研究时间	主要研究终点	招募状态
单纯疱疹病毒	T-VEC	II	28	瘤内注射	免疫	NCT03842943	2019/7—2022/3	CR	招募中
	OrienX010	I	18	瘤内注射	单药	NCT01935453	2012/5—2014/5	MTD	已完成
		I	33	瘤内注射	免疫、其他	NCT04197882	2019/5—2025/5	ORR	其他
		II	165	瘤内注射	单药	NCT04200040	2017/8—2022/12	PFS	招募中
		I	30	瘤内注射	免疫	NCT04206358	2019/5—2023/12	PFS, ORR	招募中
		I	20	瘤内注射	单药	CTR20150881	2015/7—2017/5	安全性	开展中[127]
		I	12	瘤内注射	单药	CTR20140631	2014/6—2015/4	安全性	已完成[127]
		II	165	瘤内注射	单药	CTR20171275	2017/12	PFS	招募中
	HF10	I	30	瘤内注射	单药	NCT03048253	2016/3—2019/10	肿瘤大小变化	其他
		II	46	瘤内注射	免疫	NCT02272855	2014/4—2018/8	ORR	已完成
		I	28	瘤内注射	单药	NCT01017185	2009/8—2015/3	局部病灶 ORR	已完成
		II	28	瘤内注射	免疫	NCT03153085	2017/5—2018/12	ORR	已完成
	OH2	I、II	60	瘤内注射	免疫	NCT04616443	2020/12—2022/11	DLT	招募中
		I、II	30	瘤内注射	免疫	NCT04386967	2020/3—2021/3	DLT 及 MTD	招募中
		I	66	瘤内注射	单药	CTR20201714	2020/8	ORR、DCR	尚未招募
	HX-008	I	30	瘤内注射	免疫	NCT05070221	2021/10—2023/12	ORR	尚未招募
		I	15	瘤内注射	放疗、免疫	NCT05068453	2021/10—2023/12	ORR	尚未招募
	T3011	I	54	瘤内注射	单药	NCT04370587	2020/3—2022/9	安全性	招募中
	ONCR-177	I	132	瘤内注射	单药、免疫	NCT04348916	2020/5—2028/7	DLT 及 MTD, 安全性	招募中
	RP1	II	300	瘤内注射	单药、免疫	NCT03767348	2017/09—2024/12	DLT、MTD、安全性, ORR	招募中

续表

病毒类型	病毒名称	阶段	入组数	给药方式	联合疗法	临床注册号	研究时间	主要研究终点	招募状态
单纯疱疹病毒	重组人GM-CSF HSV	I	31	瘤内注射	单药	CTR20180505	2016/5	不良事件发生率	开展中
腺病毒	H101	IV	60	瘤内注射	免疫	ChiCTR2000033959	2019/12—2022/4	ORR	尚未招募
		0	15	瘤内注射	免疫	ChiCTR2000036827	2020/10—2022/9	ORR	尚未招募
		0	120	瘤内注射	免疫	ChiCTR2000037761	2020/10	PFS、ORR	尚未招募
	ONCOS-102	I	21	瘤内注射	化疗、免疫	NCT03003676	2016/12—2020/7	安全性	其他
	ONCOS-102	II	63	瘤内注射	单药、免疫	NCT05561491	2022/12—2027/6	安全性及ORR	尚未招募
	TILT-123	I	15	—	免疫	NCT05222932	2022/7—2026/8	安全性	招募中
	TILT-123	I	15	—	单药	NCT04217473	2020/2—2024/12	安全性	招募中
	ICOVIR-5	I	14	静脉注射	单药	NCT01864759	2013/1—2017/4	MTD	已完成
	Ad-MAGEA3	I	40	静脉注射、瘤内注射	化疗、免疫	NCT03773744	2020/1—2021/12	安全性	尚未招募
	YSCH-01	I	28	瘤内注射	单药	NCT05180851	2021/1—2023/12	DLT及安全性	招募中
	LOAd703	I、II	35	瘤内注射	免疫	NCT04123470	2020/1—2024/6	安全性	招募中
	OBP-301	II	4	瘤内注射	单药	NCT03190824	2016/12—2021/10	ORR	其他
柯萨奇病毒	CAVATAK	II	16	瘤内注射	单药	NCT01636882	2012/7—2016/4	安全性	已完成
	CAVATAK	II	57	瘤内注射	单药	NCT01227551	2011/12—2016/4	免疫相关PFS	已完成
		I	8	静脉注射	单药	NCT00636558	2008/2—2012/1	安全性	已完成
		I	50	瘤内注射	免疫	NCT02307149	2015/5—2019/11	ORR	已完成[132]
		I	11	静脉注射	免疫	NCT03408587	2018/1—2019/5	安全性	已完成
		I	36	瘤内注射	免疫	NCT02565992	2015/12—2019/11	DLT	已完成

续表

病毒类型	病毒名称	阶段	入组数	给药方式	联合疗法	临床注册号	研究时间	主要研究终点	招募状态
		I	9	瘤内注射	单药	NCT00438009	2007/5—2009/8	安全性	已完成
		II	135	静脉注射、瘤内注射	免疫	NCT04152863	2020/6—2024/7	ORR	招募中
呼肠孤病毒	Pelareorep	II	14	静脉注射	化疗	NCT00984464	2009/9—2014/10	抗肿瘤作用	已完成
		II	23	静脉注射	单药	NCT00651157	2008/4—2012/10	ORR	已完成
牛痘病毒	Pexa-Vec	I、II	10	瘤内注射	单药	NCT00429312	2007/3—2009/12	ORR	已完成[133]
		I	23	静脉注射	单药	NCT00625456	2008/6—2014/6	MTD	已完成
		I、II	40	瘤内注射	免疫	NCT04849260	2021/6—2023/5	DLT、MTD、PFS、ORR	尚未招募
		I、II	46	瘤内注射	免疫	CTR20210605	2021/4	DLT、MTD、PFS、ORR	尚未招募
	vvDD-CDSR	I	26	静脉注射、瘤内注射	单药	NCT00574977	2008/5—2014/7	MTD	已完成
	TBio-6517	I、II	138	静脉注射、瘤内注射	单药、免疫	NCT04301011	2020/6—2025/7	MTD、安全性、ORR	招募中
	BT-001	I、II	48	瘤内注射	单药、免疫	NCT04725331	2021/2—2024/12	安全性	招募中
脊髓灰质炎病毒	PVSRIPO	II	56	瘤内注射	免疫	NCT04577807	2020/11—2023/5	ORR及安全性	招募中
		I	18	瘤内注射	单药	NCT03712358	2018/11—2021/12	DLT	其他
		I	30	瘤内注射	免疫	NCT04125719	2020/6—2024/10	安全性	其他

注：DCR. 疾病控制率；ORR. 客观缓解率；DLT. 剂量限制性毒性；PFS. 无进展生存期；OS. 总生存期；CR. 完全缓解；MTD. 最大耐受剂量；DRR. 持续缓解率。数据统计截至 2023 年底。

5.7%）和中位 OS（23.3 个月 vs 18.9 个月，*P*=0.051）均高于 GM-CSF 组。T-VEC 治疗相关的常见不良反应为疲劳、寒战和发热，无治疗相关致死性不良反应发生。T-VEC 耐受性良好，可提高患者 DRR，延长 OS，使患者出现长期完全缓解。

基于 T-VEC 的Ⅲ期 OPTiM 研究，Harrington 等进一步纳入 249 例黑色素瘤患者，进行了详细的亚组研究[136]。与 GM-CSF 组相比，T-VEC 组患者的 DRR（25.2% vs 1.2%，*P* < 0.0001）和 ORR（40.5% vs 2.3%；*P* < 0.0001）更高。一线治疗时，DRR 为 24% vs 0%；二线或后线治疗时，DRR 为 10% vs 4%；T-VEC 使初治患者死亡风险降低 50%，两组患者的中位 OS 分别为 33.1 个月和 17 个月，显著延长黑色素瘤患者总生存期（OS）。并且，T-VEC 组中有 27 例患者出现完全缓解（CR），GM-CSF 组无 1 例完全缓解（CR）。因此，T-VEC 为黑色素瘤患者提供了一种新的治疗选择。

（2）T-VEC 联合治疗：T-VEC 联合免疫检查点抑制剂治疗黑色素瘤，可增强单药免疫治疗的疗效。Ribas 等[137]的研究纳入 21 例晚期黑色素瘤患者，于研究第 1 周的第 1 天瘤内注射 T-VEC 10^6 PFU/ml，随后在第 4 周和第 6 周第 1 天给予 T-VEC 10^8 PFU/ml，此后每 2 周给予 1 次。每次治疗时可通过瘤内注射 T-VEC 最多 4 ml（总剂量）。继续使用 T-VEC，直至可注射病灶消失、完全缓解（CR）、疾病进展（PD）、治疗不耐受、第一次给药后 24 个月或研究结束。帕博利珠单抗（200 mg）从第 6 周的第 1 天开始每 2 周静脉注射一次（即在第 3 次给药 T-VEC 时）。结果发现患者 ORR 为 62%，CR 率为 33%。对联合治疗有反应的患者 $CD8^+$ T 细胞数量增加，注射肿瘤中 PD-L1 蛋白表达升高，表明溶瘤病毒治疗可能通过改变肿瘤微环境来提高 PD-1 抑制剂治疗的疗效。另外一项Ⅱ期研究证实，T-VEC 联合 CTLA-4 单抗（伊匹木单抗）治疗晚期黑色素瘤患者的 ORR 为 39%，而 CTLA-4 单抗单药组仅为 18%。表明该联合疗法具有更强的抗肿瘤活性，且安全性较好[138]；T-VEC 治疗的中位持续时间为 13.3 周（范围 2.0 ～ 95.4 周），18 个月无进展生存率为 50%；18 个月的总生存率为 67%[139]。T-VEC 治疗与黑色素瘤肿瘤微环境[140]中的特异性 $CD8^+$ T 细胞的增加和 $CD4^+$ $FoxP3^+$ 调节性 T 细胞、骨髓源性抑制细胞等抑制性免疫细胞的相应减少有关。

T-VEC 联合各种药物使用的其他多项研究正在进行中，如帕博利珠单抗与 T-VEC 联合用于黑色素瘤的新辅助治疗（NCT03842943）、通过肢体灌注化疗（isolated limb perfusion，ILP）（NCT03555032）给予化疗美法仑治疗、在 *BRAF V600* 突变的黑色素瘤（NCT03088176）和 IT 自体 CD1c（BDCA-1）阳性髓系树突状细胞（NCT03747744）中使用达拉菲尼和曲美替尼等。

（3）其他单纯疱疹病毒：除了已获 FDA 批准且在美国上市的 T-VEC 之外，其他用于治疗黑色素瘤的单纯疱疹病毒也在临床研发中，如 OrienX010、HF10、RP1。

OrienX010 是一种改良的 HSV-1 菌株，同时也可表达 GM-CSF。一项Ⅰb 期研究[127]纳入 26 例不可切除的Ⅲc ～Ⅳ期黑色素瘤患者，接受 OrienX010 瘤内注射，结果发现，ORR 为 19.2%，疾病控制率（disease control rate，DCR）为 53.8%，中位缓解时间为 6.0 个月，最常见的不良反应是发热和注射部位疼痛、红肿等局部反应，未观察到剂量限制性毒性。

HF10 是一种减毒的 HSV-1 毒株，删除了病毒 *ICP34.5* 和 *ICP 47* 基因，能够选择性地在肿瘤细胞内复制[141]。目前，美国和日本正在开展一项 HF10 联合伊匹木单抗治疗不可切除或转移性黑色素瘤患者的 II 期研究（NCT02272855）。另外一项基础研究[142]发现，HF10 感染小鼠和人类黑色素瘤细胞均具有显著的细胞溶解作用；而具有免疫功能的黑色素瘤小鼠在接受瘤内注射 HF10 后，小鼠体内肿瘤生长减少，这表明 HF10 能够抑制肿瘤生长[142]。

RP1（Replimune）是一种编码 GALV-GPR 和 GM-CSF 的人工基因修饰的单纯疱疹病毒病毒株，能够进行瘤内注射。目前，RP1 联合纳武利尤单抗治疗晚期实体瘤（包括黑色素瘤）的 I / II 期研究（NCT03767348）正在进行中，以评估其有效性及耐受性。

2. 腺病毒　ONCOS-102 是一种通过瘤内注射给药的腺病毒，也可同时表达 GM-CSF 并结合肿瘤细胞上表达的凝血蛋白 2 受体[143]。Ranki 等[144]开展的 I 期临床研究证明了 ONCOS-102 的安全性和有效性。研究入组 12 例患者，有 4 例在 3 个月时病情稳定。与基线相比，有 11 例患者治疗后 CD8+ T 细胞肿瘤浸润明显增加，中位数变化增加 4 倍。CD8+ 淋巴细胞浸润程度与总生存率呈正相关。这些发现表明，ONCOS-102 通过招募具有细胞毒性的免疫细胞来调节肿瘤微环境。最近，ONCOS-102 联合帕博利珠单抗的 I 期临床研究（NCT03003676）宣布了有希望的早期结果，即联合方案治疗 PD-1 抑制剂耐药的黑色素瘤 ORR 为 33%[145]。基于这些新发现，FDA 授予 ONCOS-102 快速通道，指定用于治疗 PD-1 抑制剂耐药的晚期黑色素瘤患者[145]。

2022 年 ASCO 会议上我国学者报道，应用重组人 5 型腺病毒联合 PD-1（特瑞普利单抗）对晚期和难治性黑色素瘤患者的疗效和安全性良好（ChiCTR200003395），并促进血清 IL-6、IL-8、IL-10 和 TNF-α 水平明显升高。研究还证实，高基线淋巴细胞和低中性粒细胞 - 淋巴细胞比值（neutrophilto-lymphocyte ratio，NLR）可能是疗效预测因素。其长期生存数据仍有待随访。目前，重组人 5 型腺病毒联合 PD-1 单抗治疗晚期黑色素瘤的其他研究也在进行中（ChiCTR2200055931）。

3. 柯萨奇病毒　柯萨奇病毒 A21（CAV21，Cavatak）是一种天然存在的单链 RNA 肠道病毒，通过细胞间黏附分子（ICAM-1）与衰变加速因子（DAF）选择性感染肿瘤细胞。而这两种蛋白质在转移性黑色素瘤和其他恶性肿瘤中均高表达[146-148]。CVA21 的优点是不需要基因改造来提高安全性，病毒自身即可感染并裂解细胞[149]。肿瘤细胞裂解后，DAMP 释放，如钙网蛋白，继而促进免疫细胞浸润和 IFN-α 释放[149]。一项 II 期临床研究纳入了不可切除的 III ～ IV 期黑色素瘤患者。初步结果显示，ORR 为 28.1%[147, 148]，6 个月 DRR 为 19.3%，中位缓解时间为 2.8 个月。I 期 MITCI 研究[132]入组 50 例不可切除黑色素瘤患者，并接受 CVA21 联合伊匹木单抗治疗。在所有接受治疗的患者中，ORR 为 30%（95%CI 18% ～ 45%），在先前未接受 PD-1 抑制剂治疗的患者中，ORR 为 47%（95%CI 23% ～ 72%）；在先前接受 PD-1 抑制剂治疗的患者中，ORR 为 21%（95%CI 9% ～ 39%）。CVA21 注射和非注射病灶均发生肿瘤消退。中位免疫相关 PFS 为 6.2 个月（95%CI 3.5 ～ 9.0 个月），中位 OS 为 45.1 个月（95%CI 28.3 个月至未达到）。最常见的治疗相关不良反应是瘙痒、疲劳和腹泻，未发现剂量限制性毒性，也没有治疗相关的 5 级不良事件。

4. 呼肠孤病毒 Pelareorep 是一种非包膜双链 RNA 病毒[150]。一项 II 期临床研究[151] 评估了 Pelareorep 在 21 例转移性黑色素瘤患者中的疗效。患者在每个周期的前 5 天接受 Pelareorep 静脉注射治疗，患者耐受性良好，无需减少剂量。分析治疗后 13 例患者的活检样本，2 例患者的病毒复制明显。该研究结果表明，虽然单药溶瘤病毒静脉注射没有达到主要研究终点，所有患者均未达到客观缓解，但该研究数据支持使用 Pelareorep 联合其他疗法治疗恶性黑色素瘤。

5. 牛痘病毒 JX-594 是一种经基因修饰的靶向溶瘤痘苗病毒，可同时表达 GM-CSF[152]，可特异性感染肿瘤细胞并在细胞内大量复制，最后裂解肿瘤细胞。GM-CSF 是一种细胞因子，具有激活局部巨噬细胞和树突状细胞，导致局部和全身 T 细胞活化增加等功能[133]。一项 I 期临床研究纳入 10 例 IV 期黑色素瘤患者，其中 8 例患者完成治疗。JX-594 瘤内注射，每周 1 次，共 9 次。然后分别对血液样本和肿瘤活检的转基因活性（GM-CSF 和 β- 半乳糖苷酶表达）、病毒复制和系统免疫诱导刺激状况进行分析。肿瘤活检显示，JX-594 在肿瘤微环境中成功复制，血管周围淋巴细胞浸润增加，促使肿瘤弥漫性坏死及局部肿瘤溶解[133]。

6. 脊髓灰质炎病毒 PVSRIPO 是一种基于 Sabin-1 型脊髓灰质炎疫苗的新型病毒免疫疗法，可直接注射到肿瘤中。脊髓灰质炎病毒受体在包括黑色素瘤在内的许多恶性肿瘤细胞膜中过表达[153]，特异性感染并杀伤肿瘤细胞。经基因改造，该脊髓灰质炎病毒可感染表达 CD155 的肿瘤细胞及抗原提呈细胞，如巨噬细胞和树突状细胞，促使其在肿瘤微环境中活化和持续的 α 及 γ 干扰素（IFN）反应[154-156]。这些作用可促使免疫细胞浸润和招募 T 淋巴细胞[156]。由于 PVSRIPO 在脑胶质瘤治疗中疗效显著，2016 年 FDA 授予该药突破性疗法称号。

在黑色素瘤治疗方面，Beasley 等于 2021 年在 *Journal for Immunotherapy of Cancer* 上公布了 PVSRIPO 的 I 期临床试验数据。该研究旨在探究 PVSRIPO 单药使用的安全性以及联合 PD-1 抑制剂治疗无法切除的晚期黑色素瘤患者的疗效。结果发现，PVSRIPO 对不可切除 III b/c ～ IV 期黑色素瘤患者的 ORR 为 33%（4/12）[157]。最常见的不良反应为局部瘙痒（60%），未见 3 级及 3 级以上不良反应[157]。

接受 3 次 PVSRIPO 注射治疗的患者的 ORR 能达到 67%！其中，一半患者获得了完全缓解。而且，在 1 年的随访中，50% 的患者疾病没有进展。

研究结束后，大多数参与者（83%）还可以继续接受免疫检查点抑制剂的进一步治疗。这些患者在后续治疗后获得了反应，这表明联合免疫疗法有望在该人群中产生更强的反应。

不足的是，研究群体数量较少，得出明确的结论还为时过早。为此，PVSRIPO 的 II 期临床试验 LUMINOS-102 已启动，并在 2021 年第一季度给药。另外，目前还有正在开展的 PVSRIPO 与 PD-1 单抗（NCT04577807）的联合应用研究等。

（三）典型病例

1. 基本情况 患者女性，57 岁，2020 年 7 月 3 日住院。

主诉：右足底黑斑 4 年，肿胀伴破溃 2 个月。

现病史：

2016 年患者发现右足底黑斑，起初范围较小，后缓慢增大，伴破溃。

2020 年 5 月 11 日，超声检查示右足底实性包块。

2020 年 5 月 18 日，MRI 检查示右足底软组织肿块伴邻近软组织少量水肿，恶性不除外。

2020 年 6 月 8 日，本院 PET/CT 检查示右足底皮肤结节，伴高代谢，符合恶性。右腹股沟、右髂外血管旁淋巴结伴高代谢，大小约 1.7 cm×1.6 cm，考虑转移。余未见转移征象。为进一步诊治来院。

既往史：无肿瘤史、无手术史、无特殊病史。

个人史：无特殊，否认吸烟、饮酒史。

家族史：否认家族肿瘤史。

一般情况：患者患病后精神状态尚可，睡眠良好，二便正常，体力状况良好，体重无明显变化。

体格检查：中年女性，发育正常，营养良好；右腹股沟区可触及肿大淋巴结，直径约 1.5 cm。右足底肿胀、黑斑、破溃。心律齐，未闻及瓣膜杂音；双肺呼吸音清，未闻及啰音，双侧呼吸动度一致；腹软，无压痛，未触及肝、脾，肠鸣音正常。

影像学与病理检查：

2020 年 6 月 8 日，本院 PET/CT 检查示右足皮肤结节，伴高代谢，符合恶性。右腹股沟、右髂外血管旁淋巴结伴高代谢，大小约 1.7 cm×1.6 cm，考虑转移。余未见转移征象。

2020 年 6 月 19 日，右足底包块穿刺病理检查结果：恶性黑色素瘤。

2. 诊断

右足底恶性黑色素瘤 TxN1M0 Ⅲ 期，右腹股沟淋巴结转移。

2020 年 6 月 19 日，右足底包块穿刺病理检查结果：恶性黑色素瘤。

3. 治疗原则

外科手术：早期黑色素瘤在病理活检确诊后应尽快做原发灶扩大切除手术。肢端型黑色素瘤完整切除术后，一般根据病理分期决定扩大切除范围。从手术角度看，肢端型黑色素瘤手术不仅要考虑肿瘤切净，而且应充分考虑尽可能保留功能。

放疗：仅推荐放疗用于以控制局部复发为首要目的的患者，或在无法进行全身性辅助治疗的患者中作为备选。目前尚未设定统一的放疗剂量，应由有经验的放射肿瘤医师来确定淋巴结辅助外照射治疗的最佳方案。较新的放疗方式，如 IMRT 或容积弧形调强放射治疗（VMAT）可降低淋巴结辅助放疗的毒性风险，应在可行时加以考虑。

内科治疗：对于没有禁忌证的晚期黑色素瘤患者，全身治疗如靶向治疗、系统化疗、免疫治疗等可以减轻肿瘤负荷，改善肿瘤相关症状，提高患者的生命质量，延长生存时间。

4. 治疗方案与治疗过程

治疗方案：术前重组人 GM-CSF 单纯疱疹病毒注射液（OrienX010）联合重组人源化抗 PD-1 单克隆抗体注射液（特瑞普利单抗注射液）+ 手术切除 +PD-1 单抗辅助治疗。

OrienX010 10 ml 瘤内注射 + 特瑞普利单抗（3 mg/kg×62 kg）186 mg，静脉滴注，q2w×6 次；2020 年 9 月 29 日，行右足底恶性黑色素瘤扩大切除术 + 右腹股沟及髂血管淋巴清扫术；特瑞普利单抗 186 mg 静脉滴注，q2w，辅助治疗至 1 年。

2021 年 3 月（治疗约半年），患者出现白癜风。

疗效评估：给予患者 OrienX010 瘤内注射联合特瑞普利单抗静脉注射，影像学检查结果显示肿瘤体积明显缩小，浓聚明显降低（图 3-4-1）。

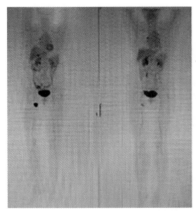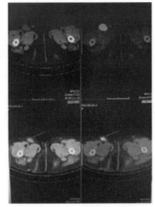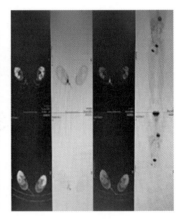

图 3-4-1（彩图 2） 治疗前后影像学变化

5. 术后病理
术后病理诊断为原发灶瘤床内未见肿瘤残留，见大量以淋巴细胞为主的炎症细胞浸润，伴纤维化及散在色素，符合治疗后改变，反应率为 100%；转移淋巴结内部分肿瘤细胞变性、坏死，伴纤维化，反应率约为 20%（图 3-4-2）。

6. 预后与随访
术后辅助使用特瑞普利单抗 1 年，患者无明显不适；2021 年 10 月，复查胸腔、腹腔、盆腔、右足 CT，未见转移。

7. 思考与点评
患者为中年女性，一般情况好，明确诊断为右足底恶性黑色素瘤 TxN1M0 Ⅲ 期（伴右腹股沟淋巴结转移），属于可完全切除的 Ⅲ 期及 Ⅳ 期（M1a）黑色素瘤患者。治疗采用"夹心式"方法：即"术前新辅助联合治疗 + 手术切除 + 术后辅助免疫治疗"。在新辅助联合治疗 6 次后，肿瘤体积明显缩小，浓聚明显降低。行右足底恶性黑色素瘤扩大切除术 + 右腹股沟及髂血管淋巴清扫术，术后病理显示原发灶瘤床内未见肿瘤残留，见大量以淋巴细胞为主的炎症细胞浸润，伴纤维化及散在色素，符合治疗后改变，反应率为 100%；转移淋巴结内部分肿瘤细胞变性、坏死，伴纤维化，反应率约为 20%。新辅助治疗后，患者原发灶（注射病灶）病理反应率为 100%，髂血管旁淋巴结（非注射病灶）未达病理缓解，但代谢率明显降低。术后继续用 PD-1 单抗（特瑞普利单抗）1 年，至末次随访（2023 年 12 月）未见复发转移，延长无复发生存时间。

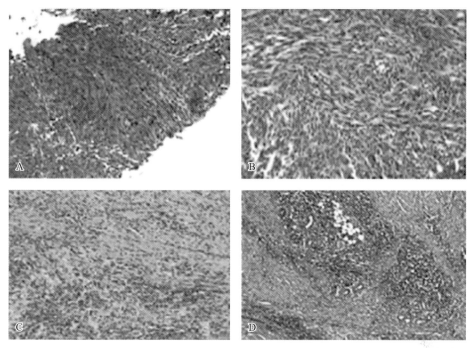

图 3-4-2（彩图 3）　治疗前后病理染色变化（苏木精 - 伊红染色）
A. 治疗前病理染色；B. 治疗后病理染色（转移淋巴结有肿瘤区）；
C. 治疗后病理染色（转移淋巴结无肿瘤区）；D. 治疗后病理染色（原发灶无肿瘤区）

　　肢端黑色素瘤是黑色素瘤的一种亚型，是欧美少见但我国最常见的亚型（约占 50%）。最常见的原发部位为足底、足趾、手指末端及甲下等。肢端黑色素瘤由于免疫原性低，突变以结构变异为主，PD-1 单抗单药治疗有效率仅为皮肤黑色素瘤的一半。治疗采用指南推荐的高剂量干扰素或靶向治疗，甚至联合 PD-1 抑制剂，疗效也远不能满足临床需求。可手术切除的早期肿瘤采用 PD-1 单抗新辅助研究也不理想。

　　本例患者为典型的高风险的 Ⅲ 期肢端型恶性黑色素瘤，患者采用术前 PD-1 单抗联合溶瘤病毒 OrienX010，治疗 6 次后手术切除肿瘤。病理检查显示达到了病理学完全缓解（pCR）。术后免疫辅助治疗 1 年，未见复发转移。该方案的新辅助治疗部分采用了 PD-1 抑制剂联合溶瘤病毒的免疫方案，使预后较差的高风险患者达到了 pCR，并且延长了远期的无复发生存期及总生存期，非常难得。该病例为临床注册研究中的典型病例（注册号：NCT04197882），治疗方案有依据、有突破，治疗过程规范、完整，疗效持久、巩固，值得肯定与借鉴。

四、脑胶质瘤

（一）脑胶质瘤的流行病学及治疗现状

　　根据 WHO 最新发布的统计数据，2022 年全球新发脑胶质瘤病例约 32 万，死亡病例约 25 万。2022 年我国脑胶质瘤新发病例约 8.75 万，死亡病例 5.66 万。脑胶质瘤死亡率位居我国肿瘤死亡率第 8 位。恶性脑胶质瘤是成人原发中枢神经系统最常见的恶性肿瘤，包括星形细胞瘤、多形性胶质母细胞瘤、少突胶质母细胞瘤、室管膜细胞瘤和混合型细胞瘤等，其恶性程度高、侵袭性强。其中，多形性胶质母细胞瘤（GBM）是最具侵袭性的原发性脑肿瘤，也是死亡率较高的成人肿瘤之一，中位 OS 约为 15 个月[158]。

胶质瘤的治疗方法主要包括手术切除、放疗和化疗[159]。尽管过去 40 年对脑胶质瘤生物学的研究取得了很大进展，并出现了大量的新疗法，但这些治疗方法的疗效并不令人满意。因血脑屏障的存在导致化疗药物无法完全到达肿瘤细胞，手术联合放化疗手段治疗后仍有较高的复发率及死亡率，5 年生存率不超过 10%[160]，临床疗效及预后均不佳。另外，由于胶质瘤的肿瘤内 T 淋巴细胞、单核细胞和树突状细胞数量非常有限，是一种较为典型的"冷肿瘤"。因此，免疫治疗胶质瘤的抗肿瘤作用受到限制，疗效不佳[161, 162]。

（二）溶瘤病毒治疗脑胶质瘤的研究

溶瘤病毒，尤其是基因组较小的 RNA 病毒，可跨越血脑屏障，靶向中枢神经系统肿瘤，这是溶瘤病毒用于脑胶质瘤治疗的独特优势[29, 163]。另外，溶瘤病毒易于改造，可作为载体携带抑癌基因、自杀基因等外源基因，进而增强抗肿瘤能力。Tian 等[164]研究提出，溶瘤病毒能够克服脑胶质瘤免疫治疗障碍，促进 PAMP 和 DAMP 释放，激活炎症和先天免疫反应，从而增加肿瘤抗原提呈，并导致 T 细胞启动和激活[165, 166]。另外，溶瘤病毒可以进一步改造或联合应用，以放大肿瘤抗原释放并刺激抗肿瘤免疫反应，将免疫惰性肿瘤微环境转变为免疫浸润肿瘤微环境[166]。溶瘤病毒治疗脑胶质瘤的重要研究数据列于表 3-4-3。

表 3-4-3　溶瘤病毒治疗脑胶质瘤的重要研究数据

病毒名称	给药方式	疗效	不良反应	参考文献
G47Δ	瘤内注射	1 年总生存率的主要终点为 84.2%，中位 OS 为 20.2 个月	最常见的不良事件是发热，其次是呕吐、恶心、淋巴细胞减少和白细胞减少	[11, 42]
G207	瘤内注射	患者中位 OS 为 7.5 个月，9 例患者中有 6 例表现出至少 1 个时间点的 SD 或 PR	未提及	[38]
DNX-2401	瘤内注射	治愈患者 12%；肿瘤组织明显减少 95%。联合化疗可降低小儿术后复发率	未出现肿瘤复发或副作用	[167, 168]
Pelareorep	瘤内注射	未提及	未见剂量限制性毒性	[169]

注：OS. 总生存期；SD. 疾病稳定；PR. 部分缓解。数据统计截至 2023 年底。

1. 单纯疱疹病毒（HSV）　HSV 是第一种用于治疗多形性胶质母细胞瘤的溶瘤病毒[175]。最早有 2 项经基因工程改造的 HSV-1 治疗恶性胶质瘤的 I 期临床研究结果公布[171, 176]。自此，单纯疱疹病毒治疗恶性胶质瘤逐渐被证实是安全的，HSV-1 治疗胶质瘤的相关研究也越来越多。迄今为止，单纯疱疹病毒在胶质瘤中主要有 12 项临床研究，最具代表性的单纯疱疹病毒主要有 G207、G47Δ、M032、rQNestin34.5v.2、C134、HSV1716（表 3-4-4）。

表 3-4-4　正在进行和已完成的溶瘤病毒治疗脑胶质瘤的临床研究 [159, 168, 170]

病毒类型	病毒名称	临床注册号	阶段	入组数	研究时间	主要研究终点	招募状态
单纯疱疹病毒	G47Δ	UMIN000015995	II	/	/	1 年 OS	已完成
		UMIN000002661	I / II	/	2009.10—/	安全性	已完成
	G207	NCT00036699[171]	I	21	1998.02—1999.05	—	已完成
		NCT00028158[172]	I	65	2001.12—2003.10	安全性	已完成
		NCT00157703[38]	I	9	2005.05—2008.12	不良事件	已完成
		NCT02457845	I	13	2016.05—2021.04	安全性	活跃，未招募
		NCT04482933	II	30	2020.12—2024.10	1 ~ 2 年 OS	尚未招募
		NCT03911388	I	15	2019.04—/	安全性	招募中
	rQNestin34.5v.2	NCT03152318	I	62	2017.07—2025.12	MTD	招募中
	C134	NCT03657576	I	24	2019.09—2025.09	安全性	招募中
	M032	NCT02062827	I	24	2013.11—2024.12	MTD	活跃，未招募
腺病毒	DNX-2401	NCT00805376[167]	I	37	2009.02—2015.02	MTD	已完成
		NCT01582516	I / II	20	2010.06—2014.12	治疗相关不良事件	已完成
		NCT01956734	I	31	2013.09—2017.03	不良事件发生率	已完成
		NCT02197169	I	37	2014.09—2018.03	ORR	已完成
		NCT02798406	II	49	2016.06—2021.06	ORR	活跃，未招募
		NCT03896568	I	36	2019.02—2022.05	MTD 和不良事件发生率	招募中
		NCT03178032	I	12	2017.05—2021.01	安全性	已完成
	DNA-2440	NCT03714334	I	24	2018.10—2022.10	安全性	招募中
	CRAd-Survivin-pk7	NCT03072134	I	13	2017.04—2021.07	MTD; PFS; OS	已完成

续表

病毒类型	病毒名称	临床注册号	阶段	入组数	研究时间	主要研究终点	招募状态
呼肠孤病毒	Reolysin®	N/A[173]	I	12	2002.06—2005.07	—	已完成
		NCT00528684[169]	I	18	2006.07—2010.06	MTD; ORR; DLT	已完成
		NCT02444546	I	6	2015.06—2025.01	MTD	活跃，未招募
麻疹病毒	MV-CEA	NCT00390299	I	23	2006.10—2019.11	MTD; 3级不良事件发生率	已完成，结果未公布
脊髓灰质炎病毒	PVSRIPO	NCT01491893[174]	I	61	2012.04—2021.06	MTD, DLT及2期推荐剂量	活跃，未招募
		NCT02986178	II	122	2016.12—2023.09	36个月时的X线反应	活跃，未招募
		NCT04479241	II	30	2020.07—2023.03	24个月的ORR	招募中
		NCT03043391	I b	12	2017.12—2022.03	安全性	招募中
		NCT04599647	—	30	2020.10—/	安全性、有效性	
细小病毒	H-1PV	NCT01301430	I/II	18	2011.09—2015.05	安全性和耐受性	已完成
牛痘病毒	TG6002	NCT03294486	I/II	78	2017.10—2021.09	安全性及DLT	招募中

注：OS. 总生存期；MTD. 最大耐受剂量；ORR. 客观缓解率；PFS. 无进展生存期；DLT. 剂量限制性毒性。数据统计截至 2023 年底。

（1）G207：是一种经人工基因修饰的 HSV-1 突变体，缺失 $γ134.5$ 双拷贝基因，并将 LacZ 插入 U_L39 基因[177]，使病毒对阿昔洛韦敏感，有利于优化被感染的肿瘤细胞中的条件复制。在小鼠和非人灵长类动物模型的研究基础上[178, 179]，目前已完成了 G207 单药或联合放疗等 3 项早期临床研究[38, 171, 172]。早期的一项 I 期临床研究[171] 纳入 21 例标准治疗［手术和（或）活检后放疗］后复发或进展的恶性胶质瘤患者。首先立体定向瘤内注射 G207，1 个月后进行脑部磁共振扫描检测。8 例患者肿瘤体积减小，未发生严重不良事件。在此基础上，I b 期研究[172] 纳入 6 例复发性恶性胶质瘤患者并进行药物剂量爬坡，影像学和神经病理学检查证实了抗肿瘤活性与病毒的复制过程，表明 G207 用于多剂量给药是安全的。另一项 G207 的 I 期研究[38] 纳入 9 例复发性恶性胶质瘤患者，将 $1 × 10^9$ PFU 剂量的 G207 立体定向注射到肿瘤边缘，第 2 天采用 5 Gy 的放疗。患者中位 OS 为 7.5 个月，9 例患者中有 6 例在至少 1 个时间点表现出 SD 或 PR。因此，接种 G207 后放疗是安全的，具有协同的临床疗效。

另外，Whisenhunt 等[180] 报道了一例常规治疗（手术切除并辅以放化疗）失败的复发恶性胶质瘤患者。在接受了 $1 × 10^7$ PFU 剂量的 G207 瘤内注射治疗后，患者病情稳定，无病生存期（disease free survival，DFS）长达 6 年，OS 为 7.5 年。

基于儿童肿瘤的临床前研究[181, 182]，目前阿拉巴马大学伯明翰分校正在进行一项针对儿童复发性脑肿瘤的 G207 单药或单剂量 I 期研究（NCT02457845），旨在评估 G207 用于儿童复发性脑肿瘤的安全性、潜在疗效以及生物和免疫反应。

（2）G47Δ：2021 年 6 月 11 日，G47Δ 在日本获批治疗恶性胶质瘤[11]，是世界上首个获批治疗原发性脑胶质细胞瘤的溶瘤病毒药物。一项单臂 II 期临床研究[42] 结果显示，G47Δ 治疗复发和（或）残留胶质母细胞瘤患者的 1 年 OS 为 84.2%，常见的不良反应有发热、呕吐、恶心和白细胞计数减少，耐受性良好。研究还发现[183]，G47Δ 可与替莫唑胺产生协同作用，此协同作用主要依赖 G47Δ 介导的 DNA 损伤反应，杀伤恶性胶质瘤干细胞，而对于正常的神经元细胞无影响。动物实验结果表明，替莫唑胺与 G47Δ 联合治疗可显著延长胶质瘤干细胞移植的小鼠 OS。

G47Δ-mIL12 是经人工基因修饰，加载了 IL-12 基因的溶瘤病毒，能表达 IL-12，具有促进辅助性 T 细胞 1（Th1）的促炎症反应作用，可促进 NK 细胞和 T 细胞产生 IFN-γ。研究表明，G47Δ 与抗 CTLA-4 或抗 PD-1 抗体联合治疗脑胶质瘤的效果不明显，但 G47Δ-mIL12 与抗 CTLA-4、抗 PD-1 抗体三药联合应用，小鼠长期生存率可达到 89%[50]。这表明，表达 IL-12 的 G47Δ 与两种免疫检查点抑制剂三药联合可协同治疗胶质母细胞瘤，增加瘤内 M1 样巨噬细胞、T 效应细胞与 T 调节细胞的比值。因此，CD4+ T 细胞和 CD8+ T 细胞和巨噬细胞是该疗法发挥协同作用所必需的。

（3）M032：是一种人工基因修饰的溶瘤单纯疱疹病毒，通过删除两个 $γ134.5$ 基因拷贝，从而能够有条件地在肿瘤细胞内复制。此外，该病毒作为基因治疗载体，携带编码人 IL-12 的双顺反子设计表达盒（a bicistronic expression cassette）[184]，可通过增强先天免疫细胞和适应性免疫细胞的效应功能来介导抗肿瘤反应[185]。研究显示[186]，神经减毒单纯疱疹病毒表达编码细胞因子如 IL-12 的反式基因，通过溶瘤效应与 T 细胞介导的免疫学效应相结合，在小鼠脑肿瘤模型中发挥治疗作用。一项目前正在阿拉巴马大学伯明翰分校开展的 I 期临床研究（NCT02062827），旨在确定 M032 在复发或进展性多形性胶质母细胞瘤、间变性星形细胞瘤和胶质肉瘤患者的最大耐受剂量。

（4）rQNestin34.5：也是一种人工基因修饰的 HSV-1，是通过将 Nestin-1 启动子插入 HSV-1 中的 γ34.5 基因改造而成。在 U87dEGFR 胶质瘤小鼠模型中先后进行丙戊酸（valproic acid，VPA）和 rQNestin34.5 的治疗[187]，发现 VPA 能够抑制由 rQNestin34.5 感染引起的 NK 细胞和免疫细胞在肿瘤中的募集和激活，这为 rQNestin34.5 在瘤内的感染和复制提供了良好的环境。DNA 去甲基化剂 5-azacytidine 是一种治疗骨髓异常增生综合征的药物，其抗肿瘤活性主要是通过干扰 RNA 代谢和抑制 DNA 甲基化实现的。研究表明[188]，5-azacytidine 能够增强 rQNestin34.5 的复制，二者联用可有效地杀伤 G169 和 OG02 胶质瘤细胞，显著提高原位胶质瘤小鼠的存活率。

（5）HSV1716（Seprehvir®，美国 Virttu Biologics 公司）：是经人工基因改造的溶瘤型 HSV-1 株，通过删除编码神经毒力因子 ICP34.5 的 RL1 基因的两个拷贝来减弱毒性，可在分裂旺盛的肿瘤细胞中选择性感染并复制[189]。一项 I 期临床研究纳入 9 例复发胶质瘤患者[176]，接受 HSV1716 瘤内注射。治疗期间耐受性良好，未诱发单纯疱疹病毒性脑炎。在接受治疗的 9 例患者中，4 例患者生存期超过 24 个月。另一项 I 期临床研究[190]纳入 6 例复发性和 6 例新诊断的脑胶质瘤患者，单次瘤内注射 HSV1716，5 例检测到明显的单纯疱疹病毒特异性 IgG 和 IgM 水平升高，表现出特异性免疫应答；3 例经手术切除联合 HSV1716 治疗后达到平均 2 年的临床稳定期。在 12 例患者中，有 2 例患者分别存活了 18 个月和 15 个月，1 例患者的 OS 超过 22 个月。

2. 腺病毒　目前用于治疗脑胶质瘤的腺病毒较少，仅有 DNX-2401、ONYX-015 等，处于研究的早期阶段。

（1）DNX-2401（Delta-24-RGD，tasadenoturev）：是一种具有复制能力的腺病毒，经人工基因修饰，在 E1A 基因的 Rb 结合域中敲除 24 个碱基[168, 191, 192]，使病毒丧失与 Rb 蛋白的结合能力，可特异性感染 RB 通路异常的肿瘤细胞并在细胞内大量复制。一项 I 期临床研究[167]纳入 37 例复发性恶性胶质瘤患者，A 组患者单次瘤内注射 DNX-2401，以评估 8 个剂量水平的安全性和反应；B 组患者通过永久植入导管进行肿瘤内注射，14 天后进行整体肿瘤切除。切除的肿瘤组织标本用于探索 DNX-2401 的作用机制。A 组 20% 患者治疗后生存期超过 3 年；B 组治疗后手术标本（n=12）分析显示 DNX-2401 在肿瘤内复制和扩散，并促使肿瘤细胞裂解，表明病毒可以直接诱导肿瘤溶解。

目前，DNX-2401 联合其他疗法治疗恶性胶质瘤的探索研究正在进行中，如联合 IFN-γ、联合放疗、联合免疫。

一项 I b 期临床研究显示（NCT02197169），DNX-2401 联合 IFN-γ 治疗复发性胶质母细胞瘤耐受性良好，并支持正在进行的 DNX-2401 治疗复发性胶质母细胞瘤的 II 期研究。

当 DNX-2401 联合放疗用于小儿高级别胶质瘤（pediatric high-grade glioma，pHGG）和弥漫性固有脑桥神经胶质瘤（diffuse intrinsic pontine glioma，DIPG）时，DNX-

2401 可抑制 DNA 损伤修复，进一步使肿瘤细胞对放疗的影响敏感[193]。一项 DNX-2401 的单剂量递增研究（NCT03178032）[194] 纳入 12 例新诊断小儿弥漫性内生型脑桥胶质瘤（diffuse intrinsic pontine glioma，DIPG）患者，接受不同剂量（4 例接受 1×10^{10} vp，8 例接受 5×10^{10} vp）的单次病毒输注，然后进行放疗。在中位随访 17.8 个月期间，MRI 检查显示，9 例患者肿瘤缩小，3 例患者部分缓解，8 例患者病情稳定。中位生存期为 17.8 个月。对 1 例患者尸检时获得的肿瘤样本的检查和外周血数据显示肿瘤微环境和 T 细胞库的改变。另外一项基础研究表明，与单一治疗相比，DNX-2401 联合放疗显著增加了免疫细胞（CD3、$CD4^+$ 和 $CD8^+$ T 细胞）向肿瘤微环境浸润的作用，提高了荷瘤小鼠的总生存率[193]。研究也报道，DNX-2401 还能显著提高免疫缺陷和免疫正常的胶质细胞瘤模型小鼠的生存率[195]。

当 DNX-2401 联合 PD-1 治疗复发性胶质瘤时，患者具有一定的生存获益。一项多中心 I / II 期临床研究[196]（NCT02798406）纳入 49 例复发性胶质母细胞瘤患者，患者首先接受 DNX-2401 瘤内注射，然后静脉注射帕博利珠单抗治疗。结果表明，客观有效率为 10.4%（90%CI 4.2% ～ 20.7%），12 个月总生存率为 52.7%（95% CI 40.1% ～ 69.2%），中位总生存期为 12.5 个月（10.7 ～ 13.5 个月）。3 例患者分别在 45 个月、48 个月和 60 个月时仍然生存，完成了持久的治疗。

另外，Andrea 等[197] 发现，DNX-2401 可以去磷酸化 WNKN-1，阻止替莫唑胺（TMZ）激活 WNK-1/OSR1/NKCC1 信号通路，抑制 TMZ 诱导的胶质瘤细胞转移[198]。在 DNX-2401 瘤内注射之后给予 TMZ，可促进胶质瘤细胞的 $CD8^+$ T 细胞浸润[199]。目前，将溶瘤病毒与放化疗联合应用的技术治疗仍在探索阶段，其中放疗和 DNX-2401 的先后顺序是否与治疗效果有关，以及放疗、化疗和 DNX-2401 是否可以同步应用等问题还需要进一步研究。

（2）其他腺病毒：除 DNX-2401 外，其他用于治疗胶质瘤的腺病毒相关研究较少。2004 年，Chiocca 等[200] 首次发表了一项腺病毒 ONYX-015 治疗胶质瘤的 I 期临床研究，纳入 24 例恶性胶质瘤患者，接种不同剂量的 ONYX-015，均未发现严重不良事件，但也没有观察到明显的抗肿瘤作用，中位 OS 仅为 6.2 个月。

此外，米中波等[201] 报道了 21 例重组人 5 型腺病毒术中瘤内多点注射治疗脑胶质瘤患者的安全性。结果显示，患者耐受性良好，未出现 3 级以上不良反应。这表明脑胶质瘤瘤体内局部多点注射重组人 5 型腺病毒是安全可行的。

Jiang 等[202] 研究在 DNX-2401 基础上构建了稳定表达 OX40L 的 Delta-24-RG-DOX 腺病毒。OX40L 是免疫共刺激因子 OX40 的配体，可增强肿瘤细胞的抗原提呈功能，刺激肿瘤特异性 T 细胞活化。Delta-24-RG-DOX 瘤内注射后，观察到该病毒可有效地增加小鼠胶质瘤部位的 $CD4^+$ 和 $CD8^+$ T 细胞浸润，诱导淋巴细胞对肿瘤细胞的杀伤活性。将 Delta-24-RG-DOX 与 PD-L1 抗体在 GL261 胶质瘤小鼠模型上联合使用时，具有协同抑瘤作用。

3. 呼肠孤病毒　呼肠孤病毒是一种双链 RNA 病毒，天然存在于哺乳动物呼吸系统和肠道系统中，对正常成年人无明显致病性。80% 以上恶性胶质瘤具有 Ras 信号通路的过度激活，而呼肠孤病毒对 Ras 信号通路激活的细胞具有靶向裂解作用，使 Ras 信号通路成为呼肠孤病毒治疗的理想靶标[203]。临床前研究发现[204]，呼肠孤病毒在体外、体内和离体研究中，均对人恶性胶质瘤细胞具有较强的抗肿瘤活性。Forsyth 等首次发表了呼肠孤病毒治疗胶质瘤的 I 期临床研究结果[173]，瘤内注射治疗 6 周后，10 例肿瘤进展、1 例病情稳定，中位 OS 为 21 周。其中 1 例患者 OS 达 54 个月。所有患者对肿瘤内给予基因未修饰的呼肠孤病毒耐受性良好，未出现 3 级以上毒性反应及副作用。

在一项 Pelareorep（Reolysin®）治疗脑胶质瘤的 I 期临床研究[169]中，15 例复发胶质瘤患者采用对流增强输送的方法，即采用低压泵将病毒经事先通过手术放置的导管注射至肿瘤部位，瘤内注射病毒 $10^8 \sim 10^{10}$ TCID$_{50}$，持续 72 小时。结果证实 Pelareorep 是安全的，未出现剂量限制性毒性。在 3 例患者中观察到抗肿瘤效应，即 1 例达到 PR，2 例 SD，中位 OS 为 20 周。另外一项 Pelareorep I 期临床研究[205]（NCT01240538）入组 29 名复发/难治性颅外实体瘤患者，每日 5×10^8 TCID$_{50}$/kg 静脉注射，连续 5 天。结果发现，Pelareorep 单药或与口服环磷酰胺联合使用的患者耐受性良好。而且，在治疗5 天后，24 例患者中有 8 例出现病毒血症，第 17 天全部呈阴性。清除呼肠孤病毒血症的中位时间为 6.5 天，病毒被迅速从血清中清除。另外，粪便和唾液中未检测到病毒脱落，环境安全性良好。

Samson 等[206]对 9 例胶质瘤患者静脉输注 Pelareorep 1×10^{10} TCID$_{50}$，$3 \sim 17$ 天后进行手术切除。结果显示，在 8 例患者肿瘤中检测到病毒 RNA，6 例在肿瘤中检测到了 Pelareorep σ3 衣壳蛋白，且大部分定位于肿瘤细胞内。进一步研究显示，Pelareorep 可通过激活肿瘤中的白细胞，提高肿瘤中 CD8$^+$ T 细胞浸润水平，并通过与 IFN-α 和 IFN-β 的协同作用上调 PD-L1 表达水平，改善之后的免疫检查点抑制剂的疗效。

与儿科非中枢神经系统临床研究类似，正在开展 Pelareorep 的 I 期临床研究（NCT02444546）纳入 $10 \sim 21$ 岁的复发或难治性脑肿瘤患者，旨在确定病毒的 MTD、毒性及疗效，于每个周期的第 1 天和第 2 天皮下注射 GM-CSF，第 $3 \sim 5$ 天给予 Pelareorep，每 28 天为 1 个周期，最多可达 12 个周期。

4. 脊髓灰质炎病毒　脊髓灰质炎病毒属于小 RNA 病毒科肠道病毒属，由一条单股 RNA 和蛋白质外壳组成，直径约为 25 nm，没有包膜，是一种天然的神经病原体，可以选择性地侵染神经细胞。该病毒具有正链 RNA 基因组，其翻译取决于病毒基因组的 5′ 非翻译区内的组织特异性内部核糖体进入位点（IRES），其在神经元起源的细胞中具有活性并允许翻译没有 5′ 帽子的病毒基因组。

由于野生型脊髓灰质炎病毒可引起严重的脊髓灰质炎，因此当选择脊髓灰质炎病毒作为溶瘤病毒时，必须对该病毒进行减毒改造。主要方法是采用来自相应人类 2 型鼻病毒的 IRES 基因取代野生型脊髓灰质炎病毒（Sabin 疫苗株，PV1）的病毒 IRES。由此产生的 PV1（RIPO）病毒能够选择性地识别并破坏恶性胶质瘤细胞，同时使正常的神经元细胞不受影响。

脊髓灰质炎病毒入侵宿主细胞借助的受体为 CD155，该受体是 nectin 样基因家族的重要成员。一般来说，受体趋向性或者说非特异性致使溶瘤病毒的靶向性下降，限制了溶瘤病毒的研究和临床应用。在正常生理条件下，CD155 在内皮细胞和免疫细胞膜上广泛表达，发挥细胞黏附分子功能和免疫调节作用。但在很多恶性肿瘤细胞膜上 CD155 分子表达则广泛上调，参与肿瘤细胞的增殖、迁移和黏附，促进肿瘤进展和转移。而脊髓灰质炎病毒又独特地依赖于 CD155 受体进入宿主细胞，因此，利用肿瘤细胞表面上广泛和丰富的 CD155 分子表达，开发具有天然趋向性的脊髓灰质炎病毒是一个非常具有潜力的研究方向。

PVSRIPO 是一种由美国杜克大学癌症研究所 Gromeier 教授等利用人工基因修饰的 1 型脊髓灰质炎减毒[207]，以这种基因改造的 PVSRIPO 治疗复发性胶质母细胞瘤，效果显著。研究数据显示，PVSRIPO 治疗复发性Ⅳ型恶性胶质瘤无神经毒性隐患，与以往的标准治疗对照相比，患者 3 年生存率分别为 21% 和 4%，提高了 4 倍，且安全性良好。由于良好的中期研究结果，FDA 在 2016 年授予了 PVSRIPO 疗法突破性资格认定。研究发表在 2018 年的《新英格兰医学杂志》（*NEJM*）上，引起医学界广泛关注。PVSRIPO 也以其神经致病性低和在灵长类动物中不诱发脑脊髓膜炎而闻名[208]。PVSRIPO 的抗肿瘤作用除直接溶解、杀伤肿瘤细胞外，还能通过感染肿瘤微环境中的巨噬细胞和树突状细胞（DC），进而优化肿瘤微环境来实现[209, 210]；在免疫反应的早期阶段，中性粒细胞丰富；而在免疫反应的后期，树突状细胞、CD4+ T 细胞和 CD8+ T 细胞浸润明显增多并占主导地位[156, 168]。

2018 年应用 PVSRIPO 治疗晚期复发性脑胶质瘤的一项临床研究[174]结果表明，该药治疗的患者中位生存时间为 12.5 个月，比历史对照组的 11.3 个月更长；接受 PVSRIPO 治疗的患者总生存率在 24 个月开始达到平台期，24 个月和 36 个月总生存率均为 21%（95%CI 11 ～ 33），而历史对照组的 OS 则持续下降，24 个月总生存率为 14%（95%CI 8 ～ 21），36 个月总生存率仅为 4%（95%CI 1 ～ 9）。该研究还发现，病毒过高剂量输注可导致严重的并发症，包括颅内出血等。当剂量增加时，不良反应的严重程度也会增加[174]。另外，PVSRIPO 还会引起注射肿瘤周围的局部炎症，但未发现引起全身免疫反应。目前，PVSRIPO 联合洛莫司汀的临床研究正在进行中（NCT02986178）[174]。

其他相关研究发现，在复发性胶质母细胞瘤患者中，肿瘤突变负荷（tumor mutation burden，TMB）越低，重组脊髓灰质炎病毒或免疫检查点抑制剂治疗后的 OS 越长，这与一般免疫检查点抑制剂的治疗效果不同，原因与机制有待进一步研究[211]。

5. 麻疹病毒　麻疹病毒（MV）是负义单链 RNA 病毒，是具有高度传染性的人类病原体，可引起特征性的红色斑丘疹，在罕见情况下还可以导致亚急性硬化性全脑炎。因此，如果将其作为治疗恶性肿瘤的溶瘤病毒，需要进行基因改造，以降低或消除致病性。在临床研究中，有两种通过基因工程表达可追踪的蛋白质的麻疹病毒，分别是 MV-CEA 与 MV-NIS。

MV-CEA 是一种用于人麻疹疫苗接种的减毒毒株，与胶质母细胞瘤细胞上过表达的 CD46 受体具有高亲和力，可选择性感染胶质瘤细胞，除了发挥病毒复制裂解肿瘤细胞作用外，还可以通过融合蛋白和血凝素蛋白的相互作用发挥抗肿瘤活性。另外，由于整合插入了表达 CEA 的基因，可以通过 CEA 的表达积累，而被广泛用作肿瘤标志物的惰性肽[212]。在一项成人高级别神经胶质瘤（HGG）患者的Ⅰ期临床研究（NCT00390299）中，MV-CEA 直接瘤内注射或切除的瘤床部位注射 10^7TCID_{50}，未显示出剂量限制性毒性。

另一种是 MV-NIS，在麻疹病毒基因中插入了一种钠碘转运体（NIS），能够无创监测病毒的积累和传播[107]。目前，大多数正在进行的临床试验使用 MV-NIS 构建体而不是 MV-CEA。这可能是由于 NIS 具有更大的临床适用性，因为 MV-NIS 可以增强肿瘤病变处治疗性放射性同位素的累积，并在临床前模型中诱导额外的抗肿瘤作用。MV-NIS 的安全性已在成人颅外实体瘤中得到证实[213]，虽然该病毒尚未用于成人脑瘤的临床研究，但有一项针对儿童和年轻人（12 个月～ 39 岁）复发性成神经管细胞瘤或 AT/RT 的 MV-NIS（NCT02962167）的研究，旨在确定Ⅱ期临床研究推荐剂量（RP2D）、ORR 和 PFS，以及通过单光子发射计算机断层扫描（SPECT）成像探究 MV-NIS 的分布，显示 CD46 在髓母细胞瘤组织标本和细胞系中的表达[214-216]。

6. 细小病毒　细小病毒科（parvovirus）包括腺相关病毒与自主细小病毒。其中，腺相关病毒为细小病毒属，需辅助病毒才能复制。一项Ⅰ/Ⅱa 期临床研究[217]纳入 18 例恶性胶质瘤患者，H1 细小病毒（H-1PV，ParvOryx）（递增剂量）通过瘤内注射或静脉注射给药。治疗后第 9 天切除肿瘤，并在切除腔周围重新注射病毒。研究共分为 3 组：第 1 组与第 3 组术前通过颅内导管进行瘤内注射 ParvOryx，时间约为 30 分钟；第 2 组术前分 5 次静脉注射总剂量 50% 的 ParvOryx，时间约为 2 小时。在术后第 10 天，所有组将 ParvOryx 总剂量的剩余 50% 注射到切除腔壁的多个位置。治疗期间所有患者耐受性良好，未出现剂量依赖性毒性。该项研究首次证实了 H-1PV 可以双向穿越血脑屏障和肿瘤屏障。此外，通过检测调节性 T 细胞（Treg）和免疫细胞激活标志物（如穿孔素、颗粒酶 B、IFN、IL-2、CD40L 和 CD25），发现 H-1PV 可诱导瘤内 T 细胞、小胶质细胞、巨噬细胞和少量调节性 T 细胞浸润，表明 H-1PV 可引发免疫原性刺激。

7. 新城疫病毒　新城疫病毒（NDV）是单链 RNA 病毒，可引起禽类发生新城疫感染，大多数人类对此病毒不敏感，偶有人感染，但症状轻微。目前，新城疫病毒有两种减毒病毒株，即 MTH-68/H 和 NDV-HUJ。

（1）MTH-68/H：多项研究证实，MTH-68/H 对胶质瘤患者有一定的疗效。研究报道[218]，1 例 14 岁男性复发性胶质母细胞瘤患者在 2 年内多次静脉注射 MTH-68/H，肿瘤体积明显缩小。另一项 MTH-68/H 治疗恶性胶质瘤的病例报道[219]，4 例（3 例儿童、1 例成人）难治性多形性胶质母细胞瘤患者在传统抗肿瘤治疗失败后选用 MTH-68/H 治疗，共治疗 4 ～ 7 年，生命质量得到提高。截至 2004 年，生存时间为 5 ～ 9 年，未查见肿瘤进展相关症状与体征，未出现明显不良事件。这 4 例高级别胶质瘤患者仅接受了 MTH-68/H 治疗，不仅存活了下来，而且具有较好的生命质量，多数肿瘤进展不明显，甚至有的患者未检测到任何肿瘤进展迹象。另有一项报道[220]采用 MTH-68/H 病毒与丙戊酸钠联合治疗 1 例 12 岁难治性间变性星形细胞瘤患者，首次提供了 MTH-68/H 病毒诱导胶质瘤细胞体内凋亡的组织病理学证据，这表明二者联合应用可能产生协同抗肿瘤作用。

（2）NDV-HUJ：早期临床观察初步证实，NDV-HUJ 治疗恶性胶质瘤安全性良好。一项 NDV-HUJ 病毒治疗复发性胶质母细胞瘤的 I 期 / II 期临床研究[221] 纳入 11 例患者，静脉注射不同剂量的 NDV-HUJ 病毒，治疗 3 周后，患者耐受性良好，有 5 例患者出现发热、癫痫发作、昏迷、晕厥、头痛、腹痛以及高血压等 I ～ II 级不良事件。

目前，新城疫病毒治疗恶性胶质瘤的其他策略正在探索中[222]。在具有免疫活性的原位胶质瘤模型中，新城疫病毒可引起胶质瘤细胞发生免疫原性细胞死亡（ICD），从而启动了强烈的抗肿瘤免疫和肿瘤特异性免疫记忆。另外，新城疫病毒和替莫唑胺（temozolomide，TMZ）联合治疗显著延长了胶质瘤大鼠异种移植模型的 OS。证实新城疫病毒可以通过抑制 AKT 信号通路，增强 TMZ 的抗肿瘤作用，为 TMZ 与新城疫病毒联合治疗多形性胶质母细胞瘤患者提供了依据[223]。

8. 牛痘病毒　一项临床前研究[106] 采用静脉注射牛痘病毒 GLV-1 h68 和 LIVP 1.1.1，分别与剂量为 6 Gy 的放疗联合治疗 U87 神经胶质瘤异种移植小鼠。结果发现，与未联合放疗的对照组相比，联合治疗可减缓肿瘤的生长速度，提高小鼠的存活率。这些结果表明，局部放疗联合牛痘病毒溶瘤治疗可进一步提高抗肿瘤效果。

五、肺癌

（一）肺癌的流行病学和治疗现状

根据 WHO 最新发布的统计数据，2022 年估计有 248 万肺癌新发病例和 181 万肺癌死亡病例。与其他肿瘤发病率相比，全球肺癌发病率（12.4%）和死亡率（18.7%）均居第一位。在全球范围内，肺癌是男性恶性肿瘤死亡的首要原因，也是女性恶性肿瘤死亡的第二大原因（仅次于乳腺癌）。据 IARC 统计，2022 年我国肺癌新发病例与死亡病例分别为 106 万与 73 万，均居各癌种之首。早期肺癌多无明显症状，临床上多数患者出现症状就诊时已属中晚期，而晚期肺癌患者的总体 5 年生存率不高，仅为 16%，预后差。因此，肺癌防治是我国恶性肿瘤防控面临的重大挑战之一[224, 225]。

从临床治疗角度出发，结合肿瘤的生物学特性，一般将肺癌分为两大类：小细胞肺癌（small cell lung cancer，SCLC）和非小细胞肺癌（non-small cell lung cancer，NSCLC）[226]。SCLC 占所有肺癌病例的 15% ～ 20%，主要表现为神经内分泌特性，恶性程度高，生长速度快，较早出现淋巴转移和血行播散，对化疗和放疗敏感，但容易复发、转移，预后较差。NSCLC 占所有肺癌病例的 80% ～ 85%[226]。大多数 NSCLC 缺乏神经内分泌特性，包括鳞癌、腺癌等病理类型，对化疗和放疗的敏感性明显低于 SCLC。本章节主要按照《2023 NCCN 肺癌诊疗指南》及《2023 CSCO 肺癌诊疗指南》中推荐的晚期或转移性 NSCLC 的全身治疗方法进行论述（表 3-4-5）。

肺癌的治疗方法主要包括手术、放疗、化疗、靶向治疗、免疫治疗以及支持治疗等。药物治疗，特别是化疗及靶向治疗药物通常会导致患者的耐药而使肿瘤复发转移。免疫治疗在近 10 年的时间里异军突起，特别是免疫检查点抑制剂，其良好的疗效、稳定的安全性、免疫记忆产生的持续治疗反应以及广泛群体的适应性等优势，改变了抗

表3-4-5 溶瘤病毒治疗肺癌的临床研究

类型	病毒名称	临床阶段	入组数	给药方式	联合疗法	临床注册号	研究时间	研究主要终点	招募状态
腺病毒	重组人5型腺病毒	IV	60	瘤内注射	联合化疗	ChiCTR-OPN-15006746	2015/6—2017/6	OS	已完成
		III	134	胸腔注射	其他	NCT02579564	2016/10—2018/12	ORR	其他
	AdV-tk	I	12	瘤内注射	其他	NCT03131037	2017/5—2022/5	安全性	其他
	MG1-MAGEA3	I/II	16	静脉注射	免疫	NCT02879760	2017/3—2020/5	安全性和ORR	已完成
Ad介导的单纯疱疹病毒	ADV/HSV-tk	II	57	瘤内注射	联合免疫；放疗	NCT03004183	2017/7/1—2023/11	ORR	活跃、未招募
单纯疱疹病毒	OH2	I	45	瘤内注射	单药	CTR20182222	2018/10	生命体征；体格检查；实验室检查；ORR；DCR	招募中
		I	118	瘤内注射	单药	CTR20190278	2019/4	MTD及DLT；安全性；生物分布和生物效应	招募中
	T3011	I/II	78	静脉注射	单药；联合免疫	NCT04780217	2021/8—2025/4	安全性和耐受性	招募中
		I/II	233	瘤内注射	单药	NCT05602792	2020/4/21—2024/1	DLT；MID；TEAE	招募中
柯萨奇病毒	CVA21	I	11	静脉注射	联合免疫	NCT02824965	2017/8—2021/6	安全性和耐受性	其他
		I	85	静脉注射	联合免疫	NCT02043665	2013/12—2020/1	ORR	已完成
牛痘病毒	GL-ONC1	I	18	胸腔内注射	单药	NCT01766739	2013/1—2022/1	最大耐受剂量	其他
	BT-001	I/II	48	瘤内注射	单药；联合免疫	NCT04725331	2021/2—2024/12	安全性；推荐剂量；总缓解率	招募中

续表

类型	病毒名称	临床阶段	入组数	给药方式	联合疗法	临床注册号	研究时间	研究主要终点	招募状态
呼肠孤病毒	Pelareorep	II	37	静脉注射	联合化疗	NCT00861627	2009/3—2015/11	ORR	已完成
		II	32	静脉注射	联合化疗	NCT00998192	2009/10—2015/8	ORR	已完成
		II	166	静脉注射	联合化疗	NCT01708993	2012/10—2018/9	PFS	已完成
水疱性口炎病毒	VSV-IFNβ-NIS	I／II	40	静脉注射	联合免疫	NCT03647163	2019/4—2022/6	ORR 和安全性	招募中
麻疹病毒	MV-NIS	I	4	瘤内注射	联合免疫	NCT02919449	2017/8—2018/1	最大耐受剂量	其他
其他	RT-01	—	20	静脉注射	单药	NCT05205421	2022/1/18—2024/1	安全性和抗肿瘤活性	招募中

注: OS. 总生存期; ORR. 客观缓解率; DCR. 疾病控制率; MTD. 最大耐受剂量; DLT. 剂量限制性毒性; TEAE. 治疗期间出现的不良事件; PFS. 无进展生存期。
数据统计截至 2023 年底。

肿瘤治疗格局，使肺癌等肿瘤患者获益匪浅[227]。但是，随着免疫疗法在临床中的广泛应用，一线接受免疫检查点抑制剂治疗的患者中 30% ～ 50% 出现免疫耐药，从而显著降低了免疫治疗的临床疗效。如何克服免疫耐药，已成为临床治疗的当务之急。目前，临床上克服耐药的策略主要包括更换治疗药物或方法、多种疗法联合治疗、对症对因治疗等，以及促进免疫激活、启动 T 细胞应答以及避免 T 细胞耗竭等，但效果并不明显。

（二）溶瘤病毒治疗肺癌的研究

溶瘤病毒是一种具有显著抗肿瘤活性的免疫疗法，目前已在肺癌治疗中进行了一些临床探索（表 3-4-5），具有广阔的应用前景。

1. 腺病毒 一项荟萃分析评估了溶瘤病毒治疗实体瘤的有效性和安全性，其中，重组人 5 型腺病毒相关研究表明，该药单药治疗（OR=2.99，95%CI 1.79 ～ 4.97，$P < 0.001$）或联合化疗（OR=1.81，95%CI 1.49 ～ 2.21，$P < 0.001$）治疗肺癌等实体瘤患者的 ORR 显著高于仅接受化疗的患者[228]。早在 2006 年，周彩存等[229]报道了重组人 5 型腺病毒联合长春瑞滨/顺铂一线治疗 36 例晚期非小细胞肺癌患者的疗效。结果发现，重组人 5 型腺病毒联合化疗组的 PR 为 5 例，化疗方案组 PR 为 3 例，ORR 分别为 26.3% 和 17.6%。

Enadenotucirev（EnAd）是一种能特异性与肿瘤细胞结合的选择性嵌合腺病毒。在一项评估 EnAd 治疗 17 例实体瘤患者（其中包含 2 例 NSCLC 患者）的抗肿瘤免疫反应及安全性的Ⅰ期临床研究中，结果表明 EnAd 可以促进 $CD8^+$ T 细胞的局部浸润，刺激局部抗肿瘤免疫的高度应答，同时具有良好的可耐受性和安全性[230]。

多数患者在经过一定疗程的治疗后，会对免疫检查点抑制剂的治疗出现耐药性。有研究表明，溶瘤病毒联合免疫检查点抑制剂可有效地改善机体对免疫检查点抑制剂的耐药性。张倩凝等[54]针对 1 例对纳武利尤单抗耐药的复发 NSCLC 患者，在尝试免疫治疗联合化疗或抗血管生成治疗后，患者只获得短暂缓解。但在接受了重组人 5 型腺病毒联合纳武利尤单抗、安罗替尼治疗后，患者病情达到稳定，表现出一定的耐药逆转作用。

2. 牛痘病毒 TG4010 是一种表达肿瘤相关抗原 MUC1 和 IL-2 的牛痘病毒。一项多中心、随机Ⅱ期临床研究评估了 TG4010 联合化疗一线治疗Ⅲ B/Ⅳ期 NSCLC 的疗效和安全性，结果表明，TG4010 联合化疗可缓解患者的病情，延长 OS，且耐受性良好，常见不良反应多为轻度至中度[231]。Elisabeth 等开展的一项Ⅱ b 期研究纳入 148 例表达 MUC1 的晚期（Ⅲ b 或Ⅳ期）NSCLC 患者，分别接受 TG4010 联合化疗（顺铂＋吉西他滨）或化疗单独治疗，结果表明，TG4010 联合化疗明显优于化疗[232]。因此，溶瘤病毒联合化疗治疗晚期肺癌具有一定的潜力。

六、乳腺癌

（一）乳腺癌的流行病学及治疗现状

WHO 最新发布的统计数据显示，2022 年全球估计有 231 万乳腺癌新发病例和

67 万肺癌死亡病例。其中，新发病例居全球恶性肿瘤的第 2 位，仅次于肺癌，死亡人数居全球女性恶性肿瘤死亡人数首位。

在中国，乳腺癌也是女性常见的恶性肿瘤之一，每年新发病例数约为 51.17 万，仅次于肺癌。城乡和地区间存在差异是中国乳腺癌流行的显著特点，这与经济发展水平和生活方式有关，也可能受到医疗资源分布不均衡，以及筛查、诊断普及程度的影响[233, 234]。国家癌症中心数据显示，2015 年中国乳腺癌患者的 5 年生存率超过 83%，部分地区甚至更高[235]，与发达国家 5 年生存数据相当[236]。因此，乳腺癌整体预后相对较好。

手术、放化疗和内分泌治疗是乳腺癌主要的传统治疗手段。乳腺癌的治疗应采用综合治疗的原则，即根据肿瘤的生物学特性和患者的身体状况，联合运用多种治疗手段，兼顾局部治疗和全身治疗，以期提高疗效和改善患者的生命质量。晚期乳腺癌患者一般采用挽救性治疗，主要包括化疗、内分泌治疗、靶向治疗、免疫治疗等方式。对于晚期乳腺癌的治疗方案选择，需综合考虑多种因素，特别是二线及多线治疗耐药的患者，由于缺乏标准的进一步治疗方案，亟须寻找更合适的临床获益药物及组合方式。

（二）溶瘤病毒治疗乳腺癌的研究

一些溶瘤病毒已应用于乳腺癌的临床前和临床阶段（表 3-4-6），包括腺病毒、单纯疱疹病毒、牛痘病毒和呼肠孤病毒等。

1. 腺病毒　腺病毒为线性双链 DNA 病毒，基因组大小约为 36 kb，含有较多复制非必需基因（E3 区），易于体外培养，产量高，生物学性状稳定，是溶瘤病毒疗法研究领域的热点[237]。Liikanen[238] 构建了能编码曲妥珠单抗重链、轻链基因的血清型溶瘤腺病毒，在溶瘤病毒感染的乳腺癌细胞中有明显的抗 -HER2 抗体表达，且抗体的浓度明显高于常规给药后的浓度。这提示溶瘤病毒可提高曲妥珠单抗对 HER-2 阳性乳腺癌的疗效。Ang 等[239] 设计了一条含有 9 个与三阴性乳腺癌（triple negative breast cancer，TNBC）致癌性 miRNAs（oncogenic miRNAs，OncomiRs）基因互补结合序列的干扰性长链非编码 RNA（long non-coding，LncRNA），插入腺病毒的 E3 区后，LncRNA 能在 survivin 表达阳性的乳腺癌细胞中高度复制，从而破坏 OncomiRs 功能，抑制 TNBC 细胞的上皮间质转化，抑制率可达 73.84%。王炜川等[240] 为提高溶瘤病毒靶向性，构建插入了 hTERT 启动子驱动基因的溶瘤腺病毒 RCA-TERT-Ad35。研究发现，RCA-TERT-Ad35 可特异性地靶向和杀死具有阳性端粒酶活性的乳腺癌 MCF-7 细胞和干细胞样细胞，同时抑制裸鼠移植瘤的生长，抑制率达 84.5%。

2. 单纯疱疹病毒　单纯疱疹病毒（HSV）是一类安全性较高、目前临床使用较广泛的溶瘤病毒之一。相比于其他溶瘤病毒，单纯疱疹病毒宿主广泛，基因组庞大（152 kb），具有较好的基因修饰可容空间。李俊杰等[241] 利用人工基因修饰的单纯疱疹病毒（G47Δ 病毒）感染乳腺癌细胞，发现该单纯疱疹病毒在感染复数（multiplicity of infection，MOI）为 0.01 时可杀灭 91% 以上肿瘤细胞，且对正常乳腺细胞无杀伤毒性。马薇等研究发现，G47Δ 病毒通过诱导 HER-2 蛋白降解，诱导乳腺癌 MCF-7 细胞凋亡，起到靶向抗肿瘤作用[242]。目前有一些Ⅰ～Ⅱ期 T-VEC、T3011 等多种溶瘤病毒治疗乳腺癌的临床研究正在进行中，涉及单药、联合化疗、联合免疫等多种疗法。

表 3-4-6 溶瘤病毒治疗乳腺癌的临床研究

类型	病毒名称	临床阶段	入组数	给药方式	联合疗法	临床注册号	研究时间	研究主要终点	招募状态
单纯疱疹病毒	T-VEC	I	36	其他	联合免疫	NCT03256344	2018/3—2022/8	DLT	开展中
		I/II	50	瘤内注射	联合化疗	NCT02779855	2017/5—2022/8	MTD、pCR	其他
		II	11	瘤内注射	单药	NCT02658812	2016/8—2021/8	ORR	开展中
		I	6	瘤内注射	联合免疫	NCT04185311	2019/7—2022/7	AE	招募中
		0	28	瘤内注射	联合免疫	NCT03802604	2018/12—2023/11	0级和1级残留癌负担率（RCB0/1）	招募中
		I	20	瘤内注射	联合化疗	NCT03554044	2020/2—2022/2	安全性	招募中
	ADV/HSV-tk	II	57	瘤内注射	其他	NCT03004183	2017/7—2023/11	ORR	未招募
	R130	I	20	瘤内注射、腹腔注射	单药	NCT05860374	2023/3—2026/3	不良事件发生率、实验室异常发生率、系统免疫反应	招募中
	T3011	I/II	233	瘤内注射	单药	NCT05602792	2020/4—2024/1	安全性、耐受性、MTD	招募中
	ONCR-177	I	132	瘤内注射	单药、联合免疫	NCT04348916	2020/3—2025/1	DLT、MTD、AEs、RP2D、SAEs	未招募
呼肠孤病毒	Reolysin	II	81	静脉注射	联合化疗	NCT01656538	2012/7—2018/2	PFS	已完成
		II	25	静脉注射	联合免疫	NCT04445844	2020/7—2023/9	ORR、AE	招募中
		II	48	静脉注射	联合化疗、联合免疫	NCT04215146	2020/6—2024/7	ORR、安全性、耐受性	未招募
		I	26	静脉注射	联合化疗、联合免疫	NCT04102618	2019/3—2022/4	CelTIL评分	已完成

续表

类型	病毒名称	临床阶段	入组数	给药方式	联合疗法	临床注册号	研究时间	研究主要终点	招募状态
腺病毒	MEM-288	I	18	瘤内注射	单药	NCT05076760	2022/2—2025/11	MTD、安全性、耐受性	招募中
	CAdVEC	I	45	瘤内注射	单药、其他	NCT03740256	2022/12—2038/12	CTCAE 5.0 的 DLT 患者数	招募中
	L-IFN	I	28	瘤内注射	单药	NCT05180851	2021/11—2023/12	DLT、AE	招募中
牛痘病毒	CF33-hNIS-antiPDL1	I	78	瘤内注射	单药	NCT05081492	2021/10—2023/12	不良事件发生率	招募中
	BT-001	I / II	48	瘤内注射	单药、联合免疫	NCT04725331	2021/2—2025/4	安全性、耐受性、推荐剂量、iORR、iDCR	招募中
	VV-GMCSF-Lact	I	73	瘤内注射	单药	NCT05376527	2022/3—2024/3	AEs、DLT	招募中
麻疹病毒	MV-NIS	I	12	瘤内注射	单药	NCT01846091	2013/4—2019/11	MTD、AE	已完成
	MV-s-NAP	I	33	瘤内注射	单药	NCT04521764	2020/9—2024/8	MTD、AE、最佳肿瘤反应、麻疹病毒血症、外周免疫反应	招募中
其他	Toca 511	I	21	静脉注射	联合化疗	NCT02576665	2016/7—2019/11	肿瘤和外周血免疫活性与基线的变化	已完成
	CodaLytic	I	24	瘤内注射	单药	NCT05600582	2023/1—2025/1	SAE、AE、DLT	未招募

注：DCR. 疾病控制率；DLT. 剂量限制性毒性；iORR. 免疫相关总有效率；iDCR. 免疫相关疾病控制率；SAE. 严重不良反应；PFS. 无进展生存期；MTD. 最大耐受剂量；PCR. 病理学完全缓解；ORR. 客观缓解率；AE. 不良事件；RP2D. II 期临床研究推荐剂量。数据统计截至 2023 年底。

3. **牛痘病毒** 刘超等[243]将牛痘病毒敲除了*N1L*基因并插入IL-21编码基因。随后的研究发现，改造后的牛痘病毒对小鼠乳腺癌细胞有较高的杀伤能力，并检测出高表达的IL-21蛋白，有较好的抗肿瘤趋势。目前，使用BT-001、CF33-hNIS-antiPDL1、VV-GMCSF-Lact三种溶瘤病毒治疗乳腺癌的Ⅰ期或Ⅱ期临床研究正在开展中。

4. **呼肠孤病毒** 朱敬之等在一项研究[244]中证实，呼肠孤病毒可裂解乳腺癌细胞，并对乳腺癌干细胞具有杀伤作用，对防止乳腺癌转移有一定的潜在价值。目前，以哺乳动物呼肠孤病毒为基础开发的Reolysin病毒已用于转移性乳腺癌的治疗。

七、胃癌

（一）胃癌的流行病学及治疗现状

WHO最新发布的统计数据显示，2022年全球新发胃癌病例约97万，其中中国约占37%。最新肿瘤统计数据显示，我国胃癌新发病例约35.87万，位居我国肿瘤发病率第5位；每年死亡病例26.04万，位居我国肿瘤死亡率第3位。我国早期胃癌占比较低，仅约20%，大多数发现时已是进展期，总体5年生存率不足50%。

胃癌的传统治疗方法包括手术、放疗和化疗[245]。目前，胃癌的主要治疗手段是内镜下微创手术、手术切除、药物治疗。《2023 NCCN胃癌诊疗指南》和《2023 CSCO胃癌诊疗指南》推荐，对于早期及可切除的进展期胃癌，内镜下微创治疗或者手术切除能够达到根治效果；局部晚期、远处转移或腹膜种植无法通过手术切除治愈，药物治疗方案首选氟尿嘧啶和奥沙利铂、氟尿嘧啶和顺铂。另外，姑息性手术、放疗、射频消融、腹腔灌注及动脉介入栓塞灌注等局部治疗手段也有助于延长OS和提高患者的生命质量。

我国目前针对胃癌的药物治疗主要包括化疗药物、分子靶向药物和免疫检查点抑制剂以及中医中药等。化疗药物已经有比较充分的循证医学证据及丰富的临床实践经验。靶向药物相关研究众多，但目前在中国获批适应证的仅有抗HER2药物曲妥珠单抗和维迪西妥单抗以及抗血管生成通路药物雷莫西尤单抗、阿帕替尼等，总体尚缺乏针对其他靶点而明显获益的分子靶向药物。免疫治疗中的免疫检查点抑制剂PD-1单抗单药治疗获批晚期胃癌三线以及dMMR/MSI-H阳性患者的全线治疗，取得了突破性进展。另外，PD-1单抗联合化疗已成为晚期转移性胃癌一线治疗新标准。

（二）溶瘤病毒治疗胃癌的研究

目前的免疫治疗主要包括免疫检查点抑制剂、细胞毒性免疫细胞、CAR-T、单克隆抗体、ADC药物和肿瘤疫苗等[246]，其中免疫检查点抑制剂的发展非常迅速，尤其是抗PD-1和PD-L1通路中的靶向免疫治疗取得了一定的突破[247]。免疫治疗可以通过免疫检查点抑制剂的免疫抑制解除作用[248]，增强自身免疫细胞的肿瘤杀伤能力，达到治疗目的。临床研究如KEYNOTE-012、ATTRACTION-2和KEYNOTE-059，支持免疫检查点抑制剂在转移性胃癌患者中的疗效[249-251]。另外，溶瘤病毒疗法作为一种新兴的免疫疗法，包括腺病毒、新城疫病毒、单纯疱疹病毒、牛痘病毒、麻疹病毒、呼肠孤病毒等，目前已应用于胃癌的临床前和临床治疗阶段（表3-4-7）。

表 3-4-7　溶瘤病毒治疗胃癌的临床研究

病毒类型	病毒名称	临床阶段	入组数	给药方式	联合疗法	临床注册号	研究时间	研究主要终点	招募状态
单纯疱疹病毒	R130	I	20	瘤内、腹腔注射	单药	NCT05860374	2023/3—2026/3	不良事件发生率、实验室常异常发生率、系统免疫反应	招募中
AdV	CAdVEC	I	45	瘤内注射	单药、其他	NCT03740256	2022/12—2038/12	CTCAE 5.0 的 DLT 患者数	招募中
	OBP-301	II	41	瘤内注射	联合免疫	NCT03921021	2019/5—2022/3	ORR	招募中

注：DLT. 剂量限制性毒性；ORR. 客观缓解率。数据统计截至 2023 年底。

1. 腺病毒　近年来，人们对腺病毒进行了各种结构改造，从而提高了病毒感染率，增强了病毒感染肿瘤细胞的靶向性与复制力，在胃癌治疗研究方面取得了一系列成就。一项 CAR-T 和溶瘤腺病毒联合治疗晚期胃癌的临床研究（NCT03740256）和一项溶瘤病毒 OBP-301 联合帕博利珠单抗治疗晚期胃癌的临床研究（NCT03921021）正在进行中，凸显了将腺病毒的临床前研究转化为临床研究的获益。

AdE2F-p16 是一种经人工基因改造的重组腺病毒（AdV）。在原病毒的基因中插入 E2F-p16 启动子基因，可使病毒表达 E2F-p16 启动子。而表达该启动子的腺病毒能与 p16 缺陷的细胞特异性结合，并能在感染细胞内大量复制，最后杀伤裂解细胞。*P16* 基因表达缺陷与胃癌的发生关系密切，且多发生在胃癌形成早期，频率较高，目前已成为胃癌的生物标记之一。因此，该重组溶瘤病毒在胃癌领域有很大的应用前景。Ma 等[252]应用 AdE2F-p16 观察对裸鼠胃癌异种移植瘤的作用，结果表现出其有效的抗肿瘤能力。

Ad-hTERT-E1A-凋亡素（apoptin）是 hTERT 启动子和凋亡素组成的腺病毒构建体，可特异性诱导体内外胃癌细胞凋亡，降低异种移植裸鼠的体内肿瘤负荷[253]。Araki 等[254]报道，将 CEA 启动子（CEA promoter，CEAp）插入腺病毒载体（AdCEAp/Rep）中，可特异性杀伤 CEA 阳性的胃癌细胞，联合 5-FU 可增强其杀伤作用。

AdSurp-Hsp70 是存活蛋白（survivin）启动子调控的溶瘤腺病毒，在存活蛋白阳性的胃癌细胞中具有高复制活性，并介导抗癌基因表达。其有效地克服了常规基因治疗载体的局限性，如载体转染率低、转基因表达水平低和肿瘤细胞靶向性弱[255]。

研究还发现，将嵌合衣壳运用在腺病毒的结构改造中，可显著增强腺病毒的感染力与杀伤能力。早期研究报道，具有 5/3 嵌合纤维修饰的 Cox2-CRAdV 在胃癌细胞中显示出良好的特异性与感染性，是治疗胃癌腹膜转移的有效工具[256]。Kangsniemi 等[257]报道，在 Ad5-LucRGD 载体中使用 Ad5/3 病毒衣壳，可显著提高腺病毒的感染性和杀伤能力，同时显著提高原位胃癌小鼠的存活率。Ad-Endo 将血管生成抑制剂内皮抑素（endostatin）引入重组腺病毒，联合 E1B（55kD）缺陷的溶瘤腺病毒 ONYX-015，能显著抑制肿瘤血管生成和胃癌异种移植物的生长[258]。

OBP-301 也是一种通过基因工程改造的端粒酶特异性溶瘤腺病毒，通过动员细胞周期相关蛋白，将原本静止的胃癌干细胞样细胞动员到 S/G2/M 期，使其丧失细胞增殖活力和肿瘤干细胞样细胞特性，从而提高化学敏感性，且可进一步诱导胃癌细胞死亡[259]。Pang 等[260]研究发现，靶向肿瘤相关成纤维细胞（CAF）的纤维修饰的六邻体嵌合溶瘤腺病毒（P9、P9-4C 和 GP）可在胃 CAF 中大量复制，特异性诱导 CAF 死亡，从而抑制体内胃癌细胞的生长。Chen 等[261]报道，SG235-TRAIL 是 E1B 缺失的嵌合型溶瘤腺病毒，可介导更高水平的转基因表达，在胃肿瘤异种移植小鼠模型中瘤内注射 SG235-TRAIL，14 天后观察到了治疗产生的显著抗肿瘤作用。

在改造溶瘤腺病毒内部结构的同时，递送腺病毒载体的研究也很重要。KGHV500 是细胞因子诱导的杀伤细胞递送的重组溶瘤腺病毒。体内外试验表明，它可协同杀死肿瘤细胞，对靶向治疗过表达野生型 Ras 的胃癌具有一定的应用前景[262]。Zhou 等[263]

研究发现，Ad/TRAIL-E1 是由 TSP 控制、表达 *TRAIL* 和 *E1A* 基因的溶瘤腺病毒载体，可特异性诱导 TRAIL 介导的胃癌细胞凋亡，显著抑制胃癌腹膜转移，并延长小鼠的存活时间。Xu 等[264] 研究证实，ZD55-AChE 载体可抑制胃癌细胞和胃癌干细胞生长，且抗肿瘤功效大于复制缺陷型腺病毒载体 AdAChE。

2. 新城疫病毒 新城疫病毒（NDV）是单链 RNA 病毒，可引起禽类发生新城疫感染，人类一般不敏感，少数人感染后仅有轻微症状。Bu 等[265] 报道，表达狂犬病毒糖蛋白的重组无毒 NDV 株（recombinant avirulent NDV expressing the rabies virus glycoprotein，rL-RVG）和 NDV 野生型病毒株可通过自噬和细胞凋亡等机制诱导胃腺癌细胞死亡，且嵌合载体在胃癌细胞系中具有增强的溶瘤功效。Bu 等[266] 进一步研究发现，重组 NDV-rL-hIFN-λ1 通过促进 IFN-γ 产生（Th1 反应）、抑制 IL-13 产生（Th2 反应）等机制，改变肿瘤微环境 Th1/Th2 的比例，从而抑制胃肿瘤细胞株 SGC-7901 的生长。

实验研究发现[267]，NDV（F3aa）-绿色荧光蛋白（green fluorescent protein，GFP）可显著降低胃癌腹膜转移模型中的肿瘤负荷。野生型 NDV 株 NDV-D90 可通过增强 p38 信号转导和抑制细胞外调节蛋白激酶 1/2 及 Akt 信号转导，促进肿瘤细胞凋亡，抑制肿瘤细胞生长，还可通过抑制 VEGF-A 和 MMP-2 表达来减少胃肿瘤血管形成，同时还可特异性杀伤胃癌细胞[268]。

3. 单纯疱疹病毒 单纯疱疹病毒（HSV）的基因组较大，有较大的空间允许删除、插入适合肿瘤治疗的基因。如删除两侧 *γ134.5* 神经毒性基因，降低神经毒性；删除感染细胞蛋白（ICP）47 基因可增加被感染的肿瘤细胞内的抗原提呈；经修饰单纯疱疹病毒的糖蛋白可改善对肿瘤细胞的靶向作用[269]；基因修饰的重组单纯疱疹病毒可有效地感染、复制并溶解胃及食管癌细胞[270]。一项 I 期临床研究（NCT05860374）纳入包括胃癌在内的 20 例实体瘤患者，以评估重组 HSV-1（R130）在晚期实体瘤患者中的安全性和有效性。

Tsuji 等[271] 报道，利用细菌人工染色体（bacterial artificial chromosome，BAC）系统构建了表达人 TSP-1 的溶瘤单纯疱疹病毒（T-TSP-1），该方法是在 HSV-1 基因组中插入血小板反应蛋白 -1（thrombospondin-1，TSP-1）基因。T-TSP-1 可用于治疗多种肿瘤。在体外及体内的人肿瘤细胞皮下肿瘤异种移植物中测定了 T-TSP-1 的免疫增强效力。该药有望通过 CD36 介导的抗血管生成、诱导细胞凋亡、激活 TGF-β 和抑制基质金属蛋白酶 -9（MMP-9）等机制来联合抑制肿瘤进展，进一步诱导胃癌细胞凋亡。

G207 删失了 2 个 *γ134.5* 神经毒性基因，并在 *ICP6* 基因座上插入大肠埃希菌 *lacZ* 基因，增强了 CTL 细胞的活性，可有效地感染、复制和杀死人胃癌细胞[272]。有研究发现[273]，使用细胞毒药物丝裂霉素 C 可选择性地上调肿瘤中生长抑制和 DNA 损伤基因 34（growth arrest and DNA damage 34，GADD34）（*γ134.5* 基因的哺乳动物同源物）的表达，达到选择性地恢复 G207 中缺失基因的毒性表型，增强病毒抗肿瘤能力，这些作用已在人胃癌细胞中得到验证。

NV1066 是一种人工基因修饰的 HSV-1 溶瘤突变体，含有增强型绿色荧光蛋白（EGFP）基因。在体外和体内弥散性腹膜胃癌模型中，NV1066 对人胃癌细胞（OCUM 细胞株）具有细胞毒性，表现出显著的溶瘤活性，并诱导感染肿瘤细胞中 GFP 的表达[274]。G47Δ 也是一种基因重组 HSV-1，最早被批准用于脑胶质瘤的治疗。将 G47Δ 瘤内注射和腹腔注射到人类胃癌细胞裸鼠皮下移植瘤和腹腔种植瘤中，可分别抑制这两类肿瘤的生长。这些发现提示 G47Δ 有望用于胃癌的治疗[275]。

4. 牛痘病毒　Liu 等[276]报道，溶瘤 VACA 与 PD-L1 抑制剂联合治疗胃癌，可发挥协同作用，提高疗效。Jun 等[277]研究发现，通过基因工程改造以表达人钠碘转运体的新型溶瘤 VACAGLV-1 h153 可在鼠异种移植模型中有效感染胃癌细胞，然后在胃癌细胞中复制并引起肿瘤消退。李婷等[278]通过 PD-1 胞外结构域与 IgG1Fc 片段结合组成 PD-L1 抑制剂，将该序列整合至共表达 GM-CSF 的重组溶瘤病毒的骨架中，获得 OV-GM/iPD-L1 重组溶瘤痘病毒。体内移植瘤试验显示，OV-GM/iPD-L1 重组溶瘤病毒可以显著抑制胃癌细胞生长，增强体内的抗肿瘤免疫反应。

5. 麻疹病毒　重组 MeV 疫苗株 rMV-Hu191 是一种麻疹病毒，可通过诱导 Caspase 依赖性的细胞凋亡，抑制肿瘤增殖。研究发现[279]，脂质筏微结构域的完整性是病毒感染及随后细胞凋亡所必需的。rMV-Hu191 病毒株可作为胃癌的溶瘤病毒疗法候选药物。

6. 呼肠孤病毒　Reolysin®（Pelareorep）是一种未经修饰的呼肠孤病毒的非致病性专有分离株，由加拿大卡尔加里大学的临床前研究发现。通过静脉注射给药，Pelareorep 能够杀死 Ras 信号通路过度激活的肿瘤细胞。研究显示，Pelareorep 在 Ras 信号通路激活的细胞中可特异性感染并大量复制，而对不具有 Ras 信号通路激活的细胞影响非常小。Ras 蛋白及其上游元件的过度激活可能在超过 2/3 的人类肿瘤中发挥重要作用。这些结果表明，Pelareorep 可能是许多 Ras 信号通路激活的肿瘤及一些细胞增殖疾病的有效治疗药物。目前，该药已被用于多项临床研究，且已取得显著疗效[280]。2010 年，一项研究评估了呼肠孤病毒对 Ras 信号通路激活、腹膜转移的胃癌模型的疗效，呼肠孤病毒治疗组小鼠腹水平均体积、腹膜肿瘤总数和重量均显著低于正常 NIH3T3 细胞系（对照组）[281]。有研究报道[282]，曲妥珠单抗与呼肠孤病毒联合应用时，通过 TRAIL 信号转导，增强人 HER2 阳性胃癌细胞的抗肿瘤效力，在体内外均显著诱导细胞凋亡。

7. 其他溶瘤病毒　Rigvir 是一种无致病性、遗传基因未修饰的内向性、溶瘤性 ECHO-7 病毒（EcoV7）[283]，属于小 RNA 病毒科肠病毒属肠道病毒 B 种。该病毒由 Sia Latima 公司研发，于 2004 年在拉脱维亚获批。Rigvir 的一项临床研究纳入了 700 余例肿瘤患者，包括约 90 例晚期胃癌患者，与单纯免疫治疗相比，Rigvir 治疗后患者的 3 年和 5 年总生存率均有所提高[7]。

溶瘤病毒 EcoV1 是另一种低致病性人肠道病毒，在体内可特异性靶向并破坏肿瘤细胞。Haley 等[284]研究发现，α2β1 在胃癌细胞系中大量表达，EcoV1 与 α2β1 整合素可特异性识别并结合，从而进入胃癌细胞，使胃癌细胞对肿瘤局部注射的体外 EcoV1 感染高度敏感，促进病毒复制并进一步杀伤肿瘤细胞，控制胃癌腹膜传播。

八、肝癌

（一）肝癌的流行病学及治疗现状

根据 WHO 最新发布的统计数据，2022 年全球新发肝癌病例约 87 万，死亡病例约 76 万。其中，我国肝癌死亡病例约 31.65 万，居所有肿瘤死亡人数的第 2 位，仅次于肺癌。肝癌发病率在全球范围内呈上升趋势，据估计，到 2025 年，每年将有 100 万人罹患肝癌[285]。其中，肝细胞癌约占原发性肝癌的 90%，是最常见的肝癌病理类型[285]。原发性肝癌主要包括肝细胞癌（hepatocellular carcinoma，HCC）、肝内胆管癌（intrahepatic cholangio carcinoma，ICC）和混合型肝细胞癌 - 胆管癌（combined hepatocellular cholangio carcinoma，cHCC-CCA）三种不同的病理学类型[119]，三者在发病机制、生物学行为、病理组织学、治疗方法以及预后等方面差异较大。其中 HCC 占 75% ～ 85%、ICC 占 10% ～ 15%[119]。原发性肝癌是目前我国第 5 位常见恶性肿瘤及第 2 位肿瘤致死病因，严重威胁我国人民的生命安全和健康[286-288]。

虽然一些患者接受了根治性手术治疗，但 70% ～ 80% 的患者于术后 5 年内复发[69]。目前，中国肝癌患者 5 年总生存率仅为 12.1%[289]。部分原因可能为我国肝癌患者大多合并有肝炎、肝硬化，且在确诊时多数患者已发展至中晚期，能获得手术切除机会的患者仅占 20% ～ 30%[288]，整体预后欠佳。因此，确定有效的肝癌治疗方法仍是全球关注的重大议题。

肝癌治疗领域的特点是多学科参与、多种治疗方法共存。常见治疗方法包括外科治疗（肿瘤切除术、肝移植术）、消融治疗（冷冻、微波、射频、化学及物理损毁剂等）、经动脉化疗栓塞术（TACE）、肝动脉灌注化疗（HAIC）、放疗、系统抗肿瘤治疗（包括化疗、靶向、免疫、中药治疗）等[290]。目前，对于不可手术切除的晚期肝癌患者，常用的治疗方案有 TACE/HAIC、消融治疗、系统治疗、放疗等。系统抗肿瘤治疗多用于晚期肝癌患者。

（二）溶瘤病毒治疗肝癌的研究

近 10 年，肿瘤免疫疗法已成为晚期肝癌的治疗热点。肝是免疫耐受器官，外周血白细胞与常驻肝细胞之间的相互作用、免疫检查点上调以及慢性炎症诱导的免疫抑制微环境导致肝免疫耐受。因此，即使免疫疗法取得了一些进展，但仍有超过 75% 的 HCC 患者对免疫检查点抑制剂、血管生成抑制剂和抗血管内皮生长因子等治疗反应不佳。溶瘤病毒是继免疫检查点抑制剂之后肝癌免疫治疗的又一治疗手段。一些溶瘤病毒已应用于肝癌的临床前和临床治疗阶段（表 3-4-8），包括腺病毒、单纯疱疹病毒和牛痘病毒等 DNA 病毒，以及呼肠孤病毒、新城疫病毒以及水疱性口炎病毒等 RNA 病毒。

1. 腺病毒　ONYX-015 是一种敲除了 E1B 55kD 基因的重组腺病毒。这种基因重组病毒可以在缺乏 p53 的癌细胞中复制和裂解，但不能在具有功能 p53 的细胞中复制和裂

表 3-4-8 溶瘤病毒治疗肝癌的临床研究

病毒类型	病毒名称	阶段	入组组数	给药方式	联合疗法	临床注册号	研究时间	主要研究终点	招募状态
腺病毒	重组人5型腺病毒	一	160	其他	联合放疗	NCT03790059	2016/10—2020/9	无瘤生存率	招募中
		Ⅲ	304	动脉注射	联合化疗	NCT03780049	2018/10—2023/10	OS	招募中
		一	66	瘤内注射	联合靶向	NCT05113290	2021/12/28—2023/12/01	ORR	尚未招募
		一	66	动脉注射	联合化疗	NCT05124002	2022/01/01—2024/04/01	PFS	尚未招募
		Ⅲ	266	动脉注射	其他	NCT01869088	2013/1—2018/1	OS	其他
	ADV-TK	Ⅱ	81	瘤内注射	其他	NCT02202564	2006/10—2013/8	OS；无复发生存率	已完成
		Ⅱ	40	瘤内注射	单药	NCT00300521	2000/9—2005/11	总生存率；总无复发生存率	已完成
		Ⅲ	180	腹腔注射	其他	NCT03313596	2013/3—2019/12	PFS	其他
		一	360	瘤内注射	其他	ChiCTR-ONRC-12002985	2008/10—2013/12	DFS；OS；肿瘤控制率	已完成
		Ⅱ	43	瘤内注射	其他	ChiCTR-ONRC-11001233	2007/11—2010/3	DCR	已完成
		Ⅲ	180	瘤内注射；静脉注射；动脉注射	其他	CTR20132308	2014/6	PFS	招募中
		Ⅲ	180	瘤内注射	单药	CTR20132308	2013—09	PFS	招募中
		Ⅳ	200	静脉注射	其他	ChiCTR-TRC-09000387	2009/5—2011/12	无复发生存时间/PFS；OS；1年总生存率；安全性	已完成
牛痘病毒	Pexa-Vec	Ⅰ/Ⅱ	30	瘤内注射	联合免疫	NCT03071094	2017/7—2020/9	DLT；ORR	其他
		Ⅲ	459	瘤内注射	联合靶向	NCT02562755	2015/10—2020/7	ORR	已完成
		Ⅱ	16	静脉注射	联合靶向	NCT01636284	2012/6—2013/6	CR 或 PR 人数	已完成
		Ⅰ	14	瘤内注射	单药	NCT00629759	2006/1—2007/8	MTD/MFD	已完成

续表

病毒类型	病毒名称	阶段	入组数	给药方式	联合疗法	临床注册号	研究时间	主要研究终点	招募状态
牛痘病毒	Pexa-Vec	II	25	瘤内注射；静脉注射	联合靶向	NCT01171651	2009/8—2015/12	安全性和耐受性	已完成
		II	129	瘤内注射	单药	NCT01387555	2008/12—2011/12	OS	已完成
		II	30	瘤内注射	单药	NCT00554372	2008/8—2013/2	DCR	已完成
		III	900	瘤内注射	单药	CTR20171652	2015/12	OS	其他
		II	129	瘤内注射；静脉注射	联合免疫	NCT01387555	2008/12—2011/12	OS	已完成
	vDD-CDSR	I	26	瘤内注射；静脉注射	单药	NCT00574977	2008/5—2014/7	MTD／MFD；安全性	已完成
单纯疱疹病毒	T-VEC	II	206	瘤内注射	联合免疫	NCT02509507	2016/2—2024/4	DLT；ORR.	招募中
	OH2	I	54	瘤内注射	单药	CTR20210058	2021/1	ORR；12 个月总生存率；安全性	尚未招募
	T3011	I／II	30	瘤内注射	联合免疫	NCT04386967	2020/3—2021/3	DLT/MTD	招募中
		I／II	78	静脉注射	单药；联合免疫	NCT04780217	2021/8—2025/4	安全性和耐受性	招募中
		I／II	14	静脉注射	单药	NCT05598268	2022/03/01—2024/12	安全性；耐受性；DLT；推荐剂量；MTD	招募中
	OBP-301	I	18	瘤内注射	单药	NCT02293850	2014/10—2021/4	安全性	招募中
	OrienX010	I	18	瘤内注射	单药	NCT01935453	2012/5—2014/5	MTD；DLT	已完成
	VG161	I	44	瘤内注射；静脉注射	联合免疫	NCT04806464	2021/3—2022/12	MTD/推荐剂量；DLT；ORR；安全性	招募中

注：DCR. 疾病控制率；OS. 总生存期；ORR. 客观缓解率；PFS. 无进展生存期；DFS. 无病生存期；DLT. 剂量限制性毒性；CR. 完全缓解；PR. 部分缓解；MTD. 最大耐受剂量；MFD. 最大给药量。数据统计截至 2023 年底。

解，从而可选择性地感染并溶杀肿瘤细胞。一项 ONYX-015 的 II 期临床研究发现[291]，19 例肝胆恶性肿瘤患者接受了 ONYX-015 病灶内注射治疗，患者耐受性良好，部分患者有一定的疗效。重组人 5 型腺病毒也是经过基因改造的人源 5 型腺病毒，与 ONYX-015 非常相似，但在其 *E3* 基因中有额外的缺失，是目前唯一在中国获批上市的溶瘤腺病毒产品。多项临床研究表明，重组人 5 型腺病毒联合其他疗法可显著缓解肝癌患者的临床症状。He Chao-Bin 等的临床研究表明，相较于经动脉化疗栓塞术（TACE）治疗，重组人 5 型腺病毒联合 TACE 治疗组显著缩小肿瘤体积，并延长中晚期肝癌患者的 OS[292]，显著改善 ORR。

2. 单纯疱疹病毒　单纯疱疹病毒（HSV）由 HSV-1 和 HSV-2 两种血清型组成，目前单纯疱疹病毒作为单一药物已被用于 HCC 模型的临床前实践，具有显著的抗肿瘤疗效。例如，Ld0-GFP 是一种针对 HCC 的新型溶瘤 HSV-1，可靶向广谱 HCC 细胞，显著增强免疫原性肿瘤细胞死亡，在体内外的研究中均具有抗肿瘤活性，提高了总生存率[293]。基因重组的溶瘤型 HSV-1 T-01 可杀死肿瘤细胞而不损伤周围正常组织。T-01 治疗 HCC 的体内外研究发现，T-01 对 13 种肝癌细胞系具有溶瘤作用，抑制小鼠模型肝癌细胞的生长。因此，T-01 可能成为 HCC 患者的新疗法[294]。

3. 牛痘病毒　GLV-2b372 是一种基于野生型李斯特菌病毒的重组牛痘病毒。基础研究表明，GLV-2b372 具有减弱 HCC 细胞的迁移和转移并使 EMT 标志物的表达失活等作用。Pexa-Vec（JX-594）是另一种重组溶瘤牛痘病毒，通过诱导 GM-CSF 的产生和裂解肿瘤细胞来激活特异性抗肿瘤免疫应答。在一项评估 JX-594 治疗耐药的原发性或转移性肝癌患者的疗效和安全性的 I 期临床研究中，10 例患者接受 JX-594 瘤内注射治疗，3 例患者出现 PR，6 例患者出现 SD，1 例患者 PD，耐受性良好[295]。另一项应用 JX-594 的随机 II 期临床研究（NCT00554372）发现，高剂量组治疗晚期 HCC 患者的 OS 优于低剂量组（分别为 14.1 个月和 6.7 个月，*n*=30），证明了 JX-594 剂量是晚期恶性肿瘤患者 OS 的重要决定因素，即在一定程度内，JX-594 剂量与患者 OS 呈正相关。同时，研究还证明了溶瘤病毒在多个受试者中可主动诱导抗肿瘤免疫反应[296]。

PHOCUS 是一项应用 Pexa-Vec 联合索拉非尼对照索拉非尼单药治疗晚期 HCC 疗效的 III 期临床研究（NCT02562755）[297]。研究的中期分析数据显示，该临床研究联合组与对照组差别未达到统计学意义，不太可能达到主要终点，因此终止了该临床研究[297]。目前，一项探索 JX-594 联合帕博利珠单抗一线治疗耐药的晚期 HCC 的 II 期研究（NCT03071094）正在进行中。初步结果表明，JX-594 可增强细胞毒性 T 细胞反应，同时帕博利珠单抗能阻断 PD-1 的免疫抑制作用，诱导 T 细胞活化。期待研究最终结果能证实该设计方案具有较好的抗肿瘤作用。

4. 呼肠孤病毒　呼肠孤病毒通过感染肿瘤细胞和激活细胞程序性死亡途径实现其溶瘤作用。研究表明，其不仅可以通过细胞凋亡途径，还可通过自噬、焦亡和坏死性凋亡来激活细胞程序性死亡途径。许多研究证实，呼肠孤病毒可以裂解肿瘤细胞，释放肿瘤抗原，增加炎性细胞因子和趋化因子的释放，以促进抗肿瘤免疫应答[298]。

Adel Samson 等发现[299]，呼肠孤病毒可以诱导先天免疫反应，产生抗肝癌作用，在体内外可有效地抑制 HCV 复制。故呼肠孤病毒或许可成为治疗 HCV 感染肝癌的替代药物。

5. 新城疫病毒　NDV-HK84 是一种野生型溶瘤病毒。体内外研究表明，NDV-HK84 通过激活 IFN 信号传导而具有溶瘤作用，抑制肿瘤生长，同时不损伤正常细胞[300]。另外，NDV/F（L289A）是在新城疫病毒中插入 L289A 突变的 F 蛋白而获得的一种溶瘤病毒。体内外研究表明，其对肝癌细胞毒性增强，可导致肿瘤坏死，显著延长大鼠 OS。安全性研究显示，该病毒对肝产生的毒性很低[301]，故新城疫病毒治疗肝癌具有一定的潜力。

6. 水疱性口炎病毒　一项研究在免疫功能正常的原位 HCC 大鼠模型中，瘤内注射表达绿色荧光蛋白（GFP）基因的重组水疱性口炎病毒（rVSV-GFP）。结果表明，rVSV-GFP 可以在 HCC 肿瘤细胞中实现高效特异性复制，抑制肿瘤生长，延长大鼠 OS[302]。经基因改造表达 M3 蛋白的水疱性口炎病毒 Mδ51-M3 可以逃避宿主的抗病毒炎症反应，增加肿瘤组织中的病毒滴度，增强溶瘤作用。在 HCC 大鼠模型中，通过肝动脉注射 Mδ51-M3，完全缓解率达到 50%[303]。

（三）抗病毒药物对于溶瘤病毒疗效的影响

由于部分 HCC 患者伴随着 HBV/HCV 等病毒感染，所以在采取溶瘤病毒治疗时，还要考虑是否需要服用抗病毒药物的问题。因此，非常有必要在临床应用前评估这些抗病毒药物是否会影响溶瘤病毒的溶瘤作用。研究结果表明，除干扰素类药物外，大多数抗病毒药物对溶瘤病毒无明显的抑制或杀灭作用，对溶瘤病毒的溶瘤作用也无明显影响。

抗 HBV/HCV 药物主要分为三类：第一类为用于临床治疗 HBV 感染的一线药物，如口服核苷类似物恩替卡韦、拉米夫定、阿德福韦酯、特比夫定和替诺福韦；第二类为欧洲和美国推荐的治疗 HCV 感染的新药物，如 Daclatasvir（DCV）、Telaprevir（TEL）和 Sofosbuvir（SOF）；第三类为广谱抗病毒药物，如 α- 干扰素（IFN-α）和利巴韦林（RBV）等[304]。一项探索上述三类抗病毒药物对溶瘤病毒 M1 疗效影响的研究表明[304]，HBV 核苷酸 / 核苷类似物、HCV 和 RBV 的（直接抗病毒药物）DAAs 不抑制 M1 诱导的溶瘤作用。但 IFN-α 诱导了 M1 病毒的抗病毒免疫，从而抑制了病毒的复制，削弱了 M1 病毒的溶瘤作用。由于在临床中，医生通常会使用 IFN-α 治疗慢性 HBV 和 HCV 感染的患者，因此，对于伴有 HBV 或 HCV 感染的 HCC 患者，在 M1 病毒治疗时，应避免使用 IFN-α，以提高 M1 病毒的疗效。此外，对于正在使用 IFN-α 作为抗肝炎治疗方案的 HCC 患者，在使用 M1 病毒治疗时，应将该药物改为非 IFN 抗病毒药物。值得注意的是，IFN-α 对 M1 的拮抗作用在中敏和高敏 HCC 细胞中是不同的。IFN-α 阻断了 M1 病毒在中敏 HCC 细胞中的抗肿瘤活性，而在高敏细胞中没有影响。

与之类似，另一项研究[32]对比了 TACE 单药和联合重组人 5 型腺病毒治疗 HCC 患者的临床获益。在纳入患者中，常用的抗病毒药物是拉米夫定（35.5%）、阿德福韦酯（14.7%）和恩替卡韦（42.3%）。结果显示，重组人 5 型腺病毒联合 TACE 比 TACE 单独治疗具有更高的生存率和抗肿瘤活性。将患者数据根据接受抗病毒治疗或未接受抗病毒治疗进行分层分析，并未发现抗病毒疗法在肿瘤应答或 OS 和 PFS 方面对重组人 5 型腺病毒疗效有显著影响。该研究还指出，目前尚无研究证明这些常用的抗病毒药物与腺病毒有任何潜在的相互作用。

除此之外，一项研究[95]也表明，溶瘤病毒可能对 I 型干扰素具有一定的敏感性，而与其他抗病毒药物联合治疗无明显抑制作用。这项研究总结了经过基因改造的溶瘤单纯疱疹病毒载体 ONCR-177 的构建特性，因保留神经毒性因子（ICP34.5），使得溶瘤病毒在 I 型干扰素存在的情况下于肿瘤细胞内复制成为可能。G207 是缺失了 ICP34.5 的单纯疱疹病毒，其在 I 型干扰素存在时复制能力被抑制了 135 倍，而 ONCR-177 的复制能力被适度抑制了 4.5～6 倍，同时结构中包含的突变体 UL37 使 ONCR-177 保持了对阿昔洛韦（广谱抗病毒药物，核苷类抗病毒药物）的敏感性，确保了 ONCR-177 治疗的安全性。该研究还发现，ONCR-177 对阿昔洛韦具有一定的敏感性，可能会影响 ONCR-177 的抗肿瘤效果。

鉴于单纯疱疹病毒 ONCR-177 对阿昔洛韦和 I 型干扰素有较高的敏感性，因此不推荐 I 型干扰素、阿昔洛韦与溶瘤病毒共同给药[95]。但是，其他常见的抗病毒药物，如治疗 HBV 的核苷酸 / 核苷类似物、治疗 HCV 的药物和利巴韦林，对天然病毒 M1 和重组人 5 型腺病毒没有明显影响[32, 95, 304]。

（四）典型病例

1. 基本情况　患者男性，59 岁，2022 年 7 月 5 日就诊。

主诉：原发性肝癌综合治疗 2 年余。

现病史：2019 年 10 月，在基层医院体检发现肝巨块占位，异常凝血酶原 98 ng/ml。自行口服中药治疗。

2019 年 12 月 10 日，腹痛，意识障碍 2 小时，急查 CT 提示左肝巨大占位，腹盆腔大量积液，异常凝血酶原 1050 ng/ml。

2019 年 12 月 10 日急诊行肝动脉介入栓塞术。

2019 年 12 月 13 日行 1 个疗程肝肿瘤放疗。

2019 年 12 月 23 日开始口服"索拉菲尼 0.4 g，每日 2 次"。

2020 年 1 月，复查 CT 提示左肝肿块较前缩小，异常凝血酶原 52 ng/ml。

2020 年 3 月 2 日，行"复杂肝癌切除 + 胆囊切除术"，术后病理显示可见大片状坏死及肿瘤残影，并见少量高分化肝癌细胞巢残留，肿瘤切缘未见癌细胞。

2020 年 9 月，复查胸部 CT，提示左下肺新增磨玻璃影，上腹部 MRI 提示右肝穹窿部两个结节（最大者 1.5 cm×2 cm），考虑转移瘤。

2020 年 9 月 22 日—2020 年 10 月 30 日，分别行肝两个病灶伽马刀放疗，处方剂量均为：330cGy/F×10F/11D，期间出现白细胞计数及血小板下降 3 级。

2020 年 11 月 17 日，复查胸部 CT，提示左下肺阴影较前增大（1.0 cm×1.2 cm），异常凝血酶原 243 ng/ml。"卡瑞利珠单抗 200 mg IV d1/21"联合"仑伐替尼 12 mg PO qd"，期间出现白细胞计数及血小板下降 3 级。

既往史：

药物及营养补充剂的使用情况：乙肝病史 20 余年，规律服用抗病毒药物"恩替卡韦 0.5 mg qd"。

无吸烟史，有不规律饮酒史，未成瘾。

否认结核病、疟疾病史，否认脑血管疾病、精神疾病史，预防接种史不详。

全身手术史：2020 年 3 月 2 日，行"复杂肝癌切除 + 胆囊切除术"。

体格检查：中年男性，神志清醒，营养不良，全身浅表淋巴结未触及肿大，腹平坦，无腹壁静脉曲张，腹部可见一长约 10 cm 手术瘢痕。腹部柔软，无压痛、反跳痛，腹部无包块。肝略饱满，未触及明显压痛。双下肢无水肿。

影像学与实验室检查（图 3-4-3）：

血常规、肝功能、肾功能、凝血功能、甲状腺功能未见异常。AFP 正常，异常凝血酶原（APT）366.7 ng/ml。

上腹部 MRI（MR78522）检查示：

（1）"复杂肝癌切除 + 胆囊切除术"后改变；

（2）肝内多发占位，考虑为转移瘤；

（3）胆囊管扩张；

（4）脾增大；

（5）双肾数枚囊肿。

肺部 CT（CT262365）检查示：

（1）双上肺及右下肺少许慢性炎症或纤维灶；

（2）双肺多发微小结节。

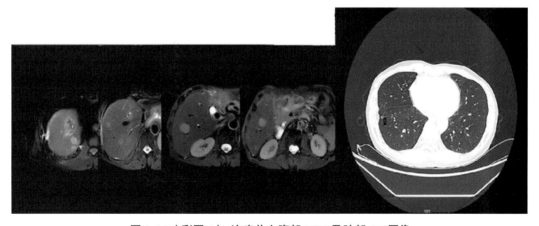

图 3-4-3（彩图 4）　治疗前上腹部 MRI 及肺部 CT 图像

2. 诊断

（1）原发性肝癌（pT3NxM1，Ⅳ期）术后肝内、肺转移。

（2）乙型肝炎后肝硬化。

（3）脾大。

（4）肾囊肿。

3. 鉴别诊断

（1）2020年3月2日行"复杂肝癌切除 + 胆囊切除术"，术后病理可见大片状坏死及肿瘤残影，并见少量高分化肝癌细胞巢残留，肿瘤切缘未见癌细胞。

（2）肿瘤标志物：异常凝血酶原 366.7 ng/ml。

4. 治疗原则

（1）外科手术：完整地切除肿瘤病灶，切缘无残留肿瘤，具有彻底性；保留足够有功能的肝组织（具有良好血供、良好的血液和胆汁回流），以便术后肝功能代偿，降低手术死亡率和减少手术并发症，具有安全性。安全性和彻底性是肝癌切除手术的基本原则。该患者之前进行过复杂肝癌切除和胆囊切除术，需确保患者安全。

（2）放疗：肝癌患者如肝内病灶弥散分布，或 CNLC Ⅳ期，不建议行外放疗。

（3）内科治疗

晚期肝癌的一线治疗：肝功能 Child-Pugh A 级或较好的 B 级（≤ 7 分），Ⅰ级推荐索拉非尼（1A）、奥沙利铂为主的系统化疗（1A 类）、仑伐替尼（1A 类）、多纳非尼（1A 类）、阿替利珠单抗联合贝伐珠单抗（1A 类）、信迪利单抗联合贝伐珠单抗生物类似物（1A 类）、度伐利尤单抗联合替西木单抗（1A 类）、阿帕替尼联合卡瑞利珠单抗（1A 类）；肝功能 Child-Pugh B 级（> 7 分）和 C 级，Ⅰ级推荐阿可拉定（1B 类）、具有肝癌适应证的现代中药制剂如榄香烯注射液 / 口服液、消癌平（通关藤）注射液 / 片剂 / 糖浆等（2A 类）、传统中医中药辨证论治（2A 类）、最佳支持治疗（BSC）和姑息治疗（2A 类）。

晚期肝癌的二线治疗：肝功能 Child-Pugh A 级或较好的 B 级（≤ 7 分），Ⅰ级推荐瑞戈非尼（1A 类）、帕博利珠单抗（1A 类）、卡瑞利珠单抗或替雷利珠单抗（2A 类）、阿帕替尼（1A 类）；肝功能 Child-Pugh B 级（> 7 分）和 C 级，Ⅰ级推荐具有肝癌适应证的现代中药制剂如榄香烯注射液 / 口服液、消癌平（通关藤）注射液 / 片剂 / 糖浆等（2A 类）、传统中医中药辨证论治（2A 类）、最佳支持治疗（BSC）和姑息治疗（2A 类）。

5. 治疗方案与治疗过程　治疗方案为溶瘤病毒瘤内注射 + 卡瑞利珠单抗 + 仑伐替尼。

2022年7月18日—19日，2022年8月16日—17日每日瘤内多点注射重组人 5 型腺病毒 1.0 ml。瘤内注射溶瘤病毒后，患者出现持续发热，体温最高达 40 ℃，并伴有白细胞计数下降 3 级，血小板下降 3 级，C 反应蛋白（CRP）及降钙素明显升高。经升白、升血小板药物治疗及对症处理，1 周后患者基本恢复正常。

疗效评估：肝主要病灶 1 周内出现明显缩小，局部出现分离缓解现象。治疗前后影像学变化见图 3-4-4。

肿瘤标志物（异常凝血酶原，APT）在治疗后逐渐升高，在观察到肿瘤明显缩小后仍持续升高一段时间，约 2 个月后明显下降至治疗前水平。

6. 预后与随访　患者遵医嘱定期随访至 2023 年底，肿瘤影像学检查持续 PR，APT 有一定的波动，但未超过 1000 ng/ml（图 3-4-5）。患者生命质量尚可。

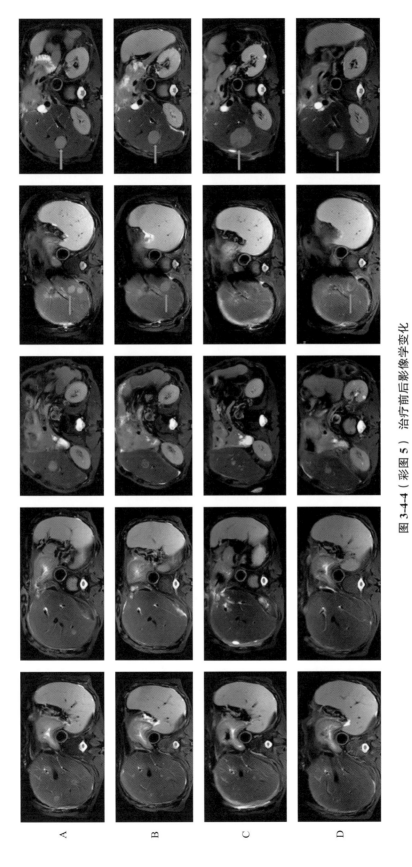

图 3-4-4（彩图 5） 治疗前后影像学变化

A. 2022 年 7 月 6 日治疗前；B. 2022 年 8 月 4 日首次溶瘤病毒注射后 17 天；
C. 2022 年 12 月 13 日首次溶瘤病毒注射后 5 个月；D. 2022 年 9 月 14 日首次溶瘤病毒注射后 2 个月

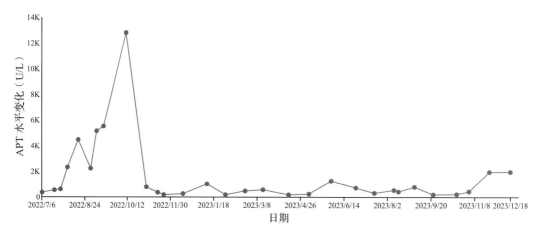

图 3-4-5（彩图 6）　溶瘤病毒治疗与肿瘤标志物（APT）变化

7. 思考与点评　此病例为晚期不可切除的原发性肝癌患者，经 TACE、索拉菲尼及局部放疗后行手术切除治疗。术后复发，再行局部放疗及 PD-1 单抗（卡瑞利珠单抗）＋抗血管（仑伐替尼）治疗，属于晚期多线治疗预后不良的患者。此时患者已经过多线治疗，产生了明显的耐药性，不仅不具备再次手术的条件，而且也没有明确的指南推荐的治疗方式。在这样的条件下，行重组人 5 型腺病毒瘤内注射联合免疫治疗是一种积极的探索方案。重组人 5 型腺病毒具有感染肿瘤细胞的特异性并在肿瘤细胞内大量复制溶杀裂解肿瘤细胞，达到精准溶瘤，同时副作用小的作用。此例患者经溶瘤病毒联合免疫治疗，达到了明显的 PR，获得了显著生存获益，是一次非常有价值的治疗尝试。患者转入该院后制定的创新性治疗方案，先后经上报医院学科及伦理委员会批准并报药物临床研究办公室备案，诊疗过程严谨、观察及时，方案合理、规范、知情完备，副作用处理及时、有效，值得推荐。

九、胰腺癌

（一）胰腺癌的流行病学及治疗现状

WHO 最新发布的统计数据显示，2022 年全球新发胰腺癌病例约 51 万，死亡病例约 46 万。其中，我国胰腺癌的新发病例约 11.87 万，死亡病例 10.63 万。胰腺癌的发病率正以每年 0.5% ～ 1.0% 的速度上升。预计到 2030 年，胰腺癌将成为美国恶性肿瘤死亡的第二大原因[305, 306]。胰腺导管腺癌（pancreatic ductal adenocarcinoma，PDAC）占胰腺肿瘤的 90%。由于早期胰腺癌缺乏特异性表现及体征，大多数胰腺癌患者诊断时已到中晚期，失去了手术治疗的机会[305, 306]，长期以来，胰腺癌的总生存率一直很低。因此，胰腺癌也被称为"癌中之王"。据统计，2020 年胰腺癌的 5 年总生存率首次接近 10%，而 2000 年仅为 5.26%[305]。

在肿瘤学新理念的推动下，近年来胰腺癌的临床诊疗水平取得了明显进步[307]：①除手术、化疗、放疗等传统治疗外，靶向治疗和免疫治疗在胰腺癌综合诊治中取得了进展。②多学科协作诊疗（multidisciplinary therapy，MDT）模式广泛普及并贯穿诊疗全过程。围绕根治性手术开展的术前新辅助或转化治疗，已成为交界可切除或局部进展期胰腺癌治疗的常态化选择，并逐渐应用于可切除胰腺癌。③新药临床研究的开展和多中心跨区域合作为胰腺癌新药研发和方案优化提供了高级别的循证医学证据。过去10 年，我国胰腺癌的诊治取得了较大的进步，然而国内不同地区水平参差不齐，其诊治现状依然严峻[308]。

（二）溶瘤病毒治疗胰腺癌的研究

胰腺癌具有独特的肿瘤微环境，大量免疫抑制细胞浸润其中，同时因结缔组织增生而形成致密的间质[309]，给治疗药物的扩散带来了免疫障碍和物理障碍。胰腺癌组织中致密的细胞外基质是溶瘤病毒难以逾越的障碍，它占整个肿瘤体积的 80% 以上，是阻止药物扩散的天然物理屏障，既影响溶瘤病毒的扩散，又严重阻碍免疫细胞的招募。有研究证明[310]，在溶瘤病毒治疗中添加透明质酸酶可增强细胞间溶瘤病毒的传播，与细胞外基质降解酶联用或直接在溶瘤病毒上装载相关基因，如表达核心蛋白聚糖、软骨素酶 ABC、松弛素、金属蛋白酶 -9 的基因，将是解决此问题的有效途径。

有一些溶瘤病毒直接抑制肿瘤，有一些则通过激活免疫反应来抑制肿瘤。溶瘤病毒靶向作用会由于某些信号通路的中断而得到改善。例如中断 KRAS、Notch 信号通路、MAPK、PI3K/Akt 和 TGF-β 等信号通路以及缺氧等因素，均可促进溶瘤病毒特异性感染肿瘤细胞的能力。研究表明，在胰腺癌中，miRNAs 过表达可促进 EMT 相关信号通路的活化。阻断或降低 miRNAs 的表达，能起到明显的肿瘤抑制作用。在 miRNAs 低表达胰腺癌中，编码这些 miRNAs 的溶瘤病毒具有更好的肿瘤细胞感染特异性和更优的抗肿瘤疗效[311]。

溶瘤病毒治疗胰腺癌的给药方式有瘤内注射、静脉给药、腹腔给药、对流增强给药、气溶胶输送和超声雾化等[312]，其中瘤内注射较为常用。在临床研究中，一般通过 CT 或超声引导穿刺肿瘤注射病毒。但因胰腺位置较深，周围有多个脏器围绕，血管较多，且解剖结构复杂，瘤内注射的难度较大。静脉注射较瘤内注射更易操作，也更适用于已经发生转移的患者。虽然目前溶瘤病毒的全身递送能力普遍较差，但有望通过基因改造得到增强。溶瘤病毒治疗胰腺癌的临床研究列于表 3-4-9。

1. 腺病毒　腺病毒是一种双链 DNA 病毒，具有高度免疫原性，通过柯萨奇 / 腺病毒受体（Coxsackie/ adenovirus receptor，CAR）进入细胞，其作为载体在针对胰腺癌的治疗中有较多尝试并被证实具有抗肿瘤作用。多数研究表明，腺病毒治疗胰腺癌有一定的抗肿瘤作用，安全性较好。

（1）重组人 5 型腺病毒：临床研究[315]发现，超声引导下瘤内注射重组人 5 型腺病毒联合化疗治疗胰腺癌，联合治疗组的 12 个月有效率（62.5% vs 20.0%，$P < 0.05$）较化疗组显著升高。另外，生存分析发现，H101 组中位生存期为 8.8 ± 0.5 个月（95% CI 7.87 ～ 9.68），化疗组中位生存期为 7.6 ± 0.4 个月（95% CI 6.85 ～ 8.38），两组相比有显著性差异（P=0.046），且两组不良反应均经对症处理后好转，这表明重组人 5 型腺病毒治疗中晚期胰腺癌是安全、有效的。

（2）VCN-01：溶瘤腺病毒 VCN-01 是一种用于在 RB1 通路功能障碍的癌细胞中复制并表达透明质酸酶的溶瘤病毒。VCN-01 依靠 Rb 信号通路的中断而实现选择性复制[84]，同时携带编码 PH20 透明质酸酶的基因，因此可裂解胰腺癌细胞并破坏肿瘤周围的细胞外基

表 3-4-9 溶瘤病毒治疗胰腺癌的临床研究

病毒名称	临床阶段	给药方式	联合疗法	临床注册号	研究时间	入组人数	研究终点	状态
重组人5型腺病毒	IV	瘤内注射	联合化疗	ChiCTR1900025112	2019/9—2021/8	20	临床疗效与不良事件的评估	尚未招募
T-VEC	I	瘤内注射	单药	NCT03086642	2017/11—2026/4	16	最大耐受剂量	招募中
	I	其他	单药	NCT00402025	2006/11—2008/1	17	不良事件发生率；血液和尿液中 T-VEC 的比例；抗 HSV-1 抗体呈阳性的比例	已完成
HF10	I	瘤内注射	联合化疗	NCT03252808	2017/9—2035/3	36	最大耐受剂量	其他
	I	瘤内注射	联合化疗	JPRN-UMIN000010150	2013/3	9	安全性和最大耐受剂量	已完成
OrienX010	I	瘤内注射	单药	NCT01935453	2012/5—2014/5	18	最大耐受剂量	已完成
OH2	I / II	瘤内注射	单药	NCT04637698	2021/2—2022/11	25	ORR	招募中
	I	瘤内注射	单药	CTR20202155	2020/11	25	ORR；治疗期不良事件	尚未招募
AdV-tk	I	瘤内注射	其他	NCT00638612	2008/8—2015/6	27	安全性	已完成
VCN-01	I	瘤内注射	联合化疗	NCT02045589	2014/1—2018/9	8	安全性；2 期推荐剂量	已完成[313]
	I	静脉注射	联合化疗	NCT02045602	2014/1—2020/1	42	安全性；2 期推荐剂量	已完成[314]
vvDD-CDSR	I	瘤内注射、静脉注射	单药	NCT00574977	2008/5—2014/7	26	最大耐受剂量	已完成
Pelareorep	II	静脉注射	联合化疗	NCT00998322	2009/10—2015/2	34	临床获益率	已完成
	II	静脉注射	联合化疗	NCT01280058	2010/12—2016/1	73	PFS	已完成
	I	静脉注射	联合化疗、免疫	NCT02620423	2015/12—2018/8	11	安全性和最大耐受剂量	已完成
	II	静脉注射	联合免疫	NCT03723915	2018/11—2021/4	17	ORR	其他
	I	静脉注射	联合化疗、免疫	NCT02620423	2015/12—2018/8	11	剂量限制性毒性	已完成
CAdVEC	I	瘤内注射	单药	NCT03740256	2020/12—2038/12	45	剂量限制性毒性	招募中
LOAd703	I / II	瘤内注射	联合化疗	NCT03225989	2018/3—2022/12	50	安全性	招募中
	I / II	瘤内注射	单药；联合免疫	NCT02705196	2016/11—2021/12	43	剂量限制性毒性	招募中

注：ORR. 客观缓解率；PFS. 无进展生存期。数据统计截至 2023 年底。

质，从而增加溶瘤病毒与肿瘤的接触。临床前研究表明，VCN-01 可选择性杀伤胰腺癌细胞，且无论是瘤内注射还是静脉注射，VCN-01 均表现出对胰腺癌的抑制作用，安全性良好[84]。基础研究[313]表明，VCN-01 在 PDAC 模型中的胰腺癌细胞复制活跃，具有明显的溶瘤作用，发挥了抗肿瘤作用，且联合化疗后抗肿瘤作用增强，临床上耐受性良好。Ⅰ期研究[314]发现，VCN-01 联合化疗治疗胰腺癌的 ORR 为 50%，免疫生物标志物水平改善。

（3）LOAd703：溶瘤腺病毒 LOAd703 可在具有游离转录因子 E2F 的细胞中选择性复制，E2F 由视网膜母细胞瘤蛋白（retinoblastoma protein，Rb）磷酸化后释放，随后结合到 LOAd703 基因组中的 E2F 启动子位点。在正常细胞中，Rb 通常是低磷酸化并保持与 E2F 结合的状态，而绝大多数胰腺癌 Rb 过度磷酸化，使得 LOAd703 可在胰腺癌细胞中选择性复制和裂解肿瘤细胞。LOAd703 可通过释放病毒抗原和肿瘤相关抗原刺激免疫反应，其携带的 *CD40L* 和 *4-1BB* 基因还能诱导感染的非肿瘤细胞表达免疫刺激的配体[316]。Eriksson 等[317]研究表明，LOAd703 对胰腺癌细胞的杀伤作用优于吉西他滨，在小鼠移植瘤模型中，LOAd703 通过减少促肿瘤生长因子的产生，同时刺激树突状细胞产生细胞因子、趋化因子等，从而促进抗原特异性 T 细胞和 NK 细胞扩增，发挥抗肿瘤作用。目前，LOAd703 瘤内注射与吉西他滨联合治疗晚期胰腺癌患者的 Ⅰ / Ⅱ 期临床研究正在进行中。

2. 单纯疱疹病毒

（1）HF10：是天然存在的具有复制能力的 HSV-1 突变体。在一项 Ⅰ 期临床研究中，6 例无法切除的胰腺癌患者瘤内注射 HF10，结果发现，PR 1 例，SD 3 例，PD 2 例；活组织检查显示肿瘤组织内浸润性 $CD4^+$ 和 $CD8^+$ T 淋巴细胞数量增多，未发生明显的不良事件[318]，表明 HF10 具有抗肿瘤作用且安全性良好。一项单臂、开放标签的 Ⅰ 期研究[319]表明，HF10 联合厄洛替尼和吉西他滨治疗晚期胰腺癌患者的中位 PFS 为 6.3 个月，中位 OS 为 15.5 个月，未发生与 HF10 相关的 3 级以上不良反应。值得注意的是，OS 最长的患者并未接受过手术，表明患者通过这种治疗产生了较明显的临床获益。

（2）OrienX010：在接种小鼠胰腺癌细胞的 C-57B 小鼠模型中[320]，与对照组相比，基于 OrienX010 治疗的实验组肿瘤增殖速率显著降低并呈剂量依赖性，且 GM-CSF 的产生显著增加，在高剂量组尤为明显。结果表明，OrienX010 可调节荷瘤小鼠的免疫功能。

3. 呼肠孤病毒　Pelareorep 是一种呼肠孤病毒，可诱导 PDAC 患者的 T 细胞炎症表型，其 Ⅰ b 期单臂研究[321]纳入 11 例一线治疗后进展的 PDAC 患者，1 例患者 PR 持续 17.4 个月，2 例患者 SD，分别持续 9.1 个月和 4.1 个月，获益患者的肿瘤组织显示呼肠孤病毒复制、T 细胞浸润和 PD-L1 上调，表明 Pelareorep 联合化疗、PD-1 抑制剂治疗耐药的难治性胰腺癌疗效明显且安全性良好。一项呼肠孤病毒与吉西他滨联合治疗晚期胰腺癌患者的 Ⅱ 期临床研究结果表明，相比吉西他滨单药治疗，联合治疗能将 OS 从 6.8 个月延长至 10.2 个月，1 年总生存率从 20.6% 提高到 45%，2 年总生存率从 5% 提高到 25%；同时观察到肿瘤组织内 PD-L1 表达的上调[322]，显示出呼肠孤病毒联合吉西他滨使用的良好疗效，提示溶瘤病毒疗法与 PD-L1 抑制剂联合使用具有一定的可行性。此外，呼肠孤病毒中装载 *GM-CSF* 基因可增强宿主免疫力[323]。研究发现[323]，在胰腺癌小鼠模型中，注射装载小鼠 *GM-CSF* 基因的呼肠孤病毒可增加全身性树突状细胞和效应 T 细胞的活化，增强抗肿瘤免疫应答。

4. 麻疹病毒　用于胰腺癌治疗的溶瘤麻疹病毒有 MV-PNP 与 MV-NIS。MV-PNP 表达的嘌呤核苷磷酸化酶（purine nucleoside phosphorylase，PNP）可激活前药氟达拉滨，增强病毒对肿瘤细胞的杀伤能力，在胰腺癌异种移植瘤模型中显示出有益的治疗效果[324]。MV-NIS 表达钠碘转运体（NIS）基因，可通过 CD46 受体进入胰腺癌细胞，且能够减缓小鼠移植瘤模型中胰腺癌的生长[325]。

5. 牛痘病毒　牛痘病毒李斯特株（Lister Strain）装载人内皮抑制素 - 血管抑制素融合基因后，对肿瘤细胞表现出高度选择性，即对肿瘤细胞表现出固有的高选择性，在体外和体内都不影响正常细胞。在小鼠胰腺癌异种移植瘤模型中，无论是静脉注射还是瘤内注射，均可促进肿瘤消退和抑制血管生成[326]。另外，Chen 等[327]研究表明，表达 Smac 的牛痘病毒 oVV-Smac 与吉西他滨在体外联合使用对胰腺癌具有协同杀伤作用，显著延长小鼠 OS，且可抵抗肿瘤的耐药性。

6. 细小病毒　H-1PV 是一种啮齿动物易感的单链 DNA 病毒，在 Ras 信号通路活化的细胞中优先复制。体外研究证明，吉西他滨与 H-1PV 联合使用治疗胰腺癌可产生协同细胞毒作用，使耐药肿瘤细胞对病毒杀伤再度敏感。因此，H-1PV 用于吉西他滨治疗后的二线治疗可抑制肿瘤生长，延长动物 OS，且安全性良好[328]。

十、前列腺癌

（一）前列腺癌的流行病学及治疗现状

前列腺癌是男性泌尿生殖系统较常见的恶性肿瘤之一。根据 WHO 最新发布的统计数据，2022 年全球前列腺癌新发病例约 147 万，死亡病例约 40 万。前列腺癌发病率仅次于肺癌、乳腺癌和结直肠癌，位于第 4 位。2022 年我国前列腺癌的新发病例约 13.42 万，死亡病例约 4.75 万。从世界范围看，前列腺癌发病率有明显的地理和种族差异。欧洲地区发病人数占全球的 32.2%；亚洲地区发病人数占全球的 26.3%，其他地区发病率较低。我国前列腺癌的发病率虽远低于欧洲国家，但近年来受人口老龄化、膳食结构西方化以及前列腺特异性抗原（prostate specific antigen，PSA）筛查普遍化等因素影响，前列腺癌发病率及病死率呈明显增长趋势。其中，高危和局部进展期前列腺癌是威胁患者生命的主要原因。在初诊时，这部分患者比例可达 20%～35%[287, 329]。我国前列腺癌的另一特点是城市的发病率显著高于农村，2015 年我国城市前列腺癌的发病率为 13.44/10 万，而农村为 6.17/10 万。

随着 PSA 筛查的普及和健康体检意识的提高，更多患者获得了根治性治疗的机会，但仍有 30%～40% 患者根治性治疗后出现 PSA 升高以及肿瘤复发或转移[330, 331]。早期前列腺癌多采用根治性治疗。但前列腺癌发病隐匿，通常确诊时病情已发展至中晚期，丧失了根治性治疗的最佳时机。在中危患者中，根治性前列腺切除术（radical prostatectomy，RP）或放疗的失败率可达 20%～40%[332]。对于中期前列腺癌患者，可采用综合性治疗方法，如手术联合放疗、内分泌治疗联合放疗。而对于中晚期前列腺癌患者，雄激素剥夺治疗（即去势治疗）是最主要的治疗方法[333]，然而大部分患者经去势治疗后逐渐表现出抗雄激素药物耐药，最终发展为去势抵抗性前列腺癌，其中位 OS 不足 20 个月[334]，远远不能满足临床需求。因此需要寻找新的治疗方法。

（二）溶瘤病毒治疗前列腺癌的研究

溶瘤病毒是一类能够选择性感染肿瘤细胞，在肿瘤细胞内大量复制并最终裂解肿瘤细胞，同时激发免疫反应，吸引更多的免疫细胞继续杀死残余的肿瘤细胞的病毒。溶瘤病毒（腺病毒、单纯疱疹病毒、痘苗病毒、呼肠孤病毒）治疗前列腺癌正在进行或已完成的临床研究列于表 3-4-10，大多数患者耐受性良好[335]。

1. 腺病毒　在前列腺癌中，溶瘤腺病毒主要通过靶向肿瘤特异性启动子、表达携带自杀基因等发挥抗肿瘤作用。Yang 等[336]构建了携带前列腺特异性抗原与 CD40 配体融合基因的前列腺癌特异性溶瘤腺病毒 Ad-PL-PPT-EIA，其可以诱导前列腺癌细胞发生凋亡，具有较强的抗肿瘤活性，并产生特定的溶瘤毒性。另一项将人纤溶酶原突变 kringle5（mutational kringle5 of human plasminogen，mK5）插入溶瘤腺病毒 DD3 中以构建 OncoAd.mK5.DD3 病毒，简称 O.DD3.mK5。研究表明，O.DD3.mK5 能够抑制肿瘤细胞增殖和肿瘤血管生成，具有强烈的抗肿瘤作用[337]。Van der Linden 等研究证实[338]，用表达单纯疱疹病毒胸苷激酶基因的复制缺陷腺病毒作为新辅助治疗，在前列腺切除术前应用是可行且安全的。

经过人工基因修饰的溶瘤腺病毒利用肿瘤细胞中蛋白质的异常表达改变自然趋向性，获得肿瘤选择性感染及复制能力。Sun 等在腺相关病毒（adeno-associated virus，AAV）中插入靶向雄激素受体的短发夹 RNA，构建 AAV-ARHP8 毒株。AAV-ARHP8 在体内可以诱导雄激素受体基因强烈沉默，以抑制前列腺癌细胞的生长[339]。另外，Mao 等用富含 AT 特异结合蛋白 1（special AT-rich binding protein1，SATB1）构建溶瘤腺病毒 ZD55-SATB1。研究发现，ZD55-SATB1 可选择性感染前列腺癌细胞并在细胞内，显著降低 DU145 和 LNCaP 细胞中 SATB1 的表达，在体外能有效抑制 DU145 和 LNCaP 细胞的活力和侵袭性，并抑制异种移植裸鼠中前列腺癌细胞的生长和转移，显示出有效的抗肿瘤作用[340]。

具有条件性复制能力的腺病毒在体内外均能高效杀灭前列腺癌细胞，是构建肿瘤终结病毒（cancer terminator virus，CTV）的有力候选病毒。Sarkar 等[341]报道，抗凋亡蛋白 Bcl-2 抑制剂 BH3 类似物联合具有条件性复制能力的腺病毒构建的肿瘤终结病毒 BHC3-CTV，在小鼠体内可诱导前列腺癌细胞凋亡，显著抑制肿瘤生长。Tanoue 等[342]构建了表达 PD-L1 的溶瘤腺病毒 CAd-VEC，在与 HER-2 特异靶向和杀伤的 HER-2-CAR-T 细胞联用时可有效地阻断 CAR-T 细胞与癌细胞之间的 PD-1 和 PD-L1 相互作用，增强 CAR-T 细胞的抗肿瘤作用。二者联合应用相比单独使用显著延长了前列腺癌荷瘤小鼠的 OS。

溶瘤腺病毒如 ProstAtak、CAN-2409、ONCOS-102、ORCA-010 的 Ⅰ～Ⅲ期临床研究正在进行或已完成，涉及单药、联合化疗、联合放疗、联合免疫等多种疗法，以探究溶瘤腺病毒治疗前列腺癌的 DFS、PFS 以及安全性。

2. 单纯疱疹病毒　目前已经研究了多种用于肿瘤治疗的溶瘤性 HSV-1，如 G207、G47Δ。Oyama 等的体外研究显示，G207 能有效地破坏前列腺癌细胞 DU145 和 PC3[343]；动物实验显示，瘤内注射 G207，可显著抑制前列腺癌小鼠肿瘤细胞生长[344]。Wang 等

表 3-4-10　溶瘤病毒治疗前列腺癌的临床研究

类型	病毒名称	临床阶段	入组数	给药方式	联合疗法	临床注册号	研究时间	研究主要终点	招募状态
柯萨奇病毒	Cavatak	I	8	静脉注射	单药	NCT00636558	2007/11—2012/1	安全性、耐受性	已完成
腺病毒	ProstAtak	III	711	瘤内注射	联合放疗	NCT01436968	2011/9—2021/12	DFS	其他
	CAN-2409	II	187	其他	其他	NCT02768363	2016/5—2024/12	PFS	其他
	ONCOS-102	I	21	瘤内注射	联合化疗、联合免疫	NCT03003676	2016/12—2020/11	AE, SAE	已完成
	ORCA-010	I / II	24	瘤内注射	单药	NCT04097002	2019/11—2023/12	安全性	招募中
呼肠孤病毒	Reolysin	II	85	静脉注射	联合化疗、其他	NCT01619813	2012/7—2016/5	DFS	已完成

注：DFS. 无病生存期；PFS. 无进展生存期；AE. 不良事件；SAE. 严重不良反应. 数据统计截至 2023 年底。

开展了一项 HSV G47Δ 和 MG18L 在前列腺癌干细胞中作用的研究。结果显示，G47Δ
和 MG18L 对人和小鼠前列腺癌干细胞均有杀伤作用，并与磷脂酰肌醇 -3- 激酶抑制剂
BKM120 有协同作用，显著抑制肿瘤生长，甚至诱导肿瘤消退[345]。

NV1023 病毒是 HSV-1/HSV-2 的重组物，能够抑制原发性肿瘤的生长和淋巴结转移[346]。
NV1042 病毒是 NV1023 的衍生物，可进一步表达 IL-12，显著降低前列腺癌肺转移的
发生率。NV1023 和 NV1042 均能特异性定位于前列腺上皮细胞而非周围基质，突显了
其抗肿瘤和抗血管生成双重作用的优势。

Castelo-Branco 等[347]报道，表达异种人前列腺酸性磷酸酶的 HSV-bPDelta6 重组体
可以显著降低 C57/BL6 小鼠 TRAMP-C2 肿瘤细胞的生长，提高小鼠总生存率。

Parkinson 等[348]用缺乏感染性单周期单纯疱疹病毒（disabled infectious single cycle
HSV，DISC-HSV）构建表达 GM-CSF 的 DISC-GMCSF 溶瘤性单纯疱疹病毒重组体。
DISC-GMCSF 感染前列腺癌细胞后，肿瘤细胞表达高水平的 GM-CSF，并对已形成的
肿瘤产生明显的排斥作用。

另外，重组单纯疱疹病毒治疗联合化疗或放疗，产生协同抗肿瘤作用[349]，其可作
为传统疗法的一项补充治疗方法。

3. 新城疫病毒　Raghunath 等评估了重组新城疫病毒（rNDV）BC-KLQL-GFP 对
前列腺癌干样细胞 / 肿瘤细胞的溶瘤疗效。在裸鼠体内，异种移植衍生前列腺球体
（XPS）比单层细胞衍生前列腺球体（MCPS）更有效地诱导肿瘤。此外，前列腺特异性
抗原（PSA）激活的 rNDV 对肿瘤衍生的 DU145 前列腺球体具有选择性细胞毒性[350]。
NDV 联合其他方法可以抑制前列腺癌的进展。有研究报道，1 例去势抵抗性前列腺癌
患者标准治疗失败后，接受局部热疗、新城疫病毒溶瘤治疗和树突状细胞疫苗联合治疗
后病情达到完全缓解[351]。

4. 牛痘病毒　Thorne 等[352]利用基因工程技术设计了缺失胸苷激酶和牛痘生长因
子基因的 rVV/JX-963，其通过激活转录因子 E2F 和表皮生长因子受体通路靶向肿瘤细
胞，且 rVV/JX-963 可表达人 GM-CSF。Pantuck 等[353]进行了一项针对黏蛋白 -1 阳性
的晚期前列腺癌患者行特异性抗原基因治疗的 I 期临床研究发现，患者 IL-2 和 T 细胞
受体的水平上调、CD_4/CD_8 比值升高、辅助性 T 细胞（augmentation of T-helper type 1
cell，TH1）的 mRNA 表达水平增加，并诱导 NK 细胞和 MHC 非依赖性黏蛋白 -1 特异
性细胞毒性 T 细胞活化。治疗后患者未发生 3 级以上的毒性反应，显示出良好的抗肿
瘤效果和较好的耐受性。

牛痘病毒也可与放疗联合治疗前列腺癌。Mansfield 等[34]研究了 VV-NIS 在前列腺
癌治疗中的潜力。结果显示，溶瘤病毒联合碘辐射的安全性良好。前列腺癌小鼠模型的
治疗实验表明，在 VV-NIS 感染的肿瘤中添加放射性碘较单药治疗疗效更好，可抑制肿
瘤生长，提高了总生存率。

5. 其他溶瘤病毒　麻疹病毒（MV）毒株 Edmonston 具有抗肿瘤活性，Msaouel 等[354]
将该毒株设计为可表达人碘化钠的碘化钠 -MV/Edm 病毒。结果表明，其对前列腺癌细
胞系具有显著的抑制作用。另外，有研究报道表达人类 CEA 的 CEA-rMV/Edm 病毒，

在前列腺癌细胞系和小鼠模型中均具有较强的抗肿瘤活性[355]。Gujar 等[356]报道，呼肠孤病毒对前列腺癌不仅有直接抗癌活性，而且克服了肿瘤相关的免疫逃避，提供了保护性抗前列腺癌免疫，且在停止治疗后小鼠仍能长期生存，表明呼肠孤病毒可用于前列腺癌的治疗。Wang 等[357]报道，蓝舌病病毒联合放疗在细胞和 RM-1 小鼠前列腺癌中具有显著的协同抗肿瘤作用，包括增加细胞凋亡、增强细胞杀伤毒性作用等。

一项柯萨奇病毒 Cavatak 的 I 期研究（NCT00636558）和一项呼肠孤病毒 Reolysin 的 II 期研究（NCT01619813）治疗前列腺癌已完成，还有很多溶瘤病毒治疗前列腺癌的研究正在进行中，期待更好的研究结果为晚期前列腺癌采用溶瘤病毒治疗提供理论依据。

十一、宫颈癌

（一）宫颈癌的流行病学及治疗现状

WHO 最新发布的统计数据显示，2022 年全球新发宫颈癌病例约 66 万，死亡病例约 35 万。而我国宫颈癌新发病例约 15.07 万，位居我国肿瘤发病率第 8 位；每年死亡病例 5.57 万，位居我国肿瘤死亡率第 9 位。值得注意的是，宫颈癌发病率居女性生殖系统恶性肿瘤第 1 位。发展中国家女性因宫颈癌死亡人数占全球宫颈癌死亡人数的 80%[358]。由于 HPV 疫苗的广泛接种以及人们健康意识的提高，未来 10 年，全球宫颈癌发病和死亡人数整体呈现下降趋势，但中国宫颈癌发病率和死亡率仍不容乐观[359]。一项中国研究[360]发现，晚期宫颈癌患者预后较差，III～IV 期宫颈癌患者的 OS 与 DFS 远远短于 I 期与 II 期患者。对于晚期或复发转移的宫颈癌患者，既往的治疗模式有限。但是得益于肿瘤靶向治疗和免疫治疗的广泛应用，使得这部分原本预后较差的患者取得了一定的生存获益。因此，对于晚期、复发或转移性宫颈癌患者，亟须采取更有效的治疗模式，以达到缓解肿瘤进展、改善患者生存预后的目的。

根据《2023 NCCN 宫颈癌治疗指南》及《2023 CSCO 宫颈癌治疗指南》推荐，不同时期的宫颈癌具有不同的治疗方案。总体原则如下。①早期宫颈癌：主要采用手术切除或根治性放疗。②局部晚期宫颈癌：以同步放化疗为主，放疗包括盆腔外照射和近距离放疗，化疗以铂类为基础。③晚期或者复发性宫颈癌：采用系统治疗为主的综合治疗。其中，一线治疗推荐紫杉醇＋铂类＋贝伐珠单抗，对 PD-L1 阳性患者，建议增加帕博利珠单抗治疗。二线治疗采用单药化疗 ± 免疫／靶向药物，或单用免疫／靶向药物。

尽管免疫检查点药物（如帕博利珠单抗）的应用给复发／转移宫颈癌患者带来了新的希望，但仍然只有小部分患者获益，远远不能满足临床治疗需求。因此，亟须寻找新的治疗手段来提高疗效。

（二）溶瘤病毒治疗宫颈癌的研究

目前，在溶瘤病毒治疗宫颈癌的研究中，多数是基础研究，临床研究较少。在临床研究中，主要是重组人 5 型腺病毒治疗宫颈癌，其他溶瘤病毒尚未检索到治疗宫颈癌的临床研究。

重组人 5 型腺病毒联合放化疗治疗宫颈癌具有协同作用。一项重组人 5 型腺病毒单独或联合放疗治疗人宫颈癌的基础研究表明，与单纯放疗相比，联合治疗降低了 SiHa 和 CaSki 宫颈癌细胞中 HPV16 E6 的表达，提高了细胞中 P53 的水平，有效地促进了放疗对宫颈癌细胞的抗肿瘤作用[361]。一项重组人 5 型腺病毒联合动脉灌注化疗栓塞治疗宫颈癌的临床研究发现[362]，重组人 5 型腺病毒联合奈达铂化疗栓塞组与奈达铂化疗栓塞组患者病灶缩小有效率分别为 89.36% 和 84.44%，无显著性差异；HR-HPV 下降率分别为 57.45%、28.89%，差异显著；术中出血量、脉管瘤栓明显减少。因此作者认为，重组人 5 型腺病毒用于宫颈癌动脉灌注化疗栓塞，在一定程度上有利于后续手术操作，增强疗效，且无明显的不良反应。另外，重组人 5 型腺病毒联合全身化疗治疗复发宫颈癌的一项研究显示，9 例患者中有 3 例 CR、4 例 PR，疗效值得关注[363]。另一项个案报道显示，1 例 19 岁晚期宫颈透明细胞腺癌患者采用重组人 5 型腺病毒瘤内注射联合近距离 7 次放疗和顺铂、紫杉醇治疗，随访 7 个月后患者获得 CR，且未发生严重不良事件[364]。2022 年 4 月，西安交通大学第一附属医院刘孜等在 *Frontiers in Oncology* 上发表了一篇重组人 5 型腺病毒瘤内注射治疗妇科恶性肿瘤的回顾性临床研究[365]，该研究纳入 29 例一线或多线治疗失败的难治性 / 复发性 / 转移妇科恶性肿瘤患者，其中宫颈癌占 76%。接受重组人 5 型腺病毒 ± 其他治疗，ORR 达到 72.4%，DCR 达到 82.8%，12 个月无进展生存率高达 62.2%。2023 年 5 月，浙江省肿瘤医院张翔等在进行的一项重组人 5 型腺病毒联合放化疗治疗 23 例局部晚期宫颈癌的 II 期研究发现[366]，纳入疗效分析的 20 例患者的 3 年局部（宫颈）、区域（外照射治疗区域）、远端［远处器官和（或）淋巴结］和总体无进展生存率分别为 95%、95%、74.4% 和 65%，3 年总生存率达到 74.3%，中位随访时间 38 个月（10 ～ 58 个月）。与重组人 5 型腺病毒有关的主要不良反应是发热（91.3%）。通过同步放化疗联合瘤内注射重组人 5 型腺病毒，使近距离照射放疗前的肿瘤最长径和肿瘤体积得到明显缩小。因此，联合重组人 5 型腺病毒注射液瘤内注射，可提高放化疗治疗宫颈癌的效果，促进宫颈癌的原发性肿瘤退缩，有望成为治疗宫颈癌的新选择。

随着免疫检查点抑制剂在肿瘤治疗中的广泛应用，我国陆续开展了 3 项重组人 5 型腺病毒联合放疗或联合免疫治疗宫颈癌的临床研究，为重组人 5 型腺病毒治疗宫颈癌提供可行性依据（表 3-4-11）。

表 3-4-11　我国已注册的重组人 5 型腺病毒治疗宫颈癌的临床研究

研究名称	注册号	单位及主要研究者（PI）	入组数	给药方案
Intra-tumor Injection of Oncolytic Viruses H101 Combined With or Without Radiotherapy in Refractory/Recurrent Gynecological Malignancies	NCT05051696	西安交通大学第一附属医院 - 刘孜	60 例	H101 瘤内注射 + 放疗

续表

研究名称	注册号	单位及主要研究者（PI）	入组数	给药方案
H101 Combined With Camrelizumab for Recurrent Cervical Cancer	NCT05234905	浙江省肿瘤医院 - 张翔	55 例	H101 瘤内注射 + 卡瑞利珠单抗静脉注射
安柯瑞联合信迪利单抗和化疗治疗复发宫颈癌	—	福建省肿瘤医院 - 徐沁	30 例	联合治疗：信迪利单抗 200 mg+ 培美曲塞 500 mg/m^2+ 卡铂 AUC4 ～ 6 mg/（ml·min）+ H101 瘤内注射；维持治疗：信迪利单抗 200 mg

注：数据统计截至 2023 年底。

（三）典型病例

1. 基本情况　患者女性，19 岁，2020 年 6 月 28 日就诊。

主诉：确诊宫颈癌 2 个月，外照射治疗后 10 天。

现病史：患者平素月经规律，2019 年 6 月无明显诱因出现阴道不规则出血，量不多，就诊于当地医院。超声提示宫颈增大，呈结节状（4.4 cm × 3.2 cm）；因患者无性生活史，未进行妇科检查，予以云南白药等对症治疗后好转。

2020 年 4 月 8 日患者再次出现阴道出血，为明确出血原因，与患者及家属沟通后进行宫颈活检，病理提示宫颈透明细胞癌。随后患者就诊于某三甲医院，MRI 检查示宫颈肿块大小为 50 mm × 38 mm × 61 mm，左侧宫旁受累达盆壁，结合妇科检查，诊断为宫颈透明细胞癌Ⅲ B 期（FIGO2018）。予以盆腔外照射（IMRT）50 Gy/25 f，同步顺铂化疗 5 个周期（每周 40 mg/m^2，外照射结束复查盆腔 MRI 显示肿块略有缩小，大小为 45 mm × 34 mm × 51 mm。现外照射结束 10 天，为进一步行近距离放疗来我院。

个人史及既往史：生于原籍，久居原籍，无疫区、疫情、疫水接触史，无牧区、矿山、高氟区、低碘区居住史，无化学性物质、放射性物质、有毒物质接触史，无吸毒史，无吸烟、饮酒史。月经史：月经初潮 13 岁，月经量中等，痛经；未婚，未孕，否认性生活史。无肿瘤史，无全身手术史，无全身病史，否认肝炎、结核病、疟疾病史，否认心脏病、糖尿病、脑血管疾病、精神疾病史。预防接种史不详。

家族史：父母健在，家中无相关疾病记载，无传染病及遗传病等病史。

体格检查：青年女性，发育正常，营养良好。患者患病后精神状态良好，食欲一般，睡眠良好，二便正常，体力情况良好，体重无明显变化。

心脏、肺、腹部查体无明显异常。妇科检查：外阴发育正常；阴道通畅，可见少许血性分泌物，阴道上段弹性减退，阴道内可见大小约为 5 cm × 4 cm 的肿物，质硬，触血阳性；宫颈口因肿物遮挡未能暴露；宫体后位，正常大小，质中，活动尚可；双附件区增厚；三合诊：双侧宫旁增厚、缩短，弹性欠佳，未达盆壁，直肠黏膜光滑，指套退出无血染。

影像学与实验室检查：

2020 年 4 月 10 日，盆腔 MRI 检查示宫颈肿块大小为 50 mm×38 mm×61 mm，左侧宫旁受累达盆壁（图 3-4-6）。

2020 年 4 月 14 日，宫颈活检：考虑透明细胞癌。

2020 年 6 月 17 日，盆腔 MRI 检查示宫颈见 45 mm×34 mm×51 mm 团块状占位，界限不清，累及全层（图 3-4-7）。

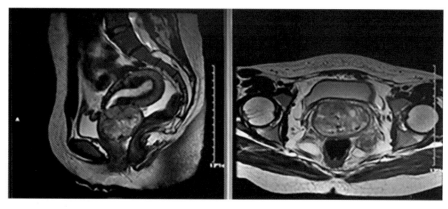

图 3-4-6（彩图 7）　2020 年 4 月 10 日盆腔 MRI 图像（外照射前）

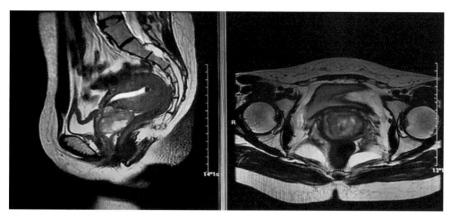

图 3-4-7（彩图 8）　2020 年 6 月 17 日盆腔 MRI 图像（外照射后）

2. 诊断　宫颈透明细胞癌Ⅲ B 期（外照射治疗后）。

（1）病理：宫颈活检考虑透明细胞癌。

（2）肿瘤标志物：CEA 1.88 ng/ml，SCC 0.83 ng/ml，CA125 10.1 U/ml。

3. 治疗原则

（1）外科治疗：对于早期、无淋巴结转移的宫颈癌患者，在与患者及家属沟通后，可选择保留生育功能的手术。该患者年轻，有生育要求，但初始分期为Ⅲ B 期，且肿瘤较大，无手术指征。

（2）放疗：根据《2023 NCCN 宫颈癌治疗指南》，Ⅲ B 期治疗方案为盆腔外照射＋含铂化疗＋近距离放疗。近距离放疗在宫颈癌放疗中占有重要地位，能有效地提高肿瘤局部控制率。该患者外照射治疗结束肿瘤缩小不明显，宫颈口无法暴露，宫腔管无法成功放置，为治疗带来了挑战。

（3）系统治疗：同步放化疗，《2023 NCCN 宫颈癌治疗指南》《2023 CSCO 宫颈癌治疗指南》皆推荐含铂类的化疗，首选顺铂周疗；新辅助化疗常采用铂类为基础的联合方案，常用紫杉醇＋顺铂；系统性化疗主要用于既不能手术，也不能放疗的复发或转移性宫颈癌患者，《2023 NCCN 宫颈癌治疗指南》及《2023 CSCO 宫颈癌治疗指南》推荐用于复发或转移癌的一线化疗方案有：顺铂（卡铂）＋紫杉醇＋贝伐珠单抗、紫杉醇＋拓扑替康＋贝伐珠单抗为Ⅰ级推荐方案；帕博利珠单抗＋顺铂（卡铂）＋紫杉醇±贝伐珠单抗（适用于 PD-L1 阳性肿瘤）、拓扑替康＋紫杉醇＋贝伐珠单抗等为Ⅱ级推荐方案；在一线治疗失败后，白蛋白结合型紫杉醇、多西他赛、吉西他滨、培美曲塞、拓扑替康、帕博利珠单抗、卡度尼利单抗、赛帕利单抗等为Ⅱ级推荐。该患者已完成盆腔外照射及同步顺铂周方案增敏，治疗后残余肿瘤仍较大。后续化疗方案应以含铂化疗 ±贝伐珠单抗为主，若 PD-L1 阳性，则建议添加帕博利珠单抗治疗。

4. 治疗方案与过程

2020 年 4 月 27 日—6 月 12 日，盆腔外照射 IMRT DT 50 Gy/25 f，同步顺铂周方案增敏。

6 月 17 日，复查 MRI 示残存肿瘤较大，建议转我院行近距离放疗。

6 月 22 日，拟行近距离放疗，宫腔管放置失败，标准近距离放疗难以实施。

6 月 22 日—26 日，瘤内多点注射重组人 5 型腺病毒 1.0 ml。注射第 5 日，部分瘤体坏死脱落，宫颈口暴露，可以放置宫腔管，并进行近距离放疗。

6 月 29 日—7 月 17 日，宫腔管＋阴道双球近距离放疗。

7 月 28 日—8 月 1 日，瘤内多点注射重组人 5 型腺病毒 0.5 ml，同步紫杉醇＋顺铂化疗。

8 月 18 日—22 日，瘤内多点注射重组人 5 型腺病毒 0.5 ml，同步紫杉醇＋顺铂化疗。

9 月 9 日—11 月 24 日，序贯紫杉醇＋顺铂化疗 4 个周期。

不良反应主要是发热，体温最高 39 ℃，口服布洛芬缓释胶囊后缓解。

疗效评估：2020 年 7 月 17 日复查 MRI，提示宫颈肿瘤大小为 2.4 cm×2 cm，肿瘤明显缩小。序贯化疗 6 个周期，结束 3 个月后复查盆腔 MRI，未见明显肿块，疗效评价为完全缓解（CR）（图 3-4-8）。

5. 预后与随访　患者遵医嘱定期随访，至 2023 年底，影像学及妇科检查持续完全缓解，相关妇科症状消失，感觉及活动正常，无明显不适。

6. 思考与点评　患者为青年女性，一般情况尚可，就诊时诊断为宫颈透明细胞癌Ⅲ B 期，指南推荐（Ⅰ级推荐）治疗原则为盆腔外照射（external beam radiotherapy，EBRT）＋近距离放疗＋同步含铂化疗（一类证据）。此病例按指南规范盆腔外照射治疗后残存较大肿瘤。由于肿瘤巨大，宫腔管置入失败，常规近距离放疗难以实施，标准治疗方案暂不可行。

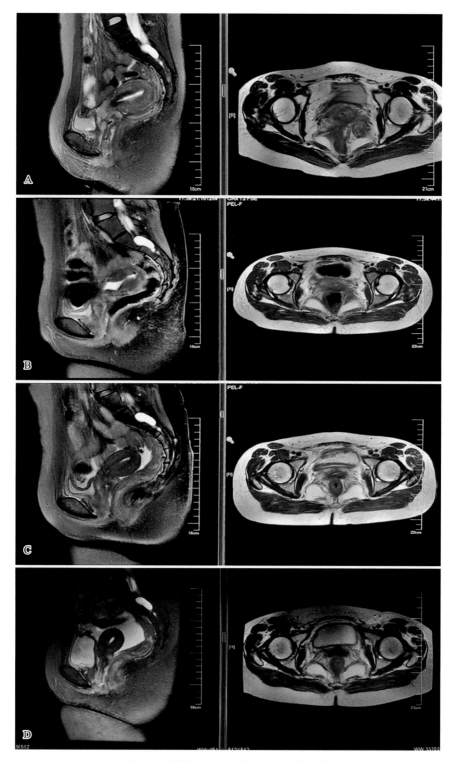

图 3-4-8（彩图 9）　治疗前后影像学变化

A. 2020 年 7 月 17 日盆腔 MRI；B. 2020 年 8 月 29 日盆腔 MRI（第 2 周期序贯化疗后）；
C. 2020 年 11 月 2 日盆腔 MRI（第 4 周期序贯化疗后）；D. 2021 年 3 月 27 日盆腔 MRI
（治疗结束 3 个月）

在常规治疗没有条件进行的情况下，采用创新性治疗方法，参加临床研究是多个指南推荐的方案。本例患者行重组人 5 型腺病毒瘤体内多点注射治疗，使部分瘤体缩小甚至脱落，肿瘤负荷减小，宫颈口暴露，为标准近距离放疗创造条件。此时已具备宫腔置管、按指南治疗的条件，在外照射及近距离放疗 EQD2 剂量达 92.75 Gy 后，虽有肿瘤的进一步缩小，但仍有部分残留，继续采用重组人 5 型腺病毒联合含铂化疗进一步溶解肿瘤。最终肿瘤完全消失，达到完全缓解（CR）。这是特殊病理类型宫颈癌及外照射残存肿瘤较大的宫颈癌患者采用重组人 5 型腺病毒联合放化疗获得完全缓解的成功探索，也为这类患者提供了一种新的联合治疗选择。该病例为临床注册研究中的典型病例（注册号为 NCT05051696），治疗方案设计规范、新颖，符合国家有关以患者为中心的创新开拓精神，治疗过程精准、细致，毒性反应及副作用处理及时、规范，不仅使肿瘤达到了持续完全缓解，也保护了青年女性的生育能力。

十二、恶性浆膜腔积液

（一）恶性浆膜腔积液的流行病学及治疗现状

浆膜腔主要包括心包腔、胸膜腔、腹膜腔等体腔。任何因素造成浆膜腔内液体渗出增多和（或）再吸收减少而形成的过多积液，称为浆膜腔积液[367]。恶性浆膜腔积液是肿瘤转移的一种特殊表现形式，是晚期恶性肿瘤常见合并症之一。浆膜腔积液按病理性质可分为良性浆膜腔积液与恶性浆膜腔积液；按部位可分为心包腔积液、胸膜腔积液与腹膜腔积液。

本部分主要介绍恶性胸腹腔积液，包括恶性胸腔积液（malignant pleural effusion，MPE）、恶性腹水两种形式。MPE 是指原发于胸膜的恶性肿瘤或其他部位的恶性肿瘤移至胸膜引起的胸腔积液，是由胸腔积液的产生与吸收的不平衡而引起的[368]。目前国内外尚缺乏 MPE 流行病学的调查研究资料。据统计，美国每年 MPE 的发病人数超过 15 万，每年有超过 12.5 万人入院，每年估计的住院费用超过 50 亿美元[369]。MPE 在所有肿瘤患者中发病率高达 15%，且随着肿瘤的发病率增加，MPE 发病率可能会上升[370]。几乎所有的恶性肿瘤均可出现 MPE。肺癌是最常见的病因，约占 MPE 的 1/3，乳腺癌次之[371]。

MPE 的出现表明肿瘤已发生播散，肿瘤已发展到Ⅳ期，预后较差，患者预期寿命将显著缩短[368]。MPE 从确诊开始计算，中位 OS 为 3～12 个月[372]。除卵巢癌外，其他肿瘤引起的恶性腹水患者的中位 OS 为 5.7 个月，其中消化系统肿瘤合并恶性腹水患者预后更差，中位 OS 仅为 3 个月[373]。恶性心包腔积液的预后最差，多数患者 OS 不足 1 个月。

MPE 通常导致患者呼吸困难，并影响生命质量。英国胸科学会推荐首选治疗方法为胸膜固定术，其次为持续胸腔引流。根据近年来国外多项研究结果，结合我国国情，持续胸腔引流可能更合适。尽管 MPE 的诊断、鉴别诊断和治疗是临床工作中常常遇到的问题。但是相对于肺癌以及呼吸系统其他疾病，MPE 的研究未能引起有关业界学者的高度关注，目前国内关于 MPE 的研究相对薄弱。因此，MPE 的诊断方法与治疗手段还有待更多的循证医学证据支持[371]。另外一部美国指南[369]与一篇欧洲声明[370]也对恶性胸膜腔积液的治疗提出了建议，但均未涉及心包腔积液与腹水。MPE 治疗的核心理念是对于无肺不张、有症状的恶性胸膜腔积液的处理，欧美国家均以化学性胸膜固定术为首选；对于有肺不张、有症状的恶性胸膜腔积液，则主张胸膜腔置管引流，不主张早期药物灌注，推荐待肺膨胀恢复后再行化学性胸膜固定术。

除少数淋巴瘤合并浆膜腔积液外，实体瘤合并浆膜腔积液目前几乎无法实现根治，主要治疗目的是控制积液生长、减轻症状、提高生命质量、延长 OS，属于肿瘤舒缓医疗范畴。除全身系统治疗外，腔内药物灌注是浆膜腔积液的主要治疗手段，其优势是局部药物浓度高、全身不良反应轻，一般可在 2～3 周内控制积液产生，从而防止营养过多丢失。根据近年文献报道，腔内药物灌注主要包括细胞毒药物、生物反应调节剂、分子靶向药物与中成药等。PD-1/PD-L1 抗体等免疫检查点抑制剂目前不推荐用于腔内灌注治疗。

（二）溶瘤病毒治疗恶性浆膜腔积液的研究

溶瘤病毒疗法是一种溶瘤病毒直接作用于肿瘤细胞的治疗方法。对天然存在的致病力较弱的病毒进行基因改造，利用肿瘤细胞中畸变的信号通路，如抑癌基因失活或缺陷，可选择性地在肿瘤细胞中复制，导致肿瘤细胞裂解与死亡；同时能够激发机体免疫反应，吸引更多免疫细胞来继续杀死残余肿瘤细胞[175]。由于能够选择性杀死心包膜、胸膜和腹膜种植的肿瘤细胞，因此溶瘤病毒治疗恶性浆膜腔积液具有很强的病理学及药理学依据。

通过检索 2001—2021 年的临床研究，发现目前处于临床研究阶段的腔内注射的溶瘤病毒有重组人 5 型腺病毒、T-VEC、HSV1716、GL-ONC1、MV-NIS 等。溶瘤病毒通过腔内给药，使得病毒在腔内的肿瘤部位聚积，通过选择性感染与复制，裂解杀伤肿瘤细胞，减少或消除积液。这种局部给药方式避免了全身毒性，相比于全身给药，具有更好的耐受性[374]。2020 年 Macedo 等研究[6]统计发现，开展的溶瘤病毒腹腔内给药的临床研究数量较少，仅占所有开展溶瘤病毒临床研究数量的 5.1%，但腹腔给药治疗的临床需求很大，所以本章节主要对腹腔内给药予以介绍。

1. 腺病毒

（1）重组人 5 型腺病毒：临床报道最多的腔内灌注治疗恶性浆膜腔积液的溶瘤病毒为重组人 5 型腺病毒，主要用于治疗恶性胸腔积液、恶性腹水。研究[375]报道，重组人 5 型腺病毒腹腔内用药治疗 9 位恶性腹水患者，结果发现 9 例患者中有 3 例 CR、2 例 PR 以及 4 例 SD 或 PD，且具有一定的耐受性，未观察到严重副作用。另一项研究数据表明，重组人 5 型腺病毒联合 IL-2 治疗肺癌并发恶性胸腔积液，4 周后证实其有效率为 88.9%，患者生命质量明显提高，证明此方法是治疗肺癌并发 MPE 的有效方法[376]。杨帆等[24]研究表明，重组人 5 型腺病毒治疗组和顺铂组治疗肺癌恶性胸腔积液的有效率分别为 69.23% 及 53.84%，两组之间比较具有显著性差异。陈干付等[377]研究采用重组人 5 型腺病毒或顺铂治疗 50 例肺癌胸腔积液，结果显示，重组人 5 型腺病毒组总有效率为 72%，顺铂组为 52%，差异具有统计学意义。

复旦大学上海癌症中心孟志强研究团队于 2022 年 3 月发表的研究[55]证实，重组人 5 型腺病毒治疗恶性腹水的腹水反应率为 40%，腹水控制率为 75%，可增强肿瘤特异性 CD8[+] T 细胞浸润并创造出 PD-1/PD-L1 表达的肿瘤微环境，为免疫检查点抑制剂提供靶点。主要不良事件为发热（27.5%）、腹痛（20.0%），未观察到肝损害、低血压、皮肤刺激和骨髓抑制，安全性良好。该研究进一步证明重组人 5 型腺病毒腹腔内给药治疗恶性腹水有效，并能进一步改变肿瘤微环境。

（2）ONYX-015：在一项 ONYX-015 治疗难治性卵巢癌等 I 期临床研究[378]中，入组 16 例卵巢癌患者，采用腹腔注射的治疗方法。结果显示，单药治疗未见肿瘤及腹水的反应；与铂类化疗药联合使用后有 1 例患者出现响应，CA125 下降 50%。常见不良反应为发热、腹部疼痛、恶心 / 呕吐、腹泻 / 便秘等，这些症状的严重程度与肿瘤负荷相关。另一项 I 期临床研究[379]采用 ONYX-015 腹腔内注射治疗卵巢癌患者，结果显示所有患者均未出现临床缓解或影像学缓解，中位 OS 为 5.5 个月，常见不良反应为流感样症状、呕吐、腹痛。

（3）Ad5/3-Δ24：为将血清型 5 型腺病毒的纤突节替换为血清型 3 型，并将 E1A 恒定区 2（constant region2，CR2）的 24 bp 删除，使其仅在 Rb-p16 通路缺陷的肿瘤细胞中复制。而该缺陷存在于大多数卵巢癌细胞中。一项 I 期临床研究[380]入组 10 例卵巢癌患者，腹腔内连续给药 3 天，结果有 6 例 SD，2 例 PD；3 例患者治疗 1 个月后 CA125 较基线下降。所有患者均检测到中和性抗体。5 例患者发生了腺病毒载体相关的不良事件，包括发热、寒战、恶心、疲劳、肌肉痛等，但均在对症处理的可控范围内。

2. 单纯疱疹病毒　一项 I b/ II 期临床研究（NCT03597009）探讨了胸腔内注射 T-VEC 和纳武利尤单抗联合治疗 IV 期肿瘤转移引起的恶性胸腔积液患者，其中 T-VEC 通过引流导管注射，目前该研究正在进行中。另外一项 T-VEC 治疗转移至腹膜表面的 IV 期胃肠道肿瘤和不可切除的复发、铂类耐药的卵巢癌患者的临床研究（NCT03663712），T-VEC 第一次腹腔内注射 4×10^6 PFU，目的是产生中和抗体，3 周后每 2 周 1 次，最多 4 次，注射剂量 $4 \times 10^6 \sim 4 \times 10^8$ PFU。目前，尚未见该研究结果披露。

HSV1716 是在野生型 HSV-1 基础上删除了编码 ICP34.5 的 *RL1* 基因，目前已完成一项治疗不能手术的恶性胸膜间皮瘤伴胸腔积液患者的 I / II 期临床研究（NCT01721018），目前尚未见该研究数据发表。另一项 I / II a 期通过胸膜留置管注射 HSV1716 治疗恶性胸膜间皮瘤的临床研究结果[20]显示，7 例患者胸腔积液中出现病毒复制，没有患者出现疾病缓解，但有 50% 的患者在第 8 周病情达到稳定。

3. 麻疹病毒　MV-CEA 是一个携带 CEA 基因的麻疹病毒，可在肿瘤组织中表达 CEA，可用作检测病毒复制的标志物。I 期临床研究[381]通过腹腔内注射 MV-CEA 治疗紫杉醇和铂类耐药的复发性卵巢癌患者，腹水和血液中 CEA 水平表现为给药剂量依赖性升高，13 例受试者麻疹病毒受体 CD46 的表达水平上调，中位持续时间 92.5 天，中位 OS 为 12.15 个月，较预期 OS（6 个月）明显增加，没有观察到 DLT 事件。

MV-NIS 是一个携带钠碘转运体（NIS）基因的麻疹病毒。I 期临床研究（NCT00408590）入组紫杉醇和铂类耐药的复发性卵巢癌患者，腹腔内注射 MV-NIS。结果发现，腹水缓解中位持续时间为 2 个月，中位 OS 为 26.6 个月。首次给药后所有药物相关的不良事件为腹痛、疲劳、发热和中性粒细胞减少，均为 1 ～ 2 级，未发生 DLT 事件。第 2 次给药后有 1 例发生了中性粒细胞减少和胆红素升高。一项 MV-NIS 治疗复发卵巢癌、原发腹水或输卵管癌患者的 I / II 期临床研究（NCT02068794）正在进行中，该研究通过输注感染脂肪来源的间充质干细胞，之后进行 MV-NIS 腹腔注射。目前尚未有数据报道。

4. 牛痘病毒　GL-ONC1 是在牛痘病毒上插入 Ruc-GFP、β- 葡萄糖醛酸酶和 β- 半乳糖苷酶基因的溶瘤病毒。插入这三个外源基因表达盒，以破坏非必需的牛痘基因，不仅可以减弱病毒致病性，还可以增强其肿瘤特异靶向性，并为实时监测肿瘤细胞感染提供了可能性。一项 I 期临床研究[382] 入组晚期腹腔转移的肿瘤患者或腹膜间皮瘤患者，每 4 周腹腔注射 1 次，最多 4 个周期，仅有 1 ～ 3 级不良事件发生，包括短暂的流感样症状和由治疗引起的腹膜炎引起的腹痛加重，未出现 DLT，未观察到病毒脱落；有 8 例受试者在第 1 个周期给药后显示出有效的肿瘤细胞感染并引起肿瘤裂解；所有受试者均表现出对 GL-ONC1 的中和抗体活性（NCT01443260）。

另外，溶瘤病毒 VACV GLV-1 h68 及其衍生物 GLV-1 h108 编码抗 VEGF 的单链抗体，可使肿瘤生长明显受到抑制。在晚期肺腺癌模型中可阻止恶性胸腔积液的形成。研究发现，溶瘤病毒治疗可降低肿瘤细胞产生的 VEGF 水平，减少肿瘤细胞对其周围组织的侵袭，从而阻止恶性胸腔积液的形成。这提示使用肿瘤特异性牛痘病毒进行溶瘤病毒治疗是治疗晚期肺癌恶性胸腔积液的一种新颖和有前途的治疗方式[383]。

目前，溶瘤病毒治疗恶性胸腔积液、腹水的研究数据仍然较少，还需开展正规的临床注册研究，以进一步证实其疗效与安全性。

（三）溶瘤病毒治疗恶性腹水发生粘连的可能性

溶瘤病毒治疗恶性腹水，通过腹腔穿刺置管的方式进行腹腔内灌注，穿刺口小，发生肠粘连的可能性很小。粘连的形式主要分为膜性片状粘连、纤维索带状粘连、组织附着性粘连、团状挛缩状等，其形成可毫无症状，也可表现为腹壁牵扯痛。由于腹腔内这些粘连绝大多数与肠管相关，且主要症状也与肠蠕动功能障碍有关，临床上常称为肠粘连[384]。

肠粘连通常由腹部手术、创伤、炎症、出血、异物等引起。小肠、大网膜和腹壁切口是粘连发生最多的部位。肠粘连的常见结果与症状是肠管的蠕动障碍，患者表现出阵发性腹部疼痛甚至绞痛，常伴有腹胀、便秘，一般会随着肛门排气、排便的出现而缓解。其形成因素多数是由腹部手术引起的，一般认为阑尾和盆腔手术后并发粘连性肠梗阻的可能性更大。其主要判定依据是术后慢性腹痛和机械性肠梗阻反复发作[384]。腹腔手术后粘连性肠梗阻发生率占各种类型肠梗阻的 40% 左右[385]。相对而言，溶瘤病毒治疗恶性腹水发生肠粘连的可能性远比腹腔器官手术低，具有较好的安全性。

（四）典型病例

1. 基本情况　患者男性，72 岁，2023 年 2 月 8 日就诊。

主诉：上腹部不适 2 个月。

现病史：2 个月前患者无明显诱因出现上腹部不适，伴食欲缺乏、乏力，未诉明显腹痛、恶心、呕吐、呕血等不适。

患者于 2023 年 1 月 30 日就诊于区级医院，行腹部 CT，提示胃底部、大弯侧胃壁弥漫增厚，考虑胃占位，腹膜转移，腹水。肝 8 段低密度结节，考虑转移。右肾囊肿。

行胃镜检查，胃底及胃体上段大弯侧及后壁见巨大溃疡浸润，边缘呈结节状。胃镜病理显示（胃底体交界部）腺癌中分化。CK7（＋）、CK20（个别＋）、CDX-2（＋）、MLH1（＋）、PMS2（＋）、MSH2（＋）、MSH6（＋）、HER2（2+）、PD-L1（ventana 平台 SP263）TPS 0%、CPS 0、ki67（+60%），建议荧光原位杂交（FISH）检测。血常规提示血红蛋白 69 g/L，给予输血 800 ml，乏力较前缓解。为进一步治疗就诊于我院（某省级医院）。

既往史：无肿瘤史。无药物及营养补充剂使用情况。无全身疾病史，否认肝炎、结核病、疟疾病史，否认心脏病、糖尿病、脑血管疾病、精神疾病史；预防接种史不详。无全身手术史。

个人史：生于本市，久居本地，无疫区、疫情、疫水接触史，无牧区、矿山、高氟区、低碘区居住史，无化学性物质、放射性物质、有毒物质接触史，无吸毒史；吸烟 40 年，每日 20 支，长期饮酒，每次 1 斤；适龄结婚，配偶及子女均身体健康。

家族史：父母已故，原因不详。否认家族中有同类患者及家族遗传病史。

体格检查：老年男性，发育正常，营养良好。患者患病后精神状态尚可，食欲一般，睡眠良好，大便正常，小便正常，体力情况良好，体重无明显变化。

ECOG 1 分，NRS 1 分。腹部稍膨隆，未见胃肠型及蠕动波，未见腹壁静脉曲张。全腹无压痛、反跳痛、肌紧张，墨菲征阴性，全腹未扪及包块，肝、脾肋下未及。肝、脾、双肾区无叩击痛，腹部移动性浊音阴性。听诊肠鸣音减弱。

影像学与实验室检查：

2023 年 2 月 10 日，CT 示胃底、胃大弯侧及胃窦区胃壁不均匀增厚并见强化，肝胃间隙、腹膜后及病灶周围见多发小结节影。网膜广泛增厚，呈饼状。腹腔、盆腔积液。

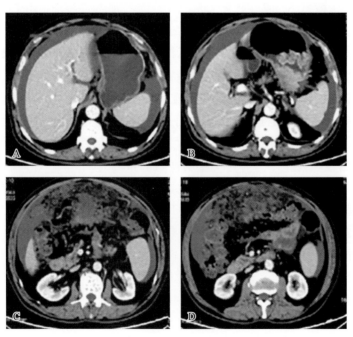

图 3-4-9（彩图 10） 2023 年 2 月 10 日 CT 图像
A. 腹水；B. 胃底、胃大弯病灶；C、D. 腹膜转移病灶

2023 年 2 月 10 日，头颅、胸部、腹部、盆腔 CT

（1）多发腔隙性脑梗死，脑白质脱髓鞘，脑萎缩。

（2）双肺局限性肺气肿，多发肺大疱。双侧胸膜局限性增厚。

（3）"胃恶性肿瘤"，胃底、胃大弯侧及胃窦区新生物伴周围多发淋巴结，网膜转移，腹腔及盆腔积液，请结合临床。

（4）肝右叶小囊肿，肝右后叶高密度小结节，双肾囊肿。

（5）盆腔各脏器 CT 扫描未见明显异常。

2. 诊断

（1）胃恶性肿瘤（腺癌Ⅳ期）。

（2）腹膜、网膜、肠系膜继发恶性肿瘤。

（3）中量腹水。

（4）肺大疱。

（5）腔隙性脑梗死。

3. 鉴别诊断

（1）本院会诊外院病理：胃腺癌Ⅱ级；免疫组化：Her2（++）；基因检测：HER2 扩增阴性；腹水沉渣查见腺癌细胞；CK7（+）、CK20（+）、Villin（+）、CDX-2（+）、CR（-）、WT-1（-）、Ki-67（40%）、P53（++）。

（2）肿瘤标志物：CA50 281 IU/ml（正常值 0～20 IU/ml），CA199：448 IU/ml（正常值 0～40 IU/ml）。

4. 治疗原则　对于早期及可切除的进展期胃癌，内镜下治疗或者手术切除能够达到根治效果；对于肿瘤不可切除且一般情况良好的患者，建议先行同步放化疗；对于无手术根治机会或转移性胃癌患者，应采取以全身抗肿瘤药物治疗为主的综合治疗，姑息性手术、放疗、射频消融、腹腔灌注及动脉介入栓塞灌注等局部治疗手段也有助于延长患者的生存期和提高生命质量。

5. 治疗方案与过程

2023 年 2 月 10 日，穿刺引流出淡黄色腹水 800 ml，然后行白蛋白结合型紫杉醇 300 mg 静脉滴注 + 腹腔灌注治疗（奈达铂 140 mg+IL-2 500 万 IU+ 重组人 5 型腺病毒 1.5 ml）。

2023 年 3 月 8 日、3 月 31 日行白蛋白结合型紫杉醇 300 mg+ 信迪利单抗 200 mg 静脉滴注 + 腹腔灌注治疗（奈达铂 140 mg+IL-2 500 万 IU+ 重组人 5 型腺病毒 1.5 ml），治疗第 2 周期、第 3 周期未引流出腹水。

治疗不良反应主要是灌注当日发热，体温 38 ℃左右，持续时间 12 小时，肌内注射复方氨林巴比妥可缓解。

疗效评估：

治疗第 1 周期，腹水控制，肿瘤标志物下降。

治疗第 2 周期，腹水控制，肿瘤标志物继续下降。

治疗第 3 周期，影像学复查评价为 SD，腹水为少量。

2023 年 4 月 26 日，复查胸部 CT 示"胃恶性肿瘤"，胃腔充盈欠佳，胃底、胃体新生物伴周围多发淋巴结，网膜转移，与治疗前无显著变化。腹腔及盆腔积液较前减少。

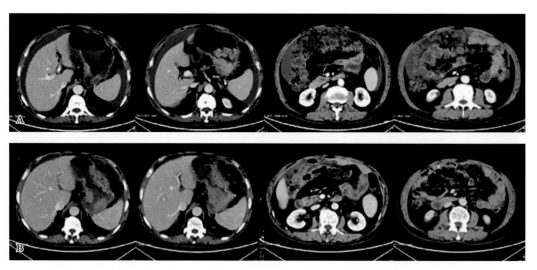

图 3-4-10（彩图 11） 2023 年 4 月 26 日治疗前（A）、治疗后（B）胸部 CT 图像变化

肿瘤标志物 CA50 和 CA199 持续下降（图 3-4-11）。

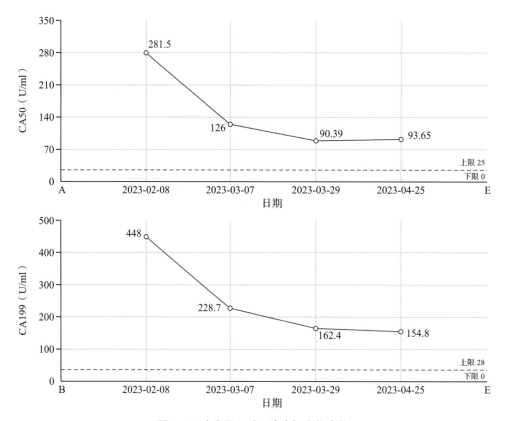

图 3-4-11（彩图 12） 肿瘤标志物变化
A. CA50 的变化趋势；B. CA199 的变化趋势

6. 预后与随访　患者遵医嘱定期住院检查，至 2023 年 10 月，腹水未见明显增长，CA50 和 CA199 等肿瘤标志物偶有波动，但基本持续保持低位。患者生命质量尚可，无明显不适主诉。

7. 思考与点评　患者为老年男性，一般情况尚可。初诊时为不可切除的晚期胃癌，合并腹膜、网膜、肠系膜广泛转移及中量腹水，腹水中发现腺癌细胞。此时的治疗原则，根据《2023 CSCO 胃癌治疗指南》，对于无手术根治机会或转移性胃癌患者，目前公认应采取以全身抗肿瘤药物治疗为主的综合治疗，包括化疗药物、分子靶向药物和免疫检查点抑制剂等。对于有腹水的患者，全身抗肿瘤治疗与局部腹水治疗均具有重要意义。全身抗肿瘤治疗是根本，其重要性自不必说。但由于中等或大量的腹水不仅会导致腹部胀痛、呼吸困难、低蛋白血症、感染性腹膜炎等，进一步发展可能还会导致水、电解质代谢紊乱，严重营养不良，肝性脑病，肺栓塞，肾衰竭等。因此，控制腹水也是重要的一环。目前，此类患者的中位总生存期（mOS）明显缩短，通常不足 5 个月，1 年生存率不足 10%。临床上多以对症支持治疗为主，许多患者需要多途径给药治疗，但是效果有限，部分患者疗效很差，或者毒性明显。因此，存在巨大而迫切的临床需求，需要积极研发新的治疗药物以控制病情和改善预后。

采用腹腔内重组人 5 型腺病毒灌注治疗，可以直接溶杀肿瘤细胞，同时改变腹腔内肿瘤微环境，有助于激活机体产生特异性抗肿瘤免疫反应，并可能产生长期效果。初步结果显示，与传统的浆膜腔积液治疗药物，特别是细胞毒化疗药物相比，重组人 5 型腺病毒具有特异性较高、机制独特、与多种药物可以协同增效、不易产生耐药性等优势。

本例患者行重组人 5 型腺病毒腹腔灌注联合化疗、免疫治疗，效果切实、持久，治疗第 1 周期时，中量腹水就已经得到明显控制。在持续治疗 3 个周期、近 3 个月的时间内，患者均保持只有极少量的腹水，且随访至 6 个月时，仍未见明显腹水增长，减轻了患者的痛苦，提高了患者的生命质量。

该病例制定的治疗方案，先后经上报医院学科及伦理委员会批准并报药物临床研究办公室备案，知情充分、治疗规范、方法新颖，创新性地采用溶瘤病毒等免疫治疗方法，兼顾了全身抗肿瘤治疗与腹水的处理，有效地控制了恶性腹水及其并发症，并为患者的进一步治疗创造了条件。

十三、其他肿瘤

典型病例

1. 基本情况　患者男性，64 岁，2022 年 7 月 1 日就诊。

主诉：胆管癌化疗联合靶向免疫治疗后 1 个月余。

现病史：

2022 年 3 月，患者因"皮肤、尿液变黄伴皮肤瘙痒 2 周"，至当地医院查 MRCP 示肝门部肿块伴肝内胆管扩张。

2022 年 3 月 4 日，查 CA199 449.8 U/ml。

随后转诊至某市级医院，2022 年 3 月 11 日查 MRI 示肝门部胆管管壁增厚强化，考虑胆管癌，心膈角、肝门部、腹膜后稍大淋巴结。

2022 年 3 月 15 日，行 ERCP+ 支架植入术。术后病理提示：（胆管刷片液基细胞学检查）少量癌细胞，考虑腺癌。

2022 年 3 月 16 日，胆管刷片病理：找到少量异形细胞，倾向腺癌。该院 MDT 讨论建议：GEMOX 联合仑伐替尼联合 PD-1 单抗治疗。

2022 年 4 月 15 日、2022 年 5 月 8 日、2022 年 5 月 17 日、2022 年 5 月 25 日行 GEMOX+PD-1 单抗 + 仑伐替尼方案 C1-2 治疗，具体为：吉西他滨 1800 mg d1 d8 q3w+ 奥沙利铂 150 mg d1 q3w+ 特瑞普利单抗 240 mg d1 q3w+ 仑伐替尼 8 mg qd。治疗后患者出现骨髓抑制，对症处理后好转。

2022 年 6 月 11 日，复查腹部 MRI：①肝门部胆管癌治疗后，对比 2022 年 3 月 11 日 MRI 病灶较前略退缩；②肝内数枚转移瘤，较前新增。

患者疾病进展，为求进一步诊治，2022 年 7 月 1 日至我院（省级医院）门诊咨询。2022 年 7 月 8 日住院治疗，入院时患者主诉明显乏力，食欲缺乏，近期体重下降约 5 kg。

既往史：患者既往有高血压，不规律服用抗高血压药，血压控制情况不详。

个人史：生于原籍，无久居外地史，无烟、酒嗜好。无牧区、矿山、高氟区、低碘区居住史，无化学性物质、放射性物质、有毒物质接触史，无吸毒史；无肿瘤及手术史，否认肝炎、结核病、疟疾病史，否认心脏病、糖尿病、脑血管疾病、精神疾病史。预防接种史不详。

家族史：父母已故，否认直系亲属肿瘤疾病史。

体格检查：身高 170 cm，体重 67 kg，ECOG PS 2 分。皮肤、巩膜未见明显黄染，心肺听诊无特殊。腹部稍膨隆，未见明显腹壁静脉显露及曲张，腹软，肝、脾肋下未及，无压痛及反跳痛，移动性浊音阳性。

患者入院时主诉明显乏力、食欲缺乏，近期体重下降约 5 kg。

影像学与实验室检查：

2022 年 7 月 7 日 CT 检查，胸部平扫 + 增强，上腹部平扫 + 增强（图 3-4-12）。

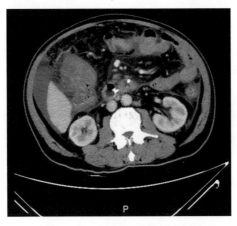

图 3-4-12（彩图 13） 2022 年 7 月 7 日上腹部 CT 图像

（1）肝内胆管轻度扩张，肝门区软组织肿块，累及胆囊及肝区结肠壁。

（2）肝内多发低密度灶，肝门、腹膜后、两侧心膈角多发肿大淋巴结，考虑转移。脾大。

（3）腹膜及肠系膜增厚、模糊，腹腔少量积液。

（4）两肺散在小类结节，考虑钙化增殖灶。

（5）左侧冠脉钙化斑。

2022 年 3 月 16 日外院 ERCP 胆道刷检

胆管刷片病理结果：找到少量异形细胞，倾向腺癌。

2. 诊断　肝和肝内胆管继发性恶性肿瘤。

3. 鉴别诊断　依据 ERCP 病理结果，诊断明确，无须鉴别。

4. 治疗原则

（1）外科手术：肝内胆管癌患者，排除肝内及远处转移，可切除的病灶建议手术切除；行淋巴结清扫，检出淋巴结数目不得少于 6 枚；肝内复发的肝内胆管细胞癌，余肝体积大于 40%，建议二次手术切除；肝门部胆管癌的治疗，术前联合 CT、MRI、MRCP 进行分型和可切除性评估，手术范围依据部位确定。

（2）放疗：可根据病情选用胆道恶性肿瘤患者的辅助放疗、新辅助放疗、姑息性放疗；对于多线治疗效果不佳的患者，鼓励其参加临床研究（Ⅰ级推荐）。

（3）内科治疗：胆管癌的内科治疗主要包括化疗、靶向治疗、免疫检查点抑制剂治疗、支持治疗及其相关的联合治疗。患者一线治疗失败后，后线方案依然是选择可能未耐药的其他化疗联合方案及靶向或免疫治疗，有效率低，预期生存时间短，新药及新疗法的临床需求很大。溶瘤病毒 + 免疫治疗 + 靶向治疗的策略目前尚不属于标准的推荐适应证，对患者有无疗效有待进一步验证。

5. 治疗方案与过程　鉴于患者经多线治疗，在经患者知情同意并报医院管理部门备案批准后，拟行"溶瘤病毒瘤内注射 + 免疫治疗 + 靶向治疗"方案。

第一次溶瘤病毒治疗：2022 年 7 月 11 日，瘤内多点注射重组人 5 型腺病毒 2 支，2022 年 7 月 12 日，静脉滴注信迪利单抗 200 mg，同期继续口服仑伐替尼 8 mg，每日 1 次。

第二次溶瘤病毒治疗：2022 年 8 月 9 日，瘤内多点注射重组人 5 型腺病毒 2 支，2022 年 8 月 10 日，静脉滴注信迪利单抗 200 mg，同时口服仑伐替尼 8 mg，每日 1 次。

第三次溶瘤病毒治疗：2022 年 8 月 3 日，瘤内多点注射重组人 5 型腺病毒 2 支，2022 年 8 月 31 日，静脉滴注信迪利单抗 200 mg，同时口服仑伐替尼 8 mg，每日 1 次。

随后行靶向免疫治疗维持：2022 年 9 月 29 日、2022 年 10 月 27 日静脉滴注信迪利单抗 200 mg，同期口服仑伐替尼 8 mg，每日 1 次。

疗效评估：

肿瘤标志物 CA125 明显下降，肿瘤明显缩小，腹水明显减少，疗效评估为 PR（图 3-4-13，图 3-4-14，表 3-4-12）。

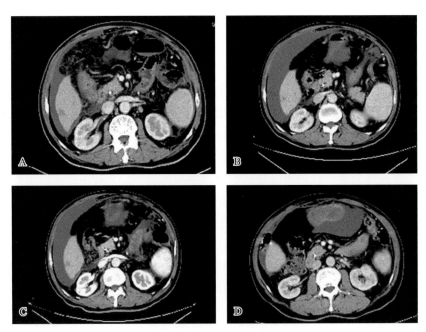

图 3-4-13（彩图 14） 四次复查上腹部 CT 图像

A. 2022 年 8 月 25 日 CT 图像；B. 2022 年 9 月 28 日 CT 图像；
C. 2022 年 10 月 26 日 CT 图像；D. 2023 年 4 月 10 日 CT 图像

表 3-4-12 治疗前后肿瘤标志物和影像学变化

	治疗前（2022 年 7 月 7 日）	第 1 次复查（2022 年 8 月 26 日）	第 2 次复查（2022 年 9 月 30 日）	第 3 次复查（2022 年 10 月 27 日）	第 4 次复查（2023 年 4 月 10 日）
肿瘤标志物（CA125）（U/ml）	210.22	45.39	42.62	19.96	10.13
影像学检查	肝门部肿块：直径 5 cm 肝内转移瘤：大者长径 3 cm	肝门部肿块：直径 2.5 cm 肝内转移瘤：大者长径 1.5 cm	肝门部肿块：难以测量 肝内转移瘤：大者长径 1.5 cm	肝门部肿块：难以测量 肝内转移瘤：大者长径 1.5 cm	肝门部肿块：难以测量 肝内转移瘤：大者长径 1.5 cm

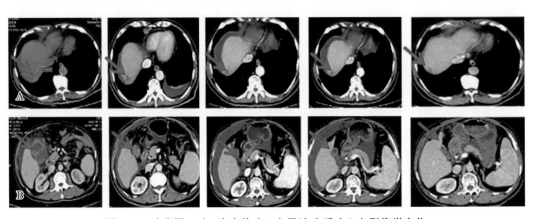

图 3-4-14（彩图 15） 治疗前（A）及治疗后（B）影像学变化

6. 预后与随访　患者遵医嘱定期在当地医院住院治疗。至 2023 年 10 月，电话随访，患者除血压升高外（已在当地医院治疗），无明显不适主诉，当地医院影像学及实验室检查示无明显变化。

7. 思考与点评　患者为老年男性，肝内胆管癌（腺癌）诊断明确，在外院经化疗 + 免疫 + 靶向治疗后，出现"疗效分离"现象：肝门部胆管癌缩小、肝内数枚转移瘤，较前新增。入本院时患者主诉明显乏力、食欲缺乏，近期体重明显下降。按《2023 NCCN 胆管癌治疗指南》《2023 CSCO 胆管癌治疗指南》推荐，对于不可手术切除及转移性胆管癌，可考虑姑息放疗，如果患者体能尚可，还可以考虑同步放化疗。由于患者体能差且拒绝放疗，此时也只能是选择未用过的化疗方案并联合靶向免疫治疗。鉴于患者曾多次更换化疗方案，可能存在多药耐药性，可供选择的方案极为有限。

本着以患者获益为中心的治疗思想，多部指南均推荐患者参加新药临床研究。拟定的治疗方案在经患者知情同意并先后上报医院学科及伦理委员会批准及在药物临床研究办公室备案后，采用"溶瘤病毒瘤内注射 + 免疫治疗 + 靶向治疗"方案。经重组人 5 型腺病毒瘤内多点注射 + 信迪利单抗静脉注射 + 仑伐替尼口服 3 个疗程，再以信迪利单抗 + 仑伐替尼维持治疗，肝门处胆管肿瘤及肝内转移灶进一步缩小、腹水明显消退，达到部分缓解（PR）且长期维持。患者痛苦明显减轻，生命质量得到改善。

该病例在外院多线治疗且出现"疗效分离"、患者体能下降明显、肿瘤进展且可能出现了多药耐药的情况下，创新性地采用溶瘤病毒局部注射联合靶向免疫治疗的方法，有效地控制了胆管肿瘤及肝内多发性转移病灶，同时腹水也明显减少、肿瘤标志物持续明显下降，患者生命质量明显改善。

第五节　溶瘤病毒临床应用注意事项

结合常用溶瘤病毒（如重组人 5 型腺病毒和 T-VEC）临床研究的纳入和排除标准[15, 30]，参考《溶瘤病毒治疗恶性肿瘤临床应用上海专家共识（2021 年版）》，对溶瘤病毒在临床研究中治疗的适用人群、慎用人群或禁用人群归纳如下。

一、适用人群

（1）经影像学、细胞学或病理组织学检查确诊的肿瘤患者。

（2）年龄 18 ～ 75 岁。

（3）当采用瘤内注射时，应有易于通过临床和（或）影像学方法测量的肿瘤病灶。

（4）无严重的心脏、脑、肝、肾、肺等脏器功能损伤。

（5）体力状况 0 ～ 2 级（WHO 分级）或卡氏评分 ≥ 70 分，且预计 OS ≥ 6 个月。

（6）无明显的骨髓抑制。

二、慎用人群或禁用人群

（1）有同类药物过敏史。

（2）有未控制的恶性血液系统疾病。

（3）妊娠期、哺乳期妇女。

（4）有未控制的活动性感染。

（5）人类免疫缺陷病毒（human immunodeficiency virus，HIV）抗体阳性、患有获得性免疫缺陷病[15]。

（6）重要脏器功能受损或有器官移植史。

（7）正在使用抗病毒药物（特别是 IFN-α）。

三、预防溶瘤病毒感染的防护措施

溶瘤病毒药物令人担忧的主要是体内不受控制的病毒复制风险，以及可能的致病性[386]。因此，推荐采用以下防护措施：

（1）医师应提醒医护人员和密切接触者避免直接接触患者的注射性病灶、敷料和体液。在准备和注射时，医护人员应穿戴必要的个人防护装备（如工作服、安全眼镜、口罩和手套）。

（2）如果发生意外接触，如不慎溅到眼、皮肤或黏膜，应立即使用清水反复冲洗，并用 75% 乙醇溶液消毒。

（3）所有使用过的注射器等废弃物需经消毒处理后才可废弃。

（4）每次注射后需用敷料覆盖注射部位并提醒患者不要接触或抓挠注射部位。如果注射部位有液体渗出，则需延长敷料覆盖时间。如果敷料脱落，需及时更换新的敷料[22]。

对于 T-VEC，最初的担忧集中在发生播散性疱疹感染的风险，包括从逆转录病毒到野生型单纯疱疹病毒。表现为口腔和皮肤疱疹、疱疹性角膜炎、疱疹性白癜风和播散性疱疹。如医护人员意外暴露于 T-VEC，建议使用阿昔洛韦进行暴露后预防[386]。

四、可能感染溶瘤病毒的识别方法

溶瘤病毒是野生病毒或经过人工基因修饰后改造的病毒，对人体正常细胞无致病性或致病性较低。研究表明，重组人 5 型腺病毒局部用药后部分患者会出现一过性发热，一般会自行恢复。目前尚未有证据证明溶瘤病毒局部使用会造成严重感染。为慎重起见，根据以下识别感染的方法，可帮助医师及时判断感染是否存在以及推断可能感染病原体的类型[387]。

（一）根据全身表现确定感染

1. 体温变化　发热是诊断感染最重要的临床症状，特别是急性发热，90% 以上的感染患者有发热。值得注意的是，溶瘤病毒治疗所引起的发热，可能是刺激机体产生的免疫反应所致，应与病毒感染性发热进行鉴别。反应性发热一般体温不超过 38.5 ℃，属于非感染性发热，体温多在数日内自行消退。

2. 白细胞计数变化　溶瘤病毒治疗通常不会引起明显的白细胞计数变化。但如果患者存在感染性疾病或医源性因素，可导致白细胞计数变化。白细胞计数增高是细菌感染特异性的改变之一，不是病毒感染的表现，分类检测时通常嗜中性粒细胞增高，如果感染严重，可出现明显核左移。白细胞计数降低可见于病毒感染以及部分特殊感染，如普通感冒、流感、带状疱疹。通常情况下，病毒感染患者外周血淋巴细胞计数及比例会升高。

3. 感染性生化标志物　感染性生化标志物是指在感染性疾病中可测量的生化指标，用于评估感染的严重程度、指导治疗和监测疗效。以下是除白细胞变化之外的一些常见的感染性生化标志物。

（1）C 反应蛋白（CRP）：是一种由肝合成的反应蛋白，与感染性疾病关系密切。CRP 通常于感染后 2 小时开始升高，24～48 小时达到高峰。细菌感染时 CRP 升高显著，而病毒感染时大多数 CRP 正常或轻微升高。CRP 的测量可用于评估感染的严重程度和监测治疗效果。

（2）降钙素原（PCT）：是一种由甲状腺合成的前降钙素，是一种无激素活性的糖蛋白，其水平与细菌感染的严重程度呈正相关。PCT 在感染 2～4 小时后迅速上升，12～48 小时达到峰值。测量 PCT 对于判断感染的严重程度、指导抗生素的使用和监测治疗反应等具有一定的参考价值。

（3）乳酸（lactate）：是一种在细胞代谢过程中产生的代谢产物。在感染性休克等严重感染情况下，乳酸升高，表明组织缺氧和代谢紊乱。测量乳酸有助于评估感染的严重程度和患者的预后。

（4）血清淀粉样蛋白 A（serum amyloid protein A，SAA）以及肝素结合蛋白（heparin binding protein，HBP）：SAA 是一种敏感的急性时相反应蛋白，当 SAA 和 CRP 同时升高时，提示可能存在细菌感染；当 SAA 升高而 CRP 不升高时，常提示病毒感染。HBP 是机体激活中性粒细胞嗜酸性颗粒释放的一种蛋白质分子。

（5）炎性细胞因子：在感染和炎症反应中，机体会释放多种炎性细胞因子，如 TNF-α、IL-1、IL-6。其中，IL-6 在细菌感染时明显升高，且与 HBP、SAA 等水平呈正相关，可作为感染评估和检测的常用指标，且其浓度与患者疾病的严重程度一致。这些细胞因子的水平可以在感染性疾病的早期阶段发生变化，因此可以用作感染性疾病的生化标志物之一。

上述感染性生化标志物的使用可以提供对感染程度和严重程度的评估，有助于指导抗感染治疗的选择、疗效监测以及预后评估。但需要注意的是，单一的生化指标不能完全确定感染的存在和严重程度，应综合考虑其他临床表现和检查结果进行综合评估。

（二）根据局部症状、体征确定感染

有些患者，特别是老年患者或免疫力低下的患者，可能缺乏感染的全身性反应。对于这类患者，感染部位的特征性症状和体征能够帮助确定或怀疑感染存在的可能性。如明显的咳嗽、咳脓痰，提示呼吸道感染；突发的头晕、头痛、视物模糊、恶心、呕吐甚至意识改变等，提示中枢神经系统感染；尿频、尿急、尿痛及腰痛，提示泌尿系统感染；腹痛、腹泻伴有脓血便，提示腹腔或消化道感染等。

（三）急性感染及疑似感染的确定

根据上述指标变化和临床经验[387]，如果在溶瘤病毒注射后出现以下表现，可考虑急性感染的存在：

（1）72 小时内出现发热或低体温。

（2）白细胞总数增高或降低。

（3）CRP 升高、IL-6 升高。

（4）PCT、SAA 及 HBP 升高。

（5）有明确或可疑的感染部位。

确定感染：（1）～（3）项中有 2 项 +（4）有明确结果，可以协助确定病原体类型，或 +（5）有明确表现可以帮助确定感染部位。

疑似感染：（1）～（3）项中有 1 项 +（4）无确定性结果，或 +（5）有可疑感染部位，可考虑疑似感染。

第六节　预测溶瘤病毒疗效的生物标志物

溶瘤病毒在感染肿瘤细胞的同时，可使机体发生许多变化，通过分析生物标志物，可以更好地了解溶瘤病毒到达目标肿瘤位置的相关信息、杀伤肿瘤细胞的情况以及肿瘤微环境的改变，揭示溶瘤病毒的抗肿瘤机制，预测疗效。目前，尚未发现特异性及临床相关意义强的溶瘤病毒感染和治疗的标准生物标志物，但部分分子和（或）细胞特征的相关研究结果可供参考。

一、感染相关生物标志物

溶瘤病毒通过基因改造可以表达监测病毒感染的报告蛋白。例如，插入牛痘病毒GLV-1 h68 基因组中的报告基因（荧光素酶、β- 半乳糖苷酶和 β- 葡萄糖醛酸酶）可在溶瘤病毒感染细胞后表达，可作为溶瘤病毒感染的生物标志物跟踪溶瘤病毒对细胞的感染情况。临床前研究证实，血清中生物标志物蛋白（来自大肠埃希菌和葡萄球菌属的两种葡萄糖醛酸酶以及 Gaussia 荧光素酶）的含量，可定量反映感染肿瘤细胞中溶瘤痘苗病毒的含量[388]。

目前证实的溶瘤病毒感染肿瘤细胞的受体靶点仅有柯萨奇病毒腺病毒受体（Coxsackie and adenovirus receptor，CAR）。实验显示，不同肿瘤细胞株 CAR 的表达存在差异，其表达量与重组人 5 型腺病毒对肿瘤细胞的感染力（病毒对肿瘤细胞抑制率）和疗效呈正相关。相较于 CAR 表达低的肿瘤，CAR 表达高的肿瘤对腺病毒治疗的疗效明显优于 CAR 表达低的肿瘤[389]。因此 CAR 也可以作为溶瘤病毒的疗效预测指标。

二、治疗相关生物标志物

溶瘤病毒治疗恶性肿瘤虽然已有较长的历史，但在实际临床治疗中，多数属于探索性的。不仅规范的、明确适应证的注册性临床研究很少，而且针对遴选适用人群或优势人群以及判断疗效的标志物研究更是乏善可陈。因此，探索能预测患者反应的生物标志物很有必要，有助于改善溶瘤病毒的疗效，指导溶瘤病毒治疗[390]。研究发现，血清高速泳动族蛋白 B1（high-mobility group box 1，HMGB1）在腺病毒免疫治疗过程中具有一定的预后和疗效预测作用，是有希望的潜在生物标志物[391]。其他潜在的分子和（或）细胞特征正在研究中（表 3-6-1），包括肿瘤的内在机制以及肿瘤外源机制等相关的生物标志物。

表 3-6-1　目前溶瘤病毒治疗相关的潜在生物标志物

溶瘤病毒类型	治疗相关潜在生物标志物	机制分类
腺病毒	血清 HMGB1	高度保守的核蛋白
牛痘病毒、柯萨奇病毒和 M1 病毒等溶瘤病毒	依赖激活的 Ras 信号通路途径	肿瘤内在机制
呼肠孤病毒	组织蛋白酶 B 和 L	
M1 病毒	ZAP、IRE1α、Ras 同源基因家族成员 Q 以及突变和激活的 KRAS、MXRA8	
溶瘤病毒	干扰素通路缺陷	肿瘤内在机制
	信号通路 PKR、cGAS-STING、OAS、RIG1 和各种 TLRs	
	免疫检查点如 PD-L1、CTLA-4、LAG3 和 HAVCR2 的水平	
	肿瘤细胞高突变负荷、寡克隆新抗原 T 细胞库	
	免疫细胞如 NK、BATF3$^+$ DC、Treg、CD4$^+$ T 细胞、CD8$^+$ T 细胞、TILs	肿瘤外源机制

（一）肿瘤内在机制相关标志物

肿瘤的内在机制包括异常细胞增殖相关信号通路、炎症和抗病毒缺陷、肿瘤细胞 PD-L1 表达、肿瘤突变负荷以及其他与肿瘤微环境相关的因素等[390]，一些肿瘤内在机制可能介导溶瘤病毒的耐药性。

1. 异常细胞增殖相关信号通路标志物　与正常细胞相比，肿瘤细胞具有多种独特的分子信号或细胞特征，这些特征有助于增强溶瘤病毒的感染、复制和溶瘤作用[392]。例如，癌细胞的干扰素通路缺陷增强了肿瘤细胞对包括水疱性口炎病毒（VSV）在内的各种溶瘤病毒的敏感性[393]。另外，致癌信号通路在肿瘤细胞中持续激活，溶瘤病毒可以依赖这些信号通路进行选择性复制和溶瘤作用[394]。例如，许多溶瘤病毒依赖激活的 Ras 信号通路途径进行复制，包括呼肠孤病毒[395]、牛痘病毒 Pexa-Vec[396]、柯萨奇病毒 B3 型[397] 和 Alpha 病毒（甲病毒）M1[398]。这些溶瘤病毒依赖的信号通路可以用于生物标志物的开发。

但也有研究证实，呼肠孤病毒介导的细胞杀伤效率与 Ras 信号通路激活状态之间没有明显相关性，并且半胱氨酸蛋白酶组织蛋白酶 B 和 L 的活性水平与呼肠孤病毒介导的细胞杀伤效率相关，这两种蛋白酶对呼肠孤病毒外衣壳蛋白的蛋白水解分解至关重要。因此，组织蛋白酶 B 和 L 活性可能适合作为呼肠孤病毒介导的溶瘤作用的生物标志物[399]。

迄今为止，研究发现了 4 种甲病毒 M1 活性相关的潜在生物标志物：锌指抗病毒蛋白（zinc finger antiviral protein，ZAP）、肌醇需求酶 1α（IRE1α）、Ras 同源基因家族成员 Q 以及突变和激活的 KRAS[394]。进一步研究表明，M1 的肿瘤选择性主要由细胞膜受体基质重塑相关蛋白 8（matrix remodeling-associated protein 8，MXRA8）和细胞内因子 ZAP 的联合作用决定[400]。

除此之外，还有一些 DNA/RNA 病毒感染激活的信号通路的组成部分，如 PKR、cGAS-STING、OAS、RIG1 和各种 TLRs，是溶瘤病毒治疗的潜在生物标志物[29, 401, 402]，但还需要进一步临床验证。临床前数据[403]表明，黑色素瘤细胞对 T-VEC 的敏感性与 STING 表达呈负相关。T-VEC 治疗黑色素瘤，能够在体外诱导免疫原性细胞死亡（ICD），促进肿瘤免疫，并可诱导 PD-1 抑制剂难治性、STING 表达低的黑色素瘤的治疗反应。

2. 免疫检查点分子相关的标志物　溶瘤病毒感染肿瘤细胞后引起的局部干扰素反应可能导致局部 PD-L1 表达代偿性增加，这有助于提高免疫检查点抑制剂的疗效[404]。溶瘤病毒治疗后也可能增加其他检查点分子的水平，如 CTLA-4、LAG3 和 HAVCR2。研究通过上调肿瘤微环境中的免疫检查点水平，以证实溶瘤病毒疗法是否可以逆转免疫检查点抑制剂的耐药性。该研究正在进行中。

3. 肿瘤突变负荷相关的标志物　免疫治疗疗效的相关因素包括肿瘤细胞高突变负荷和寡克隆新抗原 T 细胞库[405, 406]。虽然溶瘤病毒的活性可能不受突变负荷的影响，但肿瘤中病毒抗原的存在可被视为高突变负荷的替代品，需要进行研究，以评估低突变负荷肿瘤中的溶瘤病毒活性[407]。

（二）肿瘤外源机制相关标志物

与免疫激活相关的肿瘤外源性机制可能与溶瘤病毒相关，其生物标志物包括免疫细胞的数量、密度和定位，NK 细胞、BATF3+ DC、Treg、CD4+ T 细胞，特别是病毒特异性和肿瘤特异性 CD8+ T 细胞[29, 408]。在接受 T-VEC 联合帕博利珠单抗治疗有效的黑色素瘤患者中，活化 CD8+ T 细胞的浸润增加[9]。另外，免疫系统相关因素，如肿瘤浸润淋巴细胞（TILs），以及系统性因素，如循环肿瘤 DNA 和外泌体，也应该作为潜在的生物标志物。相关前瞻性临床研究正在进行中[409]。

目前，溶瘤病毒相关生物标志物在抗肿瘤治疗的监测时机、流程尚不明确。因此，未来需要大样本、多中心临床研究以进一步确定，从而更好地指导临床实践。

第七节　溶瘤病毒的不良反应及其处理

一、常见不良反应与处理

溶瘤病毒治疗的不良反应一般较轻，主要是轻症流感样表现（如发热、乏力、头痛、肌肉酸痛）以及注射部位的局部反应（如红、肿、疼痛、硬结）。一般无须特殊处理，必要时可服用对乙酰氨基酚等解热镇痛药对症处理[410]。

一项荟萃分析[411]总结了可能与溶瘤病毒治疗相关的不良反应。接受溶瘤病毒治疗的患者出现发热、中性粒细胞减少症、腹泻、恶心、呕吐、寒战、流感样症状、关节痛、肌痛、头痛、血小板减少症等不良反应的风险更高，但大多为轻、中度不良反应。在这些不良反应中，仅有中性粒细胞减少症的严重不良反应具有统计学意义。

一般症状在停药一段时间后无须特殊处理即可缓解。个别因无法耐受或体温升高较明显的患者，在接受对症处理后，多数症状可以缓解[22]。如果患者出现持续发热等不耐受的症状，临床医师应对治疗的风险和获益进行充分权衡后，考虑是否继续使用溶瘤病毒药物。

虽然溶瘤病毒临床应用的不良反应相对较轻，但随着具有更强效力的溶瘤病毒的开发以及与其他疗法的联合应用，安全性仍然是一个备受关注的问题。尽管针对特异性肿瘤细胞进行了工程改造，但仍存在脱靶效应的可能性，基因工程的操作也可能导致意想不到的毒性作用。其他安全性问题包括病毒突变、进化和重组、细胞毒性基因产物、病毒的传播等，也是不容忽视的重要问题。

二、重组人 5 型腺病毒的不良反应

重组人 5 型腺病毒上市前不同时期临床研究（Ⅰ期、Ⅱ期、Ⅲ期）不良反应发生情况列于表 3-7-1、表 3-7-2、表 3-7-3。

表 3-7-1　重组人 5 型腺病毒Ⅰ期临床研究不良反应情况[81]

不良反应 (*n*=15)	程度					总比例
	Ⅰ	Ⅱ	Ⅲ	Ⅳ	Ⅴ	
发热	4	1	0	0	0	5（33.3%）
注射部位疼痛	9	1	0	0	0	9（60.0%）
恶心及呕吐	3	0	0	0	0	3（20.0%）
白细胞计数减少	1	0	0	0	0	1（6.7%）
肝功能损伤	1	0	1	0	0	2（13.3%）
流感样症状	7	1	0	0	0	8（53.3%）

注：发生肝功能损伤 2 例患者均为 5×10^9 组，其中一人具有多年的乙型肝炎病史。

表 3-7-2　重组人 5 型腺病毒Ⅱ期临床研究不良反应情况[82]

不良反应 (*n*=53)	程度				总比例
	Ⅰ	Ⅱ	Ⅲ	Ⅳ	
发热	10	5	1	0	16（30.2%）
注射部位疼痛	12	2	0	0	14（26.4%）
恶心及呕吐	13	5	0	0	18（34.0%）
白细胞计数减少	12	7	3	4	26（49.1%）
肝功能损伤	2	0	0	1	3（5.7%）

续表

不良反应 （ *n*=53 ）	程度				总比例
	Ⅰ	Ⅱ	Ⅲ	Ⅳ	
流感样症状	13	2	0	0	15（28.3%）
脱发	3	3	1	0	7（13.2%）

Ⅱ期临床研究中患者发热多为中等程度，常出现于重组人 5 型腺病毒注射后 12 小时内，持续 2～4 小时后无须特殊处理多能自行消退[82]。流感样症状多为轻度，有自限性。

表 3-7-3　重组人 5 型腺病毒Ⅲ期临床研究不良反应情况[30, 412]

不良反应 （ *n*=92 ）	程度			总比例
	Ⅰ和Ⅱ	Ⅲ	Ⅳ	
发热	37	5	0	42（45.7%）
注射部位疼痛	26	0	0	26（28.3%）
恶心及呕吐		未见分级报道		未报道
白细胞计数减少		未见分级报道		59.8%
粒细胞减少		未见分级报道		42.4%
肝功能损伤		未见分级报道		未报道
流感样症状	9	0	0	9（9.8%）

结合上述不同时期临床研究中观察到的不良反应与发生情况，总结如下：Ⅰ期研究中发生率≥50% 的不良反应有注射部位疼痛、流感样症状；Ⅱ、Ⅲ期研究中发生率≥10% 的不良反应有发热、注射部位疼痛、恶心及呕吐、白细胞计数减少、流感样症状、脱发。说明书中总结了上市前Ⅰ期、Ⅱ期与Ⅲ期研究中观察到的不良反应，汇总列于表 3-7-4。

表 3-7-4　临床研究与报道中重组人 5 型腺病毒不良反应汇总

系统	具体不良反应	发生频率、严重程度与预后等描述
肌肉骨骼系统	注射部位疼痛	发生频率高，轻度，自行缓解
消化系统	恶心及呕吐、腹泻	发生频率高，轻度，停药后可自行缓解
	肝功能损伤	发生频率低，轻度，对症处理后可恢复正常
实验室检查	白细胞计数减少	发生频率高，各种严重程度均有报道，对症处理后可恢复正常
其他一般症状	发热	发生频率高，中、重度，多能自行消退
	流感样症状	发生频率较高，轻度，多能自行消退

另外一项荟萃分析[228]详细报道了重组人 5 型腺病毒治疗患者的不良反应。随机效应模型的汇总分析发现，接受重组人 5 型腺病毒治疗后试验组总不良反应发生率与对

照组相比无显著性差异（*OR*=1.20，95%CI 0.91 ～ 1.59，*P* > 0.05），且各研究间存在异质性（*I*²=71.8%，*P*=0.001）。亚组分析显示，与化疗组相比，重组人 5 型腺病毒组仅发热发生率较高（*OR*=3.84，95%CI 1.44 ～ 10.24，*P* < 0.05），其他不良反应如胃肠道反应（*OR*=1.11，95%CI 0.76 ～ 1.61，*P* > 0.05）、白细胞计数减少（*OR*=0.85，95% CI 0.55 ～ 1.32，*P* > 0.05）、骨髓抑制（*OR*=0.64，95% CI 0.26 ～ 1.61，*P* > 0.05）的发生率相似。

三、T-VEC 的不良反应

据报道，经 T-VEC 治疗患者常见的治疗相关不良反应（≥ 25%）为疲劳、寒战、发热、恶心、流感样疾病和注射部位疼痛。已报道的大部分不良反应为轻度或中度，并且通常在 72 小时内缓解。最常见的 3 级或更严重的不良反应为注射部位的蜂窝织炎[413]。T-VEC 治疗期间随时可能出现发热、寒战和流感样疾病，尤其是治疗的前 3 个月。

在一项开放性随机临床研究[15]中，纳入 436 例晚期不可切除的Ⅲ b ～Ⅳ期黑色素瘤患者，评估了 T-VEC 的安全性。这些患者在研究中至少注射 1 剂 T-VEC（*n*=292）或皮下注射 GM-CSF（*n*=127）。与 GM-CSF 相比，接受 T-VEC 治疗的患者发生更频繁的不良反应有寒战（T-VEC 49% vs GM-CSF 9%）、发热（43% vs 9%）、注射部位疼痛（28% vs 6%）、恶心（36% vs 20%）、流感样症状（30% vs 15%）和疲劳（50% vs 36%）（表 3-7-5，表中精确至十分位）。注射部位红斑在 GM-CSF 患者中更常见（T-VEC 5% vs GM-CSF 26%）。对于 T-VEC 和 GM-CSF 组，任何级别的不良反应发生率分别为 99% 和 95%，3 级或 4 级治疗相关不良反应发生率分别为 11% 和 5%。T-VEC 和 GM-CSF 的不良反应导致停药率分别为 4% 和 2%。疾病进展是两组患者终止治疗的常见原因。

接受 T-VEC 治疗的患者发生 ≥ 3 级不良反应的比例占 36%，接受 GM-CSF 治疗的患者发生 ≥ 3 级不良反应的比例占 21%（*P*=0.003）[15]。在 T-VEC 组的 10 例死亡事件中，研究者认为主要原因均与肿瘤、肿瘤并发症以及患者基础疾病有关。除沙门氏菌感染和心肌梗死导致的败血症外，大多数（80%）与疾病进展相关。

表 3-7-5 临床研究中 T-VEC 与 GM-CSF 治疗后患者不良反应发生情况

不良反应	T-VEC（*n*=292）		GM-CSF（*n*=127）	
	各级 *n*（%）	3 级 /4 级 *n*（%）	各级 *n*（%）	3 级 /4 级 *n*（%）
全身性疾病及给药部位各种反应				
疲劳	147（50.3）	5（1.7）	46（36.2）	1（0.8）
寒战	142（48.6）	0（0）	11（8.7）	0（0）
发热	125（42.8）	0（0）	11（8.7）	0（0）
流感样疾病	89（30.5）	2（0.7）	19（15.0）	0（0）
注射部位疼痛	81（27.7）	3（1.0）	8（6.3）	0（0）

不良反应	T-VEC（n=292）		GM-CSF（n=127）	
	各级 n（%）	3级/4级 n（%）	各级 n（%）	3级/4级 n（%）
胃肠道疾病				
恶心	104（35.6）	1（0.8）	25（19.7）	0（0）
呕吐	62（21.2）	5（1.7）	12（9.4）	0（0）
腹泻	55（18.8）	1（0.8）	14（11.0）	0（0）
便秘	34（11.6）	0（0）	8（6.3）	1（0.8）
食欲下降	30（10.3）	0（0）	14（11.0）	0（0）
肌肉骨骼与结缔组织疾病				
肌痛	51（17.5）	1（0.3）	7（5.5）	0（0）
关节痛	50（17.1）	2（0.7）	11（8.7）	0（0）
肢体疼痛	48（16.4）	4（1.4）	12（9.4）	1（0.8）
呼吸系统疾病				
咳嗽	31（10.6）	0（0）	10（7.9）	0（0）
呼吸困难	13（4.5）	3（1.0）	13（10.2）	2（1.6）
其他				
头痛	55（18.8）	2（0.7）	12（9.4）	0
外周性水肿	35（12.0）	2（0.7）	12（9.4）	2（1.6）
瘙痒	28（9.6）	0（0）	19（15.0）	0（0）
蜂窝织炎	17（5.8）	6（2.1）	2（1.6）	1（0.8）
注射部位红斑	15（5.1）	0（0）	33（26.0）	0（0）
注射部位瘙痒	5（1.7）	0（0）	21（16.5）	0（0）

第八节　溶瘤病毒的使用及储存方法

一、vp、PFU 及 $TCID_{50}$ 的含义

不同病毒、不同的敏感细胞、不同的实验条件等因素都会影响病毒颗粒数目与感染后形成的病毒滴度之间的量效关系，因此 vp 与 PFU 之间没有严格的换算关系，需要分别测定。根据文献报道，$PFU/ml = 0.7 \times TCID_{50}/ml$，考虑到重组人 5 型腺病毒每次出厂均会提供相应批次的检验报告，会提供以 $TCID_{50}/ml$ 为单位的样品原始低度，故建议在治疗和研究中直接用 $TCID_{50}/ml$ 来计量病毒的滴度。

vp：病毒颗粒（viral particles），包括有感染性的"活"病毒和无感染性"死"病毒颗粒的总和。由于在病毒制备过程中，每次活病毒/死病毒比率都不同，vp 并不能反映

有活性的病毒的精确数量。vp 的测定方法是应用分光光度计测定其 OD_{260}。

PFU：空斑形成单位（plaque formation unit），又称蚀斑形成单位，代表具有感染能力的病毒的总量。感染性滴度的单位表示为 PFU/ml。PFU 是计量病毒（或噬菌体）的一种单位，通常用于检测有产生空斑能力的病毒。其原理是：用少量有破坏宿主细胞能力的病毒去感染已形成致密单层状态的宿主细胞群体，经过一定培养时间，使每个感染细胞周围的细胞逐渐感染裂解，形成肉眼可见的空斑（噬菌体时可直接观察，病毒时则需借助活体染色的方法）。理论上，一个病毒体就可以形成一个空斑，但实际上有不同程度的误差，因此不能准确地与其他计量单位互换。用 PFU 计量病毒的方法称为 PFU 法。鉴于测定 PFU 往往重复性较差，因此近些年许多研究又开始采用 $TCID_{50}$ 方法来计算病毒的感染单位。

$TCID_{50}$：半数组织培养感染剂量（50% tissue culture infective dose），又称 50% 组织细胞感染量，指能在培养板孔或试管内引起半数细胞病变或死亡（cytopathic effect，CPE）所需的病毒量，用以表征病毒的滴度。这里的病毒量不是具体的浓度，而是将原始样品稀释的倍数。比如 1 ml 培养液，稀释 1000 倍后恰好导致 50% 的细胞感染，则 $TCID_{50}$ 为 1000/ml。意思是每毫升样品中含有的病毒导致 50% 细胞感染需要稀释的倍数。

二、使用方法

（一）溶瘤病毒局部注射的操作要点

（1）安置患者于合适的体位，使其头偏向一侧，由有经验的医师严格遵守无菌操作规程进行注射。

（2）注射时肢体制动，避免针头损伤周围正常组织，精细操作，避免药物外漏，以免影响疗效及损伤正常组织。

（3）注射完毕，缓慢退出注射器，以免药液反流刺激器官包膜引起疼痛，如在肝癌治疗中刺激肝包膜。

（4）注射后，护士应密切观察患者的自觉症状及体温变化，采取及时、有效的护理措施，控制患者的不良反应，减轻痛苦。

（5）注射后观察局部有无水疱及瘤体表面有无破损、局部肿胀程度及消退情况、瘤体周围正常组织有无红、肿、硬结及破溃等。

（6）注射后患者应穿着柔软衣物，尽量避免摩擦皮肤，保持局部皮肤清洁、干燥。

病灶注射的常用注射工具及耗材有：16G 穿刺针、18G 穿刺针、注射器、造影剂、局部麻醉药、纱布、棉签等[414，415]。

（二）溶瘤病毒给药途径

溶瘤病毒是一类能够选择性感染并杀死肿瘤细胞的病毒，它们具有自我复制、自我扩增、自我传播的特点，可以在肿瘤内部形成持续的抗肿瘤效应，同时激活机体的免疫系统，产生系统性的抗肿瘤效应。溶瘤病毒治疗作为一种新型的生物治疗手段，具有很大的临床应用潜力和商业价值，已经成为肿瘤治疗领域的研究热点和前沿方向。

然而，溶瘤病毒的治疗效果不仅取决于病毒本身的特性，而且取决于病毒能否有效地送达肿瘤组织，这就涉及溶瘤病毒的给药途径的选择和优化。溶瘤病毒的给药途径是指将溶瘤病毒从体外或体内输送到肿瘤组织的方法，它直接影响病毒的分布、浓度、稳定性、感染效率、抗肿瘤效果、安全性和耐受性等。

目前，在世界范围内，各种各样的溶瘤病毒正在进行临床开发。病毒治疗的障碍之一是将溶瘤病毒有效地输送至病灶。许多因素明显限制溶瘤病毒的传播、肿瘤吸收和疗效。这些因素包括中和抗体、补体失活和肿瘤内的物理屏障，如血管生成不良（缺氧）、坏死，高组织间隙液压、酸中毒和致密细胞外基质[416-418]。溶瘤病毒的有效性依赖于是否有足够数量的病毒感染目标肿瘤细胞，使其裂解并将溶瘤病毒扩散到邻近的肿瘤细胞。但是，溶瘤病毒的剂量反应关系很难预测，对于溶瘤病毒的递送方式，仍然需要进一步研究。

潜在的递送途径还可能取决于病毒的独特特征、肿瘤位置和患者事先暴露于所选病毒（通过感染和疫苗接种）及其血清学状况[419]。例如，对于1型单纯疱疹病毒（HSV-1），如T-VEC和G47Δ，由于HSV-1在细胞间传播，不会自然引起病毒血症，因此HSV-1最好是瘤内给药，可能不太适合静脉给药。晚期黑色素瘤患者T-VEC的Ⅲ期研究[15]证明，局部瘤内注射T-VEC可通过诱导全身抗肿瘤免疫作用于远端病变，延长患者生存期。

溶瘤病毒常见的给药方式有瘤内注射（intratumor injection，IT）、静脉注射（intravenous injection，IV）、动脉注射（intra-arterial injection，IA）、腹腔内注射（intraperitoneal injection，IP）、膀胱内注射（intravesical injection）等[6]。其中，瘤内注射和静脉注射为主要给药途径，瘤内注射约占60%，静脉注射约占23%[420]。这些给药方式各有其特点（表3-8-1），需要根据不同的病毒类型、肿瘤部位和治疗目的进行选择和调整。

表 3-8-1　溶瘤病毒给药方式特点比较

给药方式	优点	缺点
瘤内注射	● 靶向递送 ● 局部裂解 ● 局部启动	● 未注射的远处转移反应低 ● 重复给药的安全性有一定的挑战
静脉注射	● 剂量简化 ● 给药至播散性转移瘤	● 高剂量 ● 中和抗体
胸腔内注射	● 定位到更大的腔室，从而提高给药效果和降低毒性 ● 本地交付 ● 与静脉注射相比，中和抗体的形成减少	● 分布不均，导致被快速清除 ● 到达远处转移的能力有限
腹腔内注射	● 剂量简化 ● 与静脉注射相比，中和抗体的形成减少	● 如果腹膜被封闭，病毒传播受阻
动脉注射	● 目前常用于介入注射治疗肝癌，增加病毒对肝的暴露	● 安全性、最佳生物分布有待进一步研究

续表

给药方式	优点	缺点
门静脉注射	● 局部递送至原发性肝细胞癌和肝转移癌	● 高侵入性 ● 安全挑战
吸入注射	● 低侵入性 ● 肺内分布增加	● 配方具有挑战性 ● 根据肺功能改变剂量
肢体灌注	● 局部给药至卫星转移灶和骨	● 系统性风险暴露不足 ● 侵入性程序
颅内注射	● 绕过血脑屏障 ● 切除后可感染肿瘤床	● 高侵入性 ● 技术挑战

1. 瘤内注射　瘤内注射是目前唯一获得临床批准的给药途径。瘤内注射是将溶瘤病毒直接注射到肿瘤部位或周围组织中，通过感染肿瘤细胞来复制自身，最终导致肿瘤细胞死亡，减少对正常细胞的伤害。溶瘤病毒还可以激活免疫系统，帮助机体更好地识别和消灭癌细胞。此外，瘤内注射的溶瘤病毒可以通过肿瘤的淋巴引流和血液循环，到达肿瘤的远处转移灶，产生一个系统性的抗肿瘤效应。

瘤内注射能够准确地调节靶点的溶瘤病毒浓度，最大限度地将病毒递送给癌细胞，最大限度地减少全身不良反应。

然而，肿瘤内部血管丰富，瘤内注射可能造成肿瘤破裂大量出血，引起肿瘤组织脱落转移等。此外，瘤内注射不适用于全身性或难以到达的肿瘤，如血液系统恶性肿瘤和胶质母细胞瘤。瘤内注射不适用于深层内脏肿瘤或位于中枢神经系统内的肿瘤，且需要为每例患者量身定制给药体积和注射部位，特别是需要重复给药时，操作较为复杂，对医务人员的技术要求较高。

2. 静脉注射　静脉注射是一种将药物通过静脉输送到体内的方法，可以将溶瘤病毒送达全身肿瘤病灶，特别是对于转移性肿瘤，具有较大的优势。

溶瘤病毒静脉注射易于给药、给药剂量标准化、增加了多次和长期给药的可能性。可以靶向的肿瘤细胞范围更广，递送至深部肿瘤部位或多个转移部位，增加病毒的感染范围和抗肿瘤效果，适合用于转移性肿瘤或血液系统恶性肿瘤患者。此外，静脉注射的溶瘤病毒可以利用血液中的免疫细胞和炎症因子，增强病毒的免疫刺激作用，产生更强的系统性抗肿瘤效应。

静脉注射也面临着巨大的挑战，当溶瘤病毒经静脉注入体内后，因其很强的免疫原性，会引发机体不同程度的免疫应答，病毒被快速清除，在肿瘤组织中较难达到有效浓度。此外，病毒会在体内非特异性分布和堆积。因此，静脉注射的溶瘤病毒需要具有高度的肿瘤特异性和安全性，以及足够的剂量和稳定性。静脉注射有可能引起一些不良反应，如发热、头痛、恶心，但这些不良反应通常会在治疗结束后逐渐消失。

静脉注射适用于各种类型和部位的肿瘤，尤其是肺、肝、骨、脑等难以通过其他途径给药的肿瘤。目前，有一些溶瘤病毒药物正在进行静脉注射的临床试验，如重组呼肠孤病毒、重组麻疹病毒。

3. 腔内给药 腔内给药是一种介于局部给药和系统性给药之间的给药途径，可以将溶瘤病毒送达腔内的肿瘤，如恶性胸腔积液、腹水、恶性胸膜间皮瘤、胸腹腔部位的肿瘤。

该给药途径可以使病毒在腔内广泛分布，到达肿瘤的各个部位，增加病毒的感染范围和抗肿瘤效果。此外，溶瘤病毒腔内注射的毒性反应和副作用较低，不会引起严重的全身性反应。

溶瘤病毒腔内给药的吸收速度比静脉注射慢，且胸腔注射需要留置导管。腔内给药的疗效在不同的溶瘤病毒产品和适应证差异较大，其中，胸腔注射治疗恶性胸腔积液显现出较好的疗效，而腔内注射治疗间皮瘤、卵巢癌疗效尚不明确。由于相关临床研究入组人数均较少，安全性和有效性还需确证性临床试验进一步验证。

目前，有一些溶瘤病毒药物，如重组人 5 型腺病毒和 T-VEC（重组单纯疱疹病毒）通过腔内注射治疗恶性胸腔积液、腹水等多种恶性肿瘤并发症，研究者发起的研究开展并显示出一定的效果。

4. 肝内动脉给药 利用介入技术将溶瘤病毒送达肿瘤血管或肿瘤组织，可以提高病毒的局部浓度和感染效率，同时减少病毒在全身的分布和副作用。

应用机制如下。①病毒的靶向感染：介入溶瘤病毒治疗可以使病毒直接到达肿瘤血管或肿瘤组织，利用肿瘤细胞的特异性受体或信号通路，选择性地感染并杀死肿瘤细胞，同时避免正常细胞感染和损伤。②病毒的扩散和复制：介入溶瘤病毒治疗可以使病毒在肿瘤内部形成高浓度和高压梯度，促进病毒的扩散和复制，从而增加病毒的感染范围和抗肿瘤效果。同时，病毒的复制也可以产生新的病毒颗粒，进一步增强病毒的感染效率和抗肿瘤效果。③病毒的免疫激活：介入溶瘤病毒治疗可以使病毒激活肿瘤局部和全身的免疫反应，产生一个协同的抗肿瘤效应。病毒感染和杀死肿瘤细胞，可以释放肿瘤抗原和细胞因子，激活肿瘤特异性 T 细胞。

溶瘤病毒介入给药途径主要有以下几种：

（1）肿瘤动脉灌注：是一种通过导管将溶瘤病毒注入肿瘤供血动脉的方法，可以使病毒直接到达肿瘤内部，避免了肿瘤外周的血管阻力和血液中的免疫清除。肿瘤动脉灌注适用于肝癌、胰腺癌、肾癌等肿瘤。

（2）肿瘤微波消融联合溶瘤病毒：是一种先通过导管将微波消融电极插入肿瘤内部，产生高温热效应，杀死肿瘤细胞，然后再通过导管将溶瘤病毒注入肿瘤的方法，可以使病毒在肿瘤内部形成高浓度，同时利用消融后的肿瘤细胞释放的抗原和细胞因子激活抗肿瘤免疫反应。肿瘤微波消融联合溶瘤病毒适用于肝癌、肾癌等肿瘤。

目前，介入溶瘤病毒治疗还处于临床试验的初期阶段，尚未有任何一种溶瘤病毒药物获得介入给药的批准，其安全性和有效性还需要更多的证据支持。此外，介入溶瘤病毒治疗还需要考虑病毒的选择性、稳定性、剂量、频率、联合治疗等多方面的因素，以及患者的个体差异、免疫状态、肿瘤类型、分期等多方面的因素，以期达到最佳的治疗效果。

5. Ommaya 注射 这是一种通过植入 Ommaya（一种带有导管的小型硅胶囊）在手术切除颅内肿瘤后的瘤腔内建立一个可重复使用的给药通道的方法。Ommaya 的一端连接到胶质瘤手术后的瘤腔，另一端埋藏在头皮下，可通过穿刺针进行药物注入或抽取。Ommaya 内注入的溶瘤病毒可以利用颅内肿瘤切除后瘤腔空间对浸润区进行溶瘤病毒浸润，到达颅内肿瘤切除后瘤腔浸润区肿瘤组织并进行感染和复制，从而实现肿瘤的靶向治疗（图 3-8-1）。

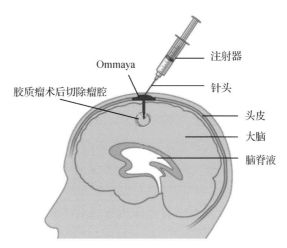

图 3-8-1　Ommaya 内注入的示意图

Ommaya 内注入溶瘤病毒的优势是可以避免病毒在血液中被稀释和清除，提高病毒的感染效率和抗肿瘤效果，同时减少病毒在全身的分布和副作用，提高安全性和耐受性。

Ommaya 内注入溶瘤病毒的局限性是需要进行手术植入 Ommaya，可能存在感染、出血、阻塞等并发症，且病毒的扩散能力和肿瘤特异性还有待提高。

（三）重组人 5 型腺病毒的使用方法

1. 重组人 5 型腺病毒说明书用法及用量　重组人 5 型腺病毒如果与化疗药物同步使用，推荐本品直接瘤内注射，每日 1 次，连续 5 天，21 天为 1 个周期，最多不超过 5 个周期。根据肿瘤体积大小以及病灶的数量决定注射剂量，具体规定为[412]：

（1）只有 1 个肿瘤病灶

如病灶最大径 ≤ 5 cm，注射本品 5.0×10^{11} vp/d（1 支）；

如病灶最大径 ≤ 10 cm，注射本品 1.0×10^{12} vp/d（2 支）；

如病灶最大径 > 10 cm，注射本品 1.5×10^{12} vp/d（3 支）。

（2）有 2 个肿瘤病灶

如 2 个病灶最大径之和 ≤ 10 cm，分别各注射本品 1 支，共 1.0×10^{12} vp/d（2 支）；

如 2 个病灶最大径之和 > 10 cm，注射本品 1.5×10^{12} vp/d（3 支），各病灶分配量应根据肿瘤病灶的大小按比例注射。

（3）有 3 个或 3 个以上肿瘤病灶

注射本品 1.5×10^{12} vp/d（3 支），各病灶分配量应根据肿瘤病灶的大小按比例注射。

使用前将本品从 -20 ℃保存环境中取出，在室温下完全融化后，轻轻混匀。一般用生理盐水将本品稀释至肿瘤总体积的 30%，也可根据具体肿瘤情况适度调整。从肿瘤边缘皮下进针，将药液均匀地注入肿瘤边缘及瘤内。如肿瘤体积 ≤ 10 cm³，于整个瘤体内放射状均匀注射；如肿瘤体积 > 10 cm³，将瘤体平分为 5 个象限，每日向一个象限注射。

2. 重组人 5 型腺病毒用药前不需要 TP53 检测　TP53 即 *p53* 基因，由 11 个外显子组成，可编码含磷蛋白 p53 蛋白，是较早开始研究的几个抑癌基因之一，可诱发细胞凋亡，主导细胞分化。突变型 *p53* 基因可引起 p53 抑癌活性丧失，从而转变为癌基因[421]。

研究证明，重组人 5 型腺病毒治疗肿瘤的作用机制与 *p53* 调控有关[422,423]，但是有相关研究发现，重组人 5 型腺病毒也可以激活免疫反应，从而杀伤肿瘤[55]，目前在临床实践中发现 *p53* 未发生突变的患者应用重组人 5 型腺病毒也具有显著的疗效，*p53* 基因状况不是重组人 5 型腺病毒用药的必要指标。因此，无须在重组人 5 型腺病毒治疗前进行 TP53 检测。

（四）T-VEC 的使用方法

1. T-VEC 说明书用法及用量　根据说明书资料[413]，T-VEC 需注射至皮肤、皮下组织和（或）淋巴结的可见、可触及或可通过超声引导检测的病变处。

T-VEC 采用一次性药瓶包装，每瓶 1 ml，包括两种不同的规格：

10⁶（100 万）PFU/ml（浅绿色瓶盖）——仅限初始剂量

10⁸（1 亿）PFU/ml（皇室蓝瓶盖）——所有后续剂量

2. 推荐剂量和给药时间表　每次治疗访视中，所有已注射病变的注射剂量之和一般不超过 4 ml。如果是多个病灶（ ≥ 5 个），无须在治疗访视时或整个治疗过程中每次都对所有病变进行注射。可在后续治疗访视中对先前已注射和（或）未注射的病变进行注射。首次给药的推荐剂量为最高 4 ml，且浓度为 10⁶（100 万）PFU/ml。后续给药的推荐剂量为最高 4 ml，且浓度为 10⁸（1 亿）PFU/ml（表 3-8-2）。

表 3-8-2　T-VEC 的推荐剂量和给药时间表

治疗组	治疗时间间隔	每次治疗访视的最大注射剂量（所有病变之和）	剂量规格	病变的注射优先顺序
初次治疗	—	4 ml	10⁶（100 万）PFU/ml	● 从最大的病变开始注射。 ● 根据其余病变的大小安排注射顺序，直至达到最大注射剂量或所有可注射病变均已接受治疗。
再次治疗	初次治疗后 3 周	4 ml	10⁸（1 亿）PFU/ml	● 首先注射任何新病变（自初次治疗后出现的病变）。 ● 根据其余病变的大小安排注射顺序，直至达到最大注射剂量或所有可注射病变均已接受治疗。
所有后续治疗（包括重启治疗）	上次治疗后 2 周	4 ml	10⁸（1 亿）PFU/ml	● 首先注射任何新病变（自上次治疗后出现的病变）。 ● 根据其余病变的大小安排注射顺序，直至达到最大注射剂量或所有可注射病变均已接受治疗。

研究报道，T-VEC 第 1 天注射 10^6 PFU/ml（注射体积见操作方法）；3 周后进行第 2 次注射，注射剂量为 10^8 PFU/ml；随后每 2 周注射 1 次，每次注射剂量为 10^8 PFU/ml[15, 424]。

3. 确定剂量体积 根据表 3-8-3 确定各病变所需的 T-VEC 注射剂量。如病变聚集在一处，则将其视为单一病变并根据表 3-8-3 进行注射。

表 3-8-3 根据病变大小确定注射剂量

病变大小（最长尺寸）（cm）	注射剂量（ml）
> 5	最高 4
2.5（不含）～ 5	最高 2
1.5（不含）～ 2.5	最高 1
0.5（不含）～ 1.5	最高 0.5
≤ 0.5	最高 0.1

使用 T-VEC 继续治疗至少 6 个月，除非需要其他治疗或直至没有需治疗且可供注射的病变。如果完全缓解（CR）后出现新的不可切除的皮肤、皮下组织或淋巴结病变，则重启 T-VEC 治疗。

注射顺序遵循新的或最大的病灶优先，无须对所有病灶进行注射，不同的病灶可在不同的就诊时间段进行注射[15, 22, 413]。

4. T-VEC 的使用步骤 在无菌治疗室内，用聚维酮碘及乙醇棉签清洁病变处皮肤和周围区域，等待晾干；用表面或局部麻醉药处理注射部位（如有必要）。局部麻醉注射时，应在病变周围注射麻醉剂。切勿将麻醉剂直接注入病变处。

用 T-VEC 对皮肤、皮下组织和（或）结节的可见、可触及或可通过超声引导检测的病变进行病变内注射。从单个点位进针，沿不同运针轨迹注射 T-VEC，直至针头的径向范围允许 T-VEC 在病变内完全均匀分散。如果病变位置大于针头的径向范围，则可从多个点位进针。稍退针（未退出病变），将 T-VEC 完全均匀地注入病变。在注射剩余剂量的 T-VEC 时，根据需要多次改变运针方向。按上述操作多位点继续注射，直至全剂量完全均匀分散。

拔针时，从病变处慢慢拔出针头，以免 T-VEC 从进针点位溢漏。

对于其他需注射的病变，需重复上述步骤。一旦从病变处完全抽出针头，以及对不同病变进行注射时，均需使用新针头。

5. T-VEC 注射后的注意事项 使用无菌纱布按压注射部位至少 30 秒，用乙醇棉签擦拭注射部位和周围区域。更换手套，并用吸收垫和干燥的封闭敷料覆盖注射病变处。

建议患者至少在每次治疗访视后的第 1 周需始终覆盖注射部位，如注射部位发生药液外渗，则应延长覆盖按压时间。如敷料脱落，则需更换敷料。

6. 使用 T-VEC 的时间 根据缓解评估标准，在 T-VEC 治疗的前 24 周，如果肿瘤进展，则需要停止治疗或进行其他临床替代方案治疗；治疗 24 周后，治疗应持续到 PD、患者不可耐受的毒性反应及副作用、完全缓解（CR）、12 个月仍无缓解以及因任何原因患者提出终止治疗为止。治疗持续 12 个月后，如果病情稳定或有缓解的患者，可继续治疗 6 个月。

三、储存方法

溶瘤病毒应低温冷藏储存。在溶瘤病毒运送、使用过程中，需要全程冷链条件，并注意溶瘤病毒的安全储存、运输，进行患者与医护人员的病毒防护教育以及不良反应的管理。目前，关于溶瘤病毒的生物安全性还没有普遍接受的统一标准。不同溶瘤病毒的储存条件有所不同。前期试验证实，综合考虑了确保药品活性稳定及物流运输的操作可行性，重组人 5 型腺病毒需 –20 ℃条件下保存运输，避免反复冻融或室温放置过久而导致药效下降；而 T-VEC 需在 –90 ～ –70 ℃条件下储存和运输，且需避光保存，于使用前需始终储存在低温药盒中，治疗时即时解冻。

（一）重组人 5 型腺病毒的储存方法

重组人 5 型腺病毒是一种溶瘤腺病毒，应避免反复冻融或室温放置过久而导致药效下降。前期试验证实，综合考虑药品活性稳定及物流运输可及性，选择 –20 ℃条件下保存运输[22]。

不同储存温度下，重组人 5 型腺病毒的活性下降时间不同，储存温度越低，可放置的时间越久。加速试验表明，在 –5 ℃加速试验条件下，重组人 5 型腺病毒注射液在第 7 天即出现外观、滴度不合格；在 –10 ℃加速试验条件下，重组人 5 型腺病毒注射液在第 49 天出现外观、滴度不合格；在 –15 ℃加速试验条件下，重组人 5 型腺病毒注射液在第 140 天开始出现外观、滴度不合格。

（二）T-VEC 的储存方法

根据 T-VEC 说明书[413]，总结 T-VEC 的储存与运输注意事项如下：

（1）需在 –90 ～ –70 ℃（— 130 ～ –94 ℉）的温度下储存和运输 T-VEC。

（2）T-VEC 需避光保存。

（3）T-VEC 在使用前需始终储存在药盒中。

（4）给药前即时解冻 T-VEC。

（5）给药前即时将 T-VEC 吸入注射器。

第 3 章参考文献

第4章 溶瘤病毒未来展望

第一节 溶瘤病毒的转化研究

一、转化研究的概念

转化医学（translational medicine）也称转化研究（translational research），是连接基础研究与临床应用的一种创新研究模式，可加速从实验室到临床，再从临床到实验室的双向研究与转化，满足医学发展的需求。转化研究是生物医学发展，特别是基因组学和蛋白质组学以及生物信息学发展的时代产物。

早在 1968 年，*New England Journal of Medicine* 提出了转化医学即 "Bench beside Interface（实验室到床边）" 的研究模式[1]。1992 年，美国 *Nature* 进一步阐明了 "从实验室到病床（Bench to Bedside，B to B）" 的概念，即将实验室研究成果转化为临床诊断和治疗的技术和方法[2]。1996 年意大利学者 Geraghty 在 *The Lancet* 上首次明确提出 "转化医学" 的概念，将转化医学看作连接基础和临床学科的桥梁[3]。

近年来，随着转化研究重要性的不断提升，学术界赋予转化研究新的内涵：从实验室到临床，再从临床到实验室的双向过程称为 "Bench to Bedside" 和 "Bedside to Bench"，即 "B to B" 模式[4]。转化研究是双向的，即实验室研究的成果迅速有效地应用于临床实践；临床上的问题又能及时反馈到实验室，将基础研究与解决患者实际问题结合起来（图 4-1-1）。因此，转化研究不仅是一个研究双向链条，更是一个错综复杂的网络体系[5]。

广泛的转化医学的概念分为 3 个转化阶段[6, 7]，即 Translation1（T1）、Translation2（T2）、Translation3（T3）。T1 阶段被称为 "从实验室到临床"，指将基础科学研究中的知识转化为用于人体试验的潜在临床产品，如新药研发和验证。T2 阶段被称为 "研究转化为实践"，将临床实践中得到充分循证证据的研究结果转化为临床指南，这是获得循证医学支持的阶段，侧重于积累新医学发现有效性的证据，如新药上市后的临床研究。T3 阶段是促进指南在临床中的广泛应用，使循证证据指导临床实践，转化为具有广泛实用价值的医学行为，旨在通过检测最有效的干预方法，实现高质量的医药服务，如大范围临床病例研究、干预成本 - 效果研究。3 个阶段互相依存，旨在加速医药学创新发现和转化应用的步伐[7]。

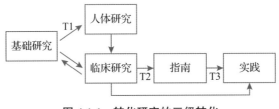

图 4-1-1　转化研究的三级转化

二、转化研究在溶瘤病毒治疗中的应用

考虑到目前使用溶瘤病毒进行抗肿瘤治疗的研究大多处于探索阶段，本章节主要介绍与溶瘤病毒相关的 T1 阶段的转化研究。

（一）溶瘤病毒生物标志物的转化研究

随着肿瘤溶瘤病毒疗法的深入研究，越来越多的药物进入临床试验。这些疗法存在潜在的毒性，且使用成本昂贵。因此，我们更加迫切地需要寻找特定的生物标志物，以识别对溶瘤病毒治疗有反应的优势患者。尽管目前尚未确定溶瘤病毒特效的生物标志物，但是已有一些生物标志物对溶瘤病毒的预后显示出预测价值。

1. 蛋白质的变化

（1）STING：研究发现，在 STING 低表达且对 PD-1 阻断治疗具有耐药性的黑色素瘤中，T-VEC 在注射病灶和非注射的远端病灶中均能诱导出治疗反应，并招募病毒和肿瘤抗原特异性 CD8$^+$ T 细胞。这些数据表明，黑色素瘤细胞对 T-VEC 的敏感性与 STING 的表达呈负相关[8]。

（2）HMGB1：高速泳动族蛋白 B1（HMGB1）是一种高度保守的核蛋白，广泛分布于哺乳动物细胞。随着其晚期促炎作用的发现，HMGB1 成为近年来危重症医学研究的热点之一。除了在炎性反应过程中发挥重要作用外，HMGB1 还参与肿瘤细胞生殖、分化和迁移。通过与 HMGB1 高水平患者比较，发现血清 HMGB1 低水平患者的生存率（P=0.008）和放射疾病控制率（49.2% vs 30.0%，P=0.038）显著提高。多因素分析发现，HMGB1 低水平状态的患者具有较好的预后（HR 0.638，95%CI 0.462～0.881），表明 HMGB1 低表达是肿瘤预后较好的预测因子（OR 2.618，95%CI 1.004～6.827）。进一步的研究证实了 HMGB1 低表达的免疫介导机制，即血液中抗肿瘤 T 细胞活性和对免疫原性转基因编码病毒的反应仅与 HMGB1 低水平患者的预后改善相关。结果表明，血清 HMGB1 基线是腺病毒免疫治疗有用的预后和预测性生物标志物，为溶瘤病毒的前瞻性临床研究奠定了基础[9]。

（3）组织蛋白酶 B 和 L：半胱氨酸组织蛋白酶 B 和 L 对呼肠孤病毒外衣壳蛋白的蛋白水解分解至关重要，其活性水平显示出与呼肠孤病毒介导的细胞杀伤效率相关的趋势[10]。在该研究检测的因素中，组织蛋白酶 B 和 L 的活性可作为呼肠孤病毒介导的溶瘤疗效的生物标志物。

（4）MXRA8 和 ZAP：溶瘤病毒作为一种特殊的自我复制型生物治疗药物，其抗肿瘤作用高度依赖于病毒感染和复制的宿主因子的状态。D.Song 等的研究[11]表明，细胞膜受体基质重塑相关蛋白 8（MXRA8）在体内外均能促进 M1 的溶瘤效果，与 M1 诱导的溶瘤作用呈正相关。对肿瘤细胞系和患者源性肿瘤组织的进一步研究表明，溶瘤病毒 M1 的肿瘤选择性复制主要由 MXRA8 和细胞内因子 ZAP 的联合作用决定，这可能为 M1 的精准医疗提供一种新的双生物标志物。

2. 免疫细胞的变化　生物标志物包括肿瘤组织或血清中免疫细胞的数量、密度和定位，如 NK、BATF3[+] DC、Treg、常规 CD4[+] T 细胞，特别是病毒特异性和肿瘤特异性 CD8[+] T 细胞。一项研究证实，在接受 T-VEC 联合帕博利珠单抗治疗病情缓解的患者中，其注射过 T-VEC 的肿瘤中 CD8[+] T 细胞浸润增加，细胞亚群中 PD-L1 和 IFN-γ 表达增加[12]。

（二）溶瘤病毒的其他转化研究

除了溶瘤病毒相关生物标志物的应用之外，治疗前后肿瘤微环境或免疫相关检测如 PD-L1、T 细胞数量、T 细胞活性，也属于转化研究的范畴。

一项 Ⅰ b 期单臂研究[13]纳入一线治疗后进展的胰腺癌患者，接受 Pelareorep 联合帕博利珠单抗和 5- 氟尿嘧啶、吉西他滨或伊立替康治疗。为了分析先天性和适应性免疫反应的变化，研究检测了治疗前后 PD-L1 和 IDO1 表达的变化以及 CD8[+] T 细胞浸润。在所有肿瘤活检中观察到 CD8[+] T 细胞数量增加，仅在部分患者中观察到先天反应基因 PD-L1 和 IDO1 的表达有统计学意义的增加。细胞凋亡标记物 Caspase-3 的免疫组化显示，细胞凋亡呈增加趋势。外周血 T 细胞受体测序显示治疗过程中产生了新的 T 细胞克隆，并且在临床获益的患者中观察到高外周克隆性和免疫基因表达变化。

一项重组人 5 型腺病毒治疗恶性腹水的研究[14]通过质谱流式细胞仪数据分析发现，在恶性腹水样本中，CD4[+] T 细胞和 CD8[+] T 细胞在 T 细胞中占比最高；相较于重组人 5 型腺病毒治疗前，治疗 14 天后，CD8[+] T 细胞数量显著增多。在 Treg 和 CD4[+] T 细胞中发现重组人 5 型腺病毒注射后 7 天时 PD-1 表达增加，表明重组人 5 型腺病毒不仅可以激活免疫反应，而且会导致免疫耗竭和免疫功能失调。

另外，重组人 5 型腺病毒治疗小细胞肺癌的病例报道[15]，通过肺穿刺活检、基因表达检测、免疫荧光染色分析等手段发现，在首次注射重组人 5 型腺病毒后，免疫细胞浸润减少，随后再注射后又升高；在重组人 5 型腺病毒联合免疫治疗 5 个月后，CD8[+] T 细胞浸润似乎更加充分，调控"排斥"型免疫微环境成为"炎症"型免疫微环境，这表明重组人 5 型腺病毒诱导小细胞肺癌患者的肿瘤免疫微环境发生改变。

第二节　增强溶瘤病毒疗效的策略

一、联合疗法

虽然溶瘤病毒具有广阔的临床应用前景，但溶瘤病毒单药治疗仍然存在不小的挑战：①肿瘤周围组织的内在物理屏障，限制了溶瘤病毒进一步向周边瘤床的传播；②未知的宿主抗病毒通路可能会限制溶瘤病毒活性和传播；③可能存在宿主的免疫反应对病毒溶瘤功能的间接限制作用；④肿瘤微环境呈高度免疫抑制状态。因此，目前有许多溶瘤病毒联合多种其他抗肿瘤治疗的临床及基础研究，以尽可能地克服溶瘤病毒在这些实体瘤中的障碍，并提出优效治疗模式。另外，溶瘤病毒通过直接和间接裂解作用，介导肿瘤细胞死亡，并可以将肿瘤免疫微环境从"冷"变为"热"，从而改善 T 细胞的募集和效应功能。在这个角度上，它可以与化疗、靶向治疗、放疗与免疫治疗等传统疗法联合使用以增强疗效，克服对传统疗法的耐药性。

虽然靶向治疗通常会产生快速的临床反应，但随着用药时间的持续，也不可避免地会出现耐药性，限制了这些药物的长期疗效。有数据表明，BRAF 抑制剂等靶向药物可促进肿瘤微环境中淋巴细胞的积聚，增强对免疫疗法的反应[16]。目前 JX-594 与 VEGFR 抑制剂索拉非尼联合使用的研究正在进行中，并将开展 T-VEC 与 BRAF 抑制剂联合治疗黑色素瘤的研究。

放疗通过射线杀伤肿瘤细胞并释放肿瘤特异性抗原，诱导免疫反应，促进远隔效应，进而增强免疫疗效。这一现象引起了广泛关注，而将放疗与免疫疗法相结合可能是一种合理的治疗方法[17-19]。针对 T-VEC 和其他溶瘤病毒联合放疗用于多种肿瘤（包括黑色素瘤、头颈部肿瘤和软组织肉瘤）的临床试验正在进行中。

随着肿瘤免疫疗法的进步，溶瘤病毒和免疫治疗的联合应用已经成为一个有吸引力的选择。虽然免疫检查点抑制剂的疗效具有持久性，但部分患者容易产生耐药性[20]。此外，免疫检查点抑制剂治疗的基础是肿瘤微环境内存在肿瘤反应性 T 细胞，而某些"冷肿瘤"内则缺乏此类细胞。因此，将能够促进 T 细胞增殖、激活并迁移的药物与免疫检查点抑制剂联合应用是一种新兴疗法。由于具有可耐受的安全性及其诱导先天性免疫反应、促进 IFN 产生的能力，溶瘤病毒是一种联合免疫治疗的有前景的药物。溶瘤病毒对肿瘤细胞的直接裂解导致可溶性肿瘤抗原、细胞危险信号、病毒 DNA 或 RNA 和细胞坏死细胞物质的释放，有助于对肿瘤产生适应性免疫反应。研究认为，溶瘤病毒可增强免疫细胞募集迁移至肿瘤，局部 IFN 的产生导致免疫检查点表达增加。然后，免疫检查点抑制剂可以激活肿瘤微环境中的免疫细胞，从而使 T 细胞对肿瘤产生更强的攻击性。目前，溶瘤病毒和免疫检查点抑制剂的协调增效潜力已被国内外学者所关注，已有多个正在进行的临床研究将溶瘤病毒与免疫检查点抑制剂相结合用于肿瘤治疗。例如，一项 T-VEC 与 PD-1 单抗（帕博利珠单抗）联合治疗黑色素瘤患者的 I b 期试验[12]证实，T-VEC 可以改变肿瘤免疫微环境，增加细胞毒性 CD8+ T 细胞向肿瘤内的局部浸润能力，并提高 IFN-γ 水平。

临床前研究[21]也初步强调了溶瘤病毒与免疫检查点抑制剂联合使用给药时机的重要性。数据显示，T 细胞被激活后 24～48 小时内 CTLA-4 表达达到峰值，且随着溶瘤病毒治疗时间的延长，CTLA-4 的免疫抑制作用减弱[22, 23]。因此，选择适当的给药时间，进一步优化治疗方案对于增强疗效至关重要。

二、异源性初免 - 加强策略

多数患者在治疗初始阶段主要是对病毒的溶瘤特性有反应，随后产生的其他免疫反应则是由肿瘤细胞裂解后的原位疫苗效应驱动所致。疫苗接种过程，通常以初免 - 加强的方式进行多次免疫，以产生确实的保护性免疫。同一种疫苗需要进行多次给药（同源加强），以增加抗原致敏的机会与程度。但是，采用不同递送方法的异源性初免 - 加强策略与同源性初免 - 加强策略相比，免疫原性更高[24]。异源性初免 - 加强策略通过"训练"或"引发"免疫系统识别特定抗原，然后通过病毒定向表达在肿瘤内呈现高水平的抗原，实现局部增强反应。异源性初免 - 加强策略不仅可以防止同一载体重复给药引起的抗载体免疫，而且可以克服预先存在的抗载体免疫[25, 26]。

目前，已将多种形式的初免 - 加强策略用于溶瘤病毒的临床应用。常见的方法是使用表达相同肿瘤相关抗原的两种溶瘤病毒进行抗肿瘤治疗[27, 28]。通常在溶瘤病毒初免 - 加强过程中使用的抗原有卵清蛋白（ovalbumin，OVA）和人多巴色素互变异构酶（human dopachrome tautomerase，hDCT）。由于编码 hDCT 的腺病毒（AdV）或水疱性口炎病毒（VSV）单一疗法对延长生存期的效果不理想，但采用初免 - 加强方法，联合两种溶瘤病毒治疗时，则能够成功地观察到抗原特异性免疫反应，且出现肿瘤内的病毒复制，导致细胞裂解，使生存期进一步延长[29, 30]。有研究分别构建了表达 hDCT 的重组腺病毒和水疱性口炎病毒，即 Ad-hDCT 与 VSV-hDCT，并且使用 Ad-hDCT 和 VSV-hDCT 的初免 - 加强方法，评估其在小鼠黑色素瘤模型中的免疫原性。结果显示，鼻内给药 VSV-hDCT，激活了 $CD4^+$ 和 $CD8^+$ DCT- 特异性 T 细胞反应。Ad-hDCT 可协同增强免疫，从而增强对 B16-F10 黑色素瘤的疗效。VSV-hDCT 可以增加由 Ad-hDCT 启动的 DCT 特异性 T 细胞反应，这表明水疱性口炎病毒可以有效地启动和增强针对自身肿瘤抗原的免疫反应[30]。另外，目前正在开展一项 Ⅰ / Ⅱ 期研究，检测 Ad-MA3/MG1-MA3 初免 - 加强治疗方案的安全性和抗肿瘤作用[31]。

三、细胞载体

溶瘤病毒易被宿主的抗病毒防御机制作用破坏。以自由漂浮的微粒形式进入循环的病毒，可以在半小时内被宿主中和或隔离。而细胞载体保护病毒免受宿主免疫反应的破坏和延迟病毒清除，具有改善溶瘤病毒递送和提高疗效的潜力。因此，使用细胞载体是保护腺病毒、水疱性口炎病毒和麻疹病毒等溶瘤病毒免受宿主已经存在的循环抗体清除常用方法之一[32, 33]。

为了获得最佳的效果，细胞载体除了保护病毒免受宿主免疫清除之外，还应能够有效地在体外摄取病毒，对肿瘤分泌的可溶性因子做出反应，将病毒运输至成形的肿瘤细胞及肿瘤微环境中[34]。该方法多使用肿瘤浸润免疫细胞（如巨噬细胞、树突状细胞、MDSCs 和间充质干细胞）作为首选细胞载体。多项临床前研究表明，这些细胞载体将病毒运输至肿瘤细胞中，却不影响病毒或细胞载体的活性，且对中和及抗病毒反应具有重要的保护作用。一方面，免疫抑制细胞因子的分泌可以增加肿瘤浸润免疫细胞的数量；另一方面，化疗和放疗可引起缺氧和坏死，导致肿瘤中巨噬细胞和 MDSCs 的募集明显增加，有利于这些载体的递送[35]。细胞载体还可以增强对原发性肿瘤和转移瘤的肿瘤细胞的控制，提高小鼠模型的存活率[32, 36]。

目前尚未完成基于细胞载体在人体内的临床研究的工作，因此该策略用作临床治疗的真正潜力尚有待进一步观察。

四、对流 - 增强递送

大多数溶瘤病毒的推荐给药途径是直接注射至瘤内或瘤床。这种注射方式在一定程度上可避开肿瘤内的结构性障碍，但仅限于可触及的或可通过影像学方法定位注射的肿瘤。静脉注射是另一种重要的给药途径，但由于人们担心溶瘤病毒能否克服患者血液中先前存在的抗体和补体等天然屏障，静脉注射溶瘤病毒可能需要重复给药。针对脑部肿瘤，由于溶瘤病毒一般不能正常通过血脑屏障（BBB），因此需要采用对流 - 增强递送（convection-enhanced delivery，CED）的给药方式。

CED 是一种局部药物输注的方法。首先通过手术将导管植入到脑部肿瘤部位，导管外端连接到微灌注泵，再将高浓度的药物直接缓慢注入大脑肿瘤病灶。由于这种给药方式避开了血脑屏障的限制，通过缓慢高渗注射避免了大量药液快速注射所造成的颅内压增高等危险，减轻了全身性的毒性作用，与大部分通过扩散驱动的全身性给药方法（如口服或静脉给药）相比，具有较大的药代动力学优势。采用这种微创立体定向技术，可将药物精准释放至目标区域，并通过注射泵建立的正压梯度，产生液体对流，进一步将药物输注到肿瘤细胞外间隙内，药物将在此间隙内以对流 - 扩散的方式进行细胞内外的转运，也可沿神经轴突进行转运。另外，CED 技术通过外接压力装置，能够保证给药动力的恒定性和可控性，并且可以反复多次给药，大大提升治疗方法的可重复性，是一种有前景的治疗脑部肿瘤的新策略。

第三节　溶瘤病毒的递送方式及递送障碍

一、溶瘤病毒的递送方式

溶瘤病毒常见的给药方式有瘤内注射（IT）、静脉注射（IV）、动脉注射（IA）、腹腔内注射（IP）、膀胱内注射（intravesical injection）[37]等（表 3-8-1）。其中，瘤内注射和静脉注射为主要的给药途径，瘤内注射约占 60%，静脉注射约占 23%[38]。

瘤内注射溶瘤病毒激活宿主抗肿瘤反应，并对转移性肿瘤（异位效应）产生远隔效应。远隔效应是指治疗肿瘤的方法或药物在直接作用于病灶的同时，对身体其他部位的远隔肿瘤也产生抗肿瘤效果的现象。远隔效应可能是通过免疫系统的激活和调节来实现的，主要包括如下方式。①免疫系统的激活：肿瘤治疗方法或药物可能通过激活免疫系统来抗击肿瘤。这包括增强抗肿瘤 T 细胞的活性、促进免疫细胞的增殖和活化以及增强肿瘤抗原的表达和提呈，使其能够识别和攻击远隔肿瘤。②细胞因子的释放：一些肿瘤疗法或药物可能会刺激机体产生抗肿瘤的细胞因子，如干扰素、白细胞介素。这些因子可以在体内循环并影响远隔肿瘤，抑制其生长和扩散。③血液循环的传递：部分肿瘤疗法或药物可以通过血液循环到达远隔部位，直接作用于远隔肿瘤。例如，化疗药物、溶瘤病毒可以通过血液输送到全身各处，并对远隔肿瘤产生抗肿瘤效应。远隔效应的发生有助于减轻或抑制远隔肿瘤的发展，提高治疗的整体效果。这对于肿瘤治疗的成功和改善预后具有重要意义。临床研究表明，T-VEC 在局部注射到黑色素瘤病灶时可诱导远隔效应，导致非注射病灶体积减少[12, 39, 40]。瘤内注射避开了肿瘤内的结构性障碍，但仅限于可触及的或可通过影像定位的肿瘤。溶瘤病毒静脉注射不限于可触及的肿瘤，理论上可以靶向全身转移灶，但是病毒必须以治疗所需浓度到达肿瘤，而静脉给药可使溶瘤病毒被血液稀释，还可能被机体免疫介导所清除[41]。由于瘤内注射不足以治愈转移性肿瘤，全身给药可能允许广泛分布的病毒通过血流到达远处的转移性肿瘤。在一些病例中，由于已接种疫苗或血清抗体呈阳性的患者已有部分清除病毒的免疫力，全身给药效果不佳[42]。溶瘤病毒静脉注射或瘤内注射的优劣与选择，是该领域尚在探索的主要问题之一。

潜在的递送途径还可能取决于病毒的独特特征、肿瘤位置和患者事先暴露于所选病毒（通过感染和疫苗接种）及其血清学状况[31]。例如，对于 1 型单纯疱疹病毒（HSV-1），如 T-VEC 和 G47Δ，由于该病毒通常在细胞间传播，一般不会自然引起病毒血症。但为安全起见，HSV-1 的递送途径最好是瘤内给药，而不太适合静脉给药。晚期黑色素瘤患者 T-VEC 的Ⅲ期研究[43, 44]证明，局部瘤内注射 T-VEC 可通过诱导全身抗肿瘤免疫作用于远端病变，产生远隔效应，延长患者生存期。

溶瘤病毒的有效性与其剂量有关，也就是依赖于是否有足够数量的病毒感染目标肿瘤细胞并在细胞内大量复制，使其裂解并将溶瘤病毒扩散到邻近的肿瘤细胞[45]。但是，由于在递送过程中的影响因素很多，溶瘤病毒的剂量反应关系很难预测，对于溶瘤病毒的递送方式仍然需要进一步的研究。

二、溶瘤病毒的递送障碍及克服策略

目前，在世界范围内，各种各样的溶瘤病毒正在进行临床开发。病毒治疗的巨大障碍之一是很难将溶瘤病毒有效地输送至病灶。许多因素明显限制了溶瘤病毒的传播、肿瘤吸收和疗效。这些因素主要包括机体产生的中和抗体及补体的灭活作用以及肿瘤内的物理屏障，如血管生成不良（缺氧）、坏死，组织间隙高液压、酸中毒和致密细胞外基质[46-48]。

（一）存在抗病毒中和抗体

病毒类型不仅决定了机体是否会产生中和抗体以及产生中和抗体的时间，而且决定了患者是否可能接触过相似种类的病毒，以及病毒能否顺利全身递送的可及性。人体内普遍存在的病毒如 HSV-1 通常可以逃避免疫监视，而不感染人类的正常细胞，这样的溶瘤病毒很少受到预先存在的免疫反应的影响。而腺病毒和水疱性口炎病毒存在多种血清型，容易受到中和抗体等因素的干扰，在注射时需要切换血清型以防止抗体中和。天然麻疹病毒不能切换血清型，但经改造后的麻疹病毒能够限制病毒中和抗体的滴度[49]。

易引起病毒血症的病毒很可能会受到中和抗体的影响，使疗效降低[44, 50]。病毒血症（viremia，virusemia）是指当人体感染病毒后，病毒进入人体血液，在血液中生长繁殖，并随血流扩散，引起的全身性感染的状态。病毒血症发生后，会因不同类型的病毒、感染程度以及感染者的免疫状态等因素而引起不同的临床表现。患者通常表现为发热、寒战、乏力、头痛、咳嗽、喉咙痛、肌肉酸痛、皮疹和斑疹等，严重者可有高热、淋巴结肿大、体重下降，甚至多种器官炎症、出凝血功能障碍等。有的病毒感染后可侵入全身器官，甚至直接侵犯中枢神经系统。病毒血症需要通过核酸检测、抗体检测以及病毒培养等进行确诊。临床经验表明，溶瘤病毒静脉注射治疗曾经发生过病毒血症的患者，抗肿瘤效果较未发生过病毒血症的患者差。一项溶瘤麻疹病毒（MV-NIS）治疗多发性骨髓瘤患者的剂量递增研究表明[51]，只有达到 $10^{11}TCID_{50}$ 的高剂量水平后，静脉输注 MV-NIS 才显示出疗效。另一项临床前研究[52]使用呼肠孤病毒静脉注射，结果发现该病毒最初抑制肿瘤生长，但抑制肿瘤生长 3 周后，患者疾病进展（PD），这与患者血清中抗呼肠孤病毒抗体滴度的上升一致。一项 I 期研究[53]显示，33 例患者中有 12 例患者（36%）在第 7 天达到了最大中和抗呼肠孤病毒抗体滴度，20 例患者（61%）在第 14 天达到了最大中和抗呼肠孤病毒抗体滴度。因此，建议在全身治疗的第 1 周内，即血清中和抗体浓度升高之前，呼肠孤病毒同时应联合其他抗肿瘤疗法快速、多次、高剂量使用。

目前，正在研发应用限制及清除中和抗体的策略，例如病毒颗粒的血清型转换、聚合物包被以及共价偶联等，以防止被抗体中和[54-56]。研究人员还发现细胞载体（如间充质干细胞）可保护溶瘤病毒免受中和抗体的干扰[33, 34]。除病毒修饰外，应用环磷酰胺等免疫抑制剂对患者进行预处理，可适度抑制宿主免疫反应，提高 HSV-1 治疗的疗效[57]。

（二）补体灭活

补体系统作为先天性免疫的第一道防线，能够中和及靶向吞噬外来病原体，并将外来病原体从循环系统中清除[58]。抗体介导的补体激活增强了抗体的中和能力，从而弥补甚至加强了某些溶瘤病毒先天存在的免疫力。因此，即使不存在中和抗体，当补体系统激活时，血清中存在的抗病毒活性物质仍然能够抑制溶瘤病毒（如 HSV-1 和 VV）的静脉递送过程[59-61]。

当缺乏补体时，机体的保护性抗体在体外仅有微弱的中和活性，甚至没有中和活性。这表明补体灭活可以增强溶瘤病毒的稳定性，有利于将溶瘤病毒递送至肿瘤组织[62, 63]。Evgin 等研究表明，补体抑制剂 CP40 可靶向结合并抑制补体 C3，减少免疫个体血液中的痘苗病毒被抗体中和的发生[61]。这是由于 C3 是三条补体激活途径共同的关键分子[61]。在具有免疫功能的动物中，抑制补体延长了病毒感染的时间，使血液中溶瘤病毒滴度增加 10 倍，并改善溶瘤病毒的递送[61]。更为重要的是，补体抑制后可以改善溶瘤病毒的瘤内递送，这表明补体在血液和肿瘤微环境中均能发挥作用。一项评估 GL-ONC1 和依库珠单抗（一种 C5 补体抑制剂）联合使用的 I 期研究（NCT02714374）目前正在进行中，并为补体抑制和溶瘤病毒联合治疗的安全性和疗效提供了许多临床所需的数据。这些研究结果表明，在溶瘤病毒治疗前短期应用补体抑制剂，可显著提高溶瘤病毒的疗效。

（三）肿瘤异质性

肿瘤基因组图谱（The Cancer Genome Atlas，TCGA）测序等研究表明，人类肿瘤中存在明显的瘤内和瘤间异质性。肿瘤治疗中的获得性耐药，特别是靶向治疗，往往是由于瘤内异质性的存在而导致的，这也是目前肿瘤治疗的主要障碍。

在溶瘤病毒治疗方面，不仅机体的抗病毒免疫反应使肿瘤细胞抵抗溶瘤病毒感染，而且肿瘤异质性也给溶瘤病毒治疗带来了困难。有研究表明，为了促进溶瘤病毒增殖，在对 IFN 有反应的异质性肿瘤中使用小分子病毒增敏剂（viral sensitizers，VSe）模拟病毒毒力基因产物的活性，可增加肿瘤细胞对溶瘤病毒感染的敏感性[64, 65]。

（四）肿瘤微环境抑制

肿瘤微环境是指肿瘤细胞周围的组织和细胞所在的环境，包括肿瘤细胞周围的间质细胞、免疫细胞、血管、细胞外基质和生长因子等。肿瘤微环境与肿瘤的发生、发展、转移以及对治疗的反应密切相关。肿瘤微环境对肿瘤的作用主要有以下几个方面。①促进肿瘤生长和转移：肿瘤细胞通过与肿瘤微环境中的细胞和分子相互作用，可以获得增殖、存活和迁移所需的信号。肿瘤微环境中的细胞和分子可以提供肿瘤细胞所需的营养物质、氧气和生长因子，促进肿瘤细胞的增殖和生长。此外，肿瘤微环境还可以促进肿瘤细胞的迁移，使其通过血液或淋巴系统转移到其他部位。②抑制免疫应答：肿瘤微环境中的抑制性免疫细胞和免疫调节因子可以抑制免疫系统对肿瘤细胞的识别和攻击。一些免疫抑制细胞，特别是肿瘤相关性巨噬细胞（TAM）、Treg 淋巴细胞、MDSCs、CAF等，可以通过激活免疫抑制通路（如 PD-1/PD-L1 通路）来抑制免疫应答，使肿瘤免遭免疫系统的攻击。③影响治疗效果：肿瘤微环境可以影响肿瘤的治疗效果。例如，肿瘤微环境中的血管结构异常导致肿瘤局部缺氧，限制药物的输送和作用。此外，肿瘤微环境中的免疫抑制因子也可以影响免疫治疗的效果。④促进肿瘤内异质性：肿瘤微环境中细胞和分子的异质性可以导致肿瘤内部的异质性。不同区域的肿瘤细胞可能具有不同的生物学特性和对治疗的敏感性，从而导致肿瘤治疗困难和肿瘤复发。

了解肿瘤微环境的作用对于肿瘤研究和治疗具有重要意义。目前，很多研究致力于寻找干预肿瘤微环境的策略，以改善肿瘤治疗效果。这包括通过靶向肿瘤微环境中的免疫调节因子、血管生成和细胞外基质等靶点来开发新的治疗方法。例如，Ilkow 等研究表明，与正常成纤维细胞相比，CAF 对溶瘤病毒感染的敏感性增强，它们还分泌高水平的成纤维细胞生长因子 2（fibroblast growth factor 2，FGF2），通过抑制 RIG-I 表达来阻碍肿瘤细胞的抗病毒反应[66]。研究发现，FGF2 可促进内皮细胞的病毒感染，并且编码 FGF2 的马拉巴病毒在控制肿瘤负荷方面比亲代病毒更有效[66]。这些细胞还能够形成物理屏障，如致密的纤维包膜并形成细胞坏死和酸中毒的环境，进一步阻碍病毒进入肿瘤细胞，给溶瘤病毒递送带来了巨大挑战。

为了克服这一挑战，调节细胞外基质对于促进溶瘤病毒递送是必要的。溶瘤病毒必须通过细胞外基质进入肿瘤细胞，复制、裂解并扩散到周边的肿瘤细胞。部分基因改造的溶瘤病毒，例如表达 oAd 的松弛素（YDC002）[67]和携带基质金属蛋白酶 -9

（MMP-9）[68]的溶瘤病毒，能够选择性降解异常的细胞外基质，显著改善了病毒的穿透性、传播性和持久性，并有效地诱导肿瘤细胞凋亡。另一种方法是使用病毒融合蛋白修饰溶瘤病毒。携带人类CDH1（编码E-钙黏蛋白）的溶瘤病毒通过细胞膜融合，增加了病毒进入多形性胶质母细胞瘤细胞的机会，增强了病毒的扩散能力[69]。

目前，临床治疗中提高溶瘤病毒递送效率的策略及研究方向主要是限制及清除外周血中的中和抗体、强化溶瘤病毒逃避机体的免疫监视、对溶瘤病毒进行修饰、应用环磷酰胺等免疫抑制剂预处理（抑制宿主免疫功能）等。当然，要实现上述策略，最关键的是要充分了解肿瘤微环境内所有因素之间的复杂的相互作用。

第四节 溶瘤病毒的开发策略

由于溶瘤病毒是活病毒颗粒，因此溶瘤病毒开发过程中不但需要考虑靶向肿瘤细胞、增强溶瘤作用，而且需要限制病毒免疫原性与致病性，另外还要考虑如何保持抗病毒免疫和抗肿瘤免疫之间的平衡。

一、靶向肿瘤细胞

目前，临床上的许多溶瘤病毒对细胞表面蛋白质异常表达的肿瘤细胞具有天然趋向性。例如，很多肿瘤细胞（包括黑色素瘤以及其他类型的肿瘤细胞）表面可表达疱疹病毒进入介质（herpesvirus entry mediator，HVEM）和选择性连接蛋白[70]，使HSV-1可特异性识别、结合这些表面受体并进入细胞。麻疹病毒还可以利用表面受体CD46进入肿瘤细胞。CD46通常在肿瘤细胞中过表达，并通过灭活免疫系统的补体途径来防止病毒被消除[71]。多发性骨髓瘤、黑色素瘤和乳腺癌等肿瘤细胞表面通常有ICAM-1（也称为CD54）和DAF（也称为CD55）的过表达[72-74]，柯萨奇病毒可通过该信号识别并感染上述肿瘤细胞。溶瘤病毒也可以被设计成直接针对肿瘤细胞表达的独特细胞表面受体。例如，腺病毒Ad5/3-Δ24经过基因修饰，可结合卵巢癌细胞上高表达的整合素，目前正在开展卵巢癌相关临床研究[75, 76]。

二、增强溶瘤作用

将"自杀基因"（使细胞对凋亡或肿瘤药物治疗更敏感的基因）加入溶瘤病毒，增强它们直接杀死肿瘤细胞的能力[77-79]。例如，在构建的病毒中插入包含促凋亡分子肿瘤坏死因子相关凋亡诱导配体（TRAIL）或TNF-α，可以促进细胞死亡，触发免疫反应[80, 81]。

临床前动物模型研究证实，使用针对肿瘤细胞的肿瘤富集/组织特异性启动子优先在肿瘤细胞中表达自杀基因，已经成功提高了溶瘤病毒的抗肿瘤疗效并降低了副作用。研究报道，编码骨钙素启动子驱动的HSV-1 TK基因的腺病毒Ad-OC-HSV-TK，正在用于治疗骨肿瘤的临床研究[82]。HSV-1 TK可将胸苷类似物（如更昔洛韦）转化为单磷酸盐，并与复制细胞的DNA结合，导致DNA合成终止，最终导致细胞死亡[83]。在这个过程中，TK 的表达局限于具有活性骨钙素启动子的细胞，增强对胸苷激酶类似物更昔洛韦治疗的敏感性。另外，由于更昔洛韦可阻断病毒复制，可能会抑制溶瘤病毒活性[84, 85]，所以需要综合考虑。

三、减弱病毒致病机制

由于溶瘤病毒是一种活病毒，具有一定的致病性，在某些情况下可引起急性或慢性感染以及潜伏性感染[86]。虽然野生型病毒的溶瘤活性可能是最强的，但病毒的致病潜力也可能很高，导致获益 / 风险比降低。潜在的致病性在很大程度上取决于病毒特性、天然或基因工程衰减因子的不同以及宿主的免疫反应。

迄今为止，临床研究中很少有严重不良反应的报道。大多数临床治疗用溶瘤病毒采用减毒载体病毒或野生型的致病性较低的特定病毒变体，以防止产生急性和长期毒性。

四、提高病毒的生物利用度

许多临床前研究开发了一些提高溶瘤病毒生物利用度的方法。例如，溶瘤病毒治疗与抗血管治疗相结合，包括组胺[87]、硝酸甘油[87]、局部热疗[88]、低剂量紫杉醇[89]和贝伐单抗[90]等，可增强病毒传递。通过使用蛋白水解酶（即透明质酸酶或胶原酶）预处理肿瘤微环境，可提高病毒外显率。这些酶可以打破细胞外基质[91, 92]形成的纤维状屏障。溶瘤病毒经过改造，可表达细胞外基质降解酶，如透明质酸酶，该酶可促进溶瘤病毒在肿瘤内扩散，增强抗肿瘤活性[93]。

五、抗肿瘤免疫与抗病毒免疫

（一）增强抗肿瘤免疫

溶瘤病毒通过感染、裂解肿瘤细胞释放肿瘤相关抗原，对激活机体抗肿瘤免疫效应起到了至关重要的作用，且溶瘤病毒经基因改造后能够更进一步提高免疫激活作用。溶瘤病毒表达的促炎细胞因子和（或）T 细胞共刺激分子也可以增强抗肿瘤免疫反应。该策略已被用于 HSV-1、腺病毒和痘苗病毒等溶瘤病毒。HSV-1 研究使用 Harding-Passey 黑色素瘤小鼠模型，单侧注射含有 GM-CSF（促进树突状细胞的扩增与分化）的病毒基因组，对侧未注射的肿瘤也表现出了生长抑制作用[94, 95]，这表明 GM-CSF 插入溶瘤病毒可以改善肿瘤抗原提呈，刺激 T 细胞反应。目前，通过基因修饰，T-VEC、腺病毒 CG0070 和 CGTG-102[96] 和牛痘病毒 JX-594[97] 均可表达 GM-CSF，并表现出一定的抗肿瘤作用。

在肿瘤细胞中表达热休克蛋白 HSP70 的一种腺病毒可促进肿瘤抗原提呈，促进蛋白质降解和加工[98]。由于 APC 优先处理 HSP70 结合的肽，这种方法也可能在表位识别过程中发挥作用。另外，也可以通过基因改造删除一些抑制免疫反应的基因，来增强免疫反应，如 T-VEC，删除了 HSV-1 蛋白 ICP47。而 ICP47 能阻断 TAP（与抗原处理相关的转运体）的功能，阻止已感染的肿瘤细胞向 CD8+T 细胞提呈抗原[99]。

某些肿瘤（如胶质母细胞瘤）被一般病毒感染后，虽然细胞凋亡通路途径失调，但还有一定的抗细胞凋亡作用。但是，H-1PV 则与之不同，该病毒通过激活免疫原性组织蛋白酶介导的死亡途径杀死胶质瘤细胞[100]。此外，细小病毒还可以诱导针对多形性胶质母细胞瘤的免疫反应，可能是通过一种旁观者效应，促进炎症细胞因子（如 IFN-γ）和肿瘤抗原的释放[101, 102]。

（二）限制抗病毒免疫

病毒感染正常细胞后，细胞内的抗病毒机制通过细胞表面受体和细胞质受体而激活。首先，细胞识别检测病毒颗粒及病毒颗粒上的 PAMP[103]。随后，细胞膜结合 TLR7、TLR8 和 TLR9，激活髓样分化初级应答基因 88（myeloid differentiation primary response protein 88，MyD88）信号通路，激活 Janus 激酶（Janus kinase，JAK）和转录因子（STAT）信号通路，促使编码 I 型干扰素和其他干扰素相关分子的基因表达。通过 PKR 磷酸化诱导受感染细胞的转录阻滞，p21 抑制细胞生长，激活 OAS，沉默 RNA，通过 Caspase 依赖性凋亡途径诱导细胞死亡[104]，这些成分是协调病毒清除机制的组成部分。肿瘤细胞中的抗病毒机制可能存在缺陷，与受感染的正常细胞相比，肿瘤细胞内病毒的复制时间延长[105, 106]。

（三）抗肿瘤免疫和抗病毒免疫

溶瘤病毒作为一类新型的抗肿瘤免疫治疗药物，可释放包括 DAMP 和 PAMP 等在内的可溶性肿瘤相关抗原与一系列危险信号分子，诱导免疫原性细胞死亡（ICD），促进免疫细胞浸润，识别和攻击肿瘤细胞。溶瘤病毒感染可导致针对病毒和肿瘤细胞的先天和适应性免疫反应的激活[107]。溶瘤病毒的治疗效果取决于病毒免疫原性（免疫系统清除病毒感染）和抗肿瘤免疫（免疫系统靶向并根除肿瘤细胞）之间的平衡。在临床研发中，需要使病毒有足够的时间复制和裂解肿瘤细胞，并启动抗肿瘤免疫，同时避免机体的抗病毒反应过早清除溶瘤病毒。

溶瘤病毒诱导的免疫反应可以潜在地改善抗肿瘤免疫，但如果机体的抗病毒免疫反应过于强烈，溶瘤病毒可能会被快速清除，导致抗肿瘤免疫诱导不足[108-111]。清除病毒的机制主要有两种：①受感染细胞内的干扰素信号通路通过干扰细胞内病毒的复制周期来监测和清除细胞内病毒；②先天和适应性免疫反应识别病毒颗粒和（或）病毒感染细胞并清除它们。另外，体液免疫介导途径也可快速清除溶瘤病毒。如果患者之前接触过同一家族病毒，可能体内已经产生了病毒特异性抗体以及补体系统的成分，干扰有效的溶瘤病毒复制，影响溶瘤病毒的抗肿瘤活性。这种干扰与影响可能与以往的感染史相关，例如单纯疱疹病毒或腺病毒感染[60, 112, 113]。

虽然免疫刺激对溶瘤病毒的抗肿瘤活性至关重要，但这种作用又因为机体产生的抗病毒免疫对溶瘤病毒的潜在快速清除作用而受到影响。此外，患者可能自然地或通过接种疫苗而接触溶瘤病毒的同类抗原，因此患者体内可能存在已经产生的针对某些溶瘤病毒的中和抗体或细胞免疫。目前，预防溶瘤病毒被机体清除的策略主要有两个方面：一方面是对溶瘤病毒进行基因工程的修饰；另一方面是探索抑制宿主的免疫功能的方法（具体见本章第三节）。除人工基因工程修饰作用外，许多溶瘤病毒已经在进化过程中改变了其遗传表型，能够逃避机体的免疫系统监测。这也就解释了为什么某些溶瘤病毒可以存活在患者体内并能够避免机体免疫清除。

第五节　溶瘤病毒的研发现状

目前全球获批上市的溶瘤病毒抗肿瘤药物仅有 4 种：即 Rigvir®、重组人 5 型腺病毒、T-VEC 与 G47Δ。虽然它们均取得了良好的治疗效果，但不论作为一线及晚线抗肿瘤药物，相比于标准治疗发挥的作用，还有一定的差距。这不仅与作用机制上存在许多不解之谜有关，也与研发工艺、临床研究适应证的规范性以及不良反应处理等一系列问题相关。与外科治疗、放疗、化疗和靶向治疗相比，溶瘤病毒疗法可选择性感染、裂解和杀伤肿瘤细胞，而对正常细胞没有损伤，且不良反应较少，是一种很有前途的抗肿瘤疗法[114]。但由于不同肿瘤、不同个体，甚至同一肿瘤内部存在明显的肿瘤异质性，以及复杂的免疫抑制性肿瘤微环境，溶瘤病毒的表型结构与功能、给药途径与剂量、单药还是联合用药治疗方式等都会明显影响临床治疗效果。这仍然需要大量的基础与临床研究工作，不断揭示溶瘤病毒与肿瘤细胞和机体的相互作用规律，在免疫抗肿瘤领域实现真正的突破。另外，在安全性方面，注射活病毒可能引起的潜在副作用以及将非致病病毒株逆转为致病性表型等，也依然是有待解决的问题。

一、溶瘤病毒的在研产品与在研领域

（一）全球研发现状

在全球溶瘤病毒抗肿瘤药物研发领域，有 30 余种产品的研究正在进行中，如 T3011、Pexa-Vec、DNX-2401、Pelareorep、HF10、Onyx-015、OH2、OrienX010，覆盖了多种恶性实体瘤，尤其是黑色素瘤、神经胶质瘤、肝癌、头颈部肿瘤等[38]。在目前临床研发的溶瘤病毒中，DNA 病毒占 81.40%（图 4-5-1A），包括腺病毒（41.86%）、单纯疱疹病毒（25.58%）和痘苗病毒（13.95%）。RNA 病毒占 9.3%，包括呼肠孤病毒（2.33%）、柯萨奇病毒（4.65%）、脊髓灰质炎病毒（2.33%）以及其他病毒（9.30%）。在目前研发的所有病毒中，最受欢迎的研究类型是腺病毒和单纯疱疹病毒，分别占 41.86% 和 25.58%（图 4-5-1B）。因此，溶瘤 DNA 病毒是研究得最多的病毒，其中腺病毒和单纯疱疹病毒最为常见。

在已注册的临床研究中，溶瘤病毒的治疗策略为单药治疗（36.76%）、联合化疗（18.63%）、联合免疫治疗（20.83%）、联合放疗（3.43%）或联合靶向治疗（0.74%）[38]（图 4-5-2）。

目前溶瘤病毒单药治疗是最常用的治疗策略，主要的给药方式是瘤内注射。由于各种实体肿瘤的性质与特点差异很大，再加上肿瘤之间存在异质性以及抑制性的治疗肿瘤微环境，溶瘤病毒单药治疗往往有效率较低。因此，溶瘤病毒联合其他疗法的联合用药模式可能会进一步提高溶瘤病毒的疗效。需要说明的是，在设计联合治疗方案时，必须考虑联合应用的方法或药物是否会抵消溶瘤病毒的疗效；同时还要考虑联合治疗的用药顺序，使方案更加合理，尽量减小治疗的抵消作用[115, 116]。

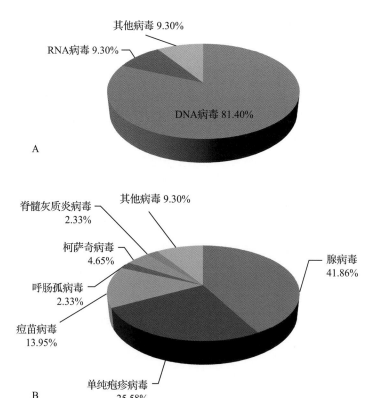

图 4-5-1　临床研究中不同溶瘤病毒的比例[38]

A. 临床研究中 DNA/RNA 病毒的比例；B. 临床研究中溶瘤病毒的比例

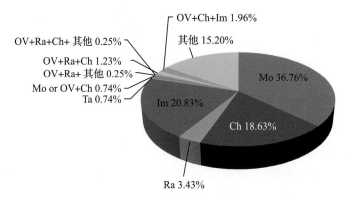

图 4-5-2　不同溶瘤病毒在临床研究中的比例[38]

Ra. 放疗；Ch. 化疗；Im. 免疫；Ta. 靶向治疗；Mo. 单药治疗；OV. 溶瘤病毒

（二）中国研发现状

我国的溶瘤病毒研发开始于 20 世纪 80 年代，主要经历了如下几个阶段：

1. 早期研究阶段　20 世纪 80 年代中国开始进行溶瘤病毒的早期研究，主要是通过临床前研究进行识别、分离和评估不同的溶瘤病毒株。

2. 临床研究阶段　21 世纪，中国开始进行溶瘤病毒临床研究。2005 年，上海三维生物技术有限公司研发的首个溶瘤病毒产品——重组人 5 型腺病毒获得国家食品药品监督管理局批准上市，用于鼻咽癌治疗。在此阶段，其他溶瘤病毒产品也先后获得批准进行临床研究。

3. 技术创新阶段　中国溶瘤病毒研发取得了一系列技术创新。例如，通过改造溶瘤病毒的基因组和表达载体，提高病毒的选择性溶瘤能力和抗肿瘤效果。另外，研究人员还探索了溶瘤病毒与免疫治疗、化疗等联合应用的可能性，国内正在开发的溶瘤病毒临床研究相关产品信息列于表 4-5-1。

4. 临床应用扩展阶段　中国溶瘤病毒的临床应用范围逐渐扩展。除鼻咽癌外，肝癌、肺癌、黑色素瘤、宫颈癌、胶质瘤、头颈部癌、恶性胸腔积液和腹水、胰腺癌、乳腺癌等也尝试使用溶瘤病毒治疗。一些新型的溶瘤病毒产品也在临床研究中，旨在进一步提高疗效和减少副作用（表 4-5-2）。

总体来说，中国在溶瘤病毒研发领域取得了一定的成就，已经有多个溶瘤病毒获得了注册性临床研究（RCT）或研究者发起的临床研究（IIT）批准，并在肿瘤治疗中得到应用。然而，溶瘤病毒治疗仍面临一些挑战，如病毒选择性溶瘤能力的提高、免疫耐受性的克服和临床疗效和安全性的进一步改善，可以说是任重而道远。

二、关键溶瘤病毒的临床研发

（一）重组人 5 型腺病毒

重组人 5 型腺病毒（代号 H101）是国内唯一已上市的溶瘤病毒产品。

1. 重组人 5 型腺病毒的临床研究数据　重组人 5 型腺病毒目前已发表的临床研究数据列于表 4-5-3，近几年重组人 5 型腺病毒开展的研究列于表 4-5-4。

2. 重组人 5 型腺病毒的临床研究设计　重组人 5 型腺病毒在鼻咽癌、肝癌、结直肠癌、宫颈癌、黑色素瘤等不同肿瘤及恶性胸腔积液中的具体临床研究设计如下，包含用药方案及入组人群。

（1）鼻咽癌

联合用药方案：重组人 5 型腺病毒 +AF（阿霉素 +5- 氟尿嘧啶）/PF（顺铂 +5- 氟尿嘧啶）。

重组人 5 型腺病毒用药方案：重组人 5 型腺病毒与化疗药物同步使用，直接瘤内注射，每日 1 次，连续 5 天，21 天为 1 个周期，最多不超过 5 个周期。根据肿瘤体积以及病灶数量决定注射剂量，具体规定为：

1）只有 1 个浅表病灶

如病灶最大径 ≤ 5 cm，注射本品 5.0×10^{11} vp/d（1 支）；

如病灶最大径 ≤ 10 cm，注射本品 1.0×10^{12} vp/d（2 支）；

如病灶最大径 > 10 cm，注射本品 1.5×10^{12} vp/d（3 支）。

2）有 2 个浅表病灶

如 2 个病灶最大径之和 ≤ 10 cm，分别各注射本品 1 支，共 1.0×10^{12} vp/d（2 支）；

如 2 个病灶最大径之和 > 10 cm，注射本品 1.5×10^{12} vp/d（3 支），各病灶分配量应根据肿瘤病灶的大小按比例注射。

表 4-5-1 国内正在开发的溶瘤病毒临床研究相关产品信息

产品名称	临床阶段	给药方式	主要适应证	开展公司	自研/引进
重组人5型腺病毒	I	腹腔内注射	恶性腹水	上海三维生物技术有限公司（三维生物）	注册性研究
H103	I	瘤内注射	晚期实体瘤	上海三维生物技术有限公司（三维生物）	IIT研究
T3011	I、II	瘤内注射、静脉注射、动脉注射	晚期结肠癌肝转移、晚期实体瘤	深圳市亦诺微医药科技有限公司（亦诺微医药）	自主研发
OH2	III	瘤内注射、静脉注射	头颈部肿瘤、肉瘤、淋巴瘤、实体瘤、胃肠肿瘤	武汉滨会生物科技股份有限公司（滨会生物）	自主研发
OrienX010	I、II	瘤内注射	黑色素瘤	北京奥源和力生物技术有限公司（奥源和力）	自主研发
KH901	II	瘤内注射	头颈部癌	成都康弘生物科技有限公司（康弘生物）	自主研发
ADV-TK	III	静脉注射	肝部肿瘤	深圳市天达基因工程有限公司、武汉天达康生物技术有限公司（天达康基因）	自主研发
EDS01	II	瘤内注射	鼻咽肿瘤	成都恩多施生物工程技术有限公司（贵州百灵）	自主研发
E10A	III	瘤内注射	头颈部鳞状细胞癌	广州达博生物制品有限公司（达博生灵）	—
OBP301	I、II	瘤内注射	黑色素瘤	江苏恒瑞医药股份有限公司（恒瑞医药）	海外引进
Reolysin	III	瘤内注射、静脉注射、腹腔内注射	头颈部癌、卵巢癌、胰腺癌、恶性胶质瘤	杭州阿诺生物医药科技有限公司（阿诺医药）	海外引进
CAVATAK	I、II	瘤内注射、静脉注射	黑色素瘤、头颈部癌、膀胱癌	乐普（北京）医疗器械股份有限公司（乐普医疗）	海外引进
TG6002	I、II	动脉注射	不可切除性肝转移、结直肠癌	天士力医药集团股份有限公司（天士力医药）	海外引进

表 4-5-2 国内主要溶瘤病毒产品的开发现状

名称	病毒类型	引进公司	原研公司	修饰	给药途径	适应证	阶段
Pexa-Vec	痘病毒	李氏大药厂	SillaJen	插入 GM-CSF	瘤内注射	肝细胞癌	Ⅲ期 失败
TG6002	痘病毒	天士力医药	Transgene	结合小分子前药	静脉注射	胶质瘤	Ⅱ期
OBP-301	腺病毒	恒瑞医药	Oncolys	插入端粒酶启动子	瘤内注射	黑色素瘤	Ⅱ期
Toca 511	逆转录病毒	东方略	Tocagen	结合小分子前药	瘤内注射	胶质瘤	Ⅲ期
Reolysin	呼肠孤病毒	阿诺医药	Oncolytics	无	静脉注射	乳腺癌	Ⅲ期
ADV-TK	腺病毒		天达康基因	联合小分子前药	瘤内注射	恶性肿瘤	Ⅲ期
E10A	腺病毒		达博生物	插入内皮抑制素基因	瘤内注射	头颈部鳞癌	Ⅲ期
EDS01	腺病毒		贵州百灵	插入内皮抑制素基因	瘤内注射	头颈部癌	Ⅱ期
KH901	腺病毒		康弘生物	插入 GM-CSF	瘤内注射	头颈部癌	Ⅱ期
OrienX010	单纯疱疹病毒		奥源和力	插入 GM-CSF	瘤内注射	黑色素瘤	Ⅱ期
T3011	单纯疱疹病毒		亦诺微医药	插入 PD-1 抗体和 IL-12	瘤内注射	实体瘤	Ⅰ期

表 4-5-3　重组人 5 型腺病毒已发表临床研究数据

肿瘤类型	用法及用量	疗效	安全性
鼻咽癌 [117]	H101 注射剂量为每人每天 5.0×10¹¹ vp, 连续 5 天瘤内注射, 观察 16 天, 共 21 天为 1 个周期。所有患者至少接受 2 个周期的治疗, 但不宜超过 5 个周期	目标病灶: H101 联合化疗组 (n=66): ORR=72.7%; 全身疗效: H101 联合化疗组 (n=66): ORR=71.2%	不良反应有恶心、呕吐、白细胞计数及粒细胞下降、血小板降低、肝肾功能异常等
肝癌 [118, 119]	1. H101 联合 TACE (1) H101: 对于用 H101 进行 TACE 治疗的患者, 在经导管导入供血肿瘤的肝动脉注射化疗药物之前先给药 H101。 (2) TACE: 常规化疗药给予卡铂 300 mg, 表柔比星 50 mg, 丝裂霉素 6 mg。根据肿瘤位置、大小、数量的不同, 碘油给药剂量在 5～30 ml。化疗药物悬浮在碘油中, 尽可能有选择性地注入目标肿瘤所在的肝节段动脉。 2. H101 联合 FOLFOX-4 (1) H101: 在超声引导下找到到测量肝内病灶, 避开血管, 行细针穿刺至瘤体中央, 长径大于等于 5 cm 者注射病毒 2.5×10¹² vp (5 支稀释至 5 ml), 长径小于 5 cm 者注射 1.0×10¹² vp (2 支稀释至 2 ml)。 (2) FOLFOX-4: 注射后第 4 天开始给予 FOLFOX-4 方案静脉化疗, 即奥沙利铂, 85 mg/m², 静脉滴注, d4, 亚叶酸钙, 200 mg/m², 静脉滴注, d4, d5; 继以 5-Fu, 400 mg/m², 静脉滴注, d4, d5; 5-Fu, 600 mg/m², 静脉滴注, d4, d5	H101 联合 TACE 方案治疗, 共 238 例患者可评估疗效: 1 年、2 年、3 年的总生存率分别为 61.3%、44.2%、40.5%; H101 联合 FOLFOX-4 方案治疗, 共 20 例患者可评估疗效: PR=25%; ORR=25%; TTP=1.2～6.1 个月; 中位 TTP=3.1 个月	轻、中度发热 45.6%, 白细胞计数减少 44.5%, 腹泻 33.7%, 轻微流感样症状 10.8%
肺癌 [15, 120, 121]	在每个疗程的第 1 天和第 8 天接受 CT 引导下瘤内注射 H101 3 支每例最多接受 4 个周期的一线治疗 (每周期 21 天) 向 3 个病灶注射 H101 总共 5.0×10¹¹ 个病毒颗粒, 联合纳武利尤单抗和安罗替尼, 每 6 周为 1 个周期, 共持续 4 个周期 H101 (5.0×10¹¹ vp) 每 4 周注射一次, 并联合度伐利尤单抗	H101 联合化疗组: n=19, PR=5 例; MR=3 例; 中位 TTP=5.7 个月; 中位生存期 12.6 个月。 CT 图像显示患者虽然部分肺组织坏死, 但病情稳定 PFS 为 9 个月	无严重不良反应 ／ ／

续表

肿瘤类型	用法及用量	疗效	安全性
宫颈癌[122, 123]	重组人 5 型腺病毒子宫动脉每侧注入 2 支	H101 联合奈达铂化疗栓塞组：$n=47$，CR=15 例；PR=27 例；SCC-Ag 下降 =37 例；HR-HPV 转阴 =27 例	无严重不良反应
	瘤内注射重组人 5 型腺病毒，剂量根据肿瘤直径计算，每日 1 次，连续 5 天	中位随访时间 6.3 个月（范围 3.2～27.9 个月）；3 个月局部控制率 =44.8%；ORR=72.4%；6 个月 DOR=88.1%；12 个月 DOR=74.6%；6 个月无进展生存率 =70.5%；12 个月无进展生存率 =62.2%	无严重不良反应
恶性胸腔积液、腹水[14, 124]	待体内胸腔积液、腹水排净后，给予重组人 5 型腺病毒 2 ml 加 0.9% 氯化钠注射液 20 ml 于胸腔注射。每隔 15 分钟变换一次体位	H101 组 CR=44%，PR=28%，症状改善 =16%	恶心、呕吐 28%；白细胞计数减少 24%；不良反应发生率 52.0%
	腹腔注射重组人 5 型腺病毒，药物注射剂量由腹水量决定：少量腹水注射 5.0×10^{11} vp，中等量腹水注射 1×10^{12}～1.5×10^{12} vp，大量腹水注射 2×10^{12} vp，注射重组人 5 型腺病毒后，持续 30 分钟变换一次体位，使重组人 5 型腺病毒在腹腔内均匀分布	5 例（12.5%）患者腹水消失，11 例（27.5%）患者腹水体积下降，ORR 为 40%，腹水控制率为 75%	主要不良事件为轻中度腹痛（8/40，20.0%）和发热（11/40，27.5%）；未观察到 III / IV 级不良事件
胰腺癌[125]	在 EUS 引导下瘤内注射重组人 5 型腺病毒 3 支，联合吉西他滨静脉化疗，28 天为 1 个周期，共 2～5 个周期	PR=15.8%；ORR=15.8%，中位生存期 4.5 个月	常见不良反应有发热、流感样症状、恶心、呕吐

注：DOR. 缓解持续时间；ORR. 客观缓解率；PR. 部分缓解；TTP. 疾病进展时间；MR. 最小缓解；PFS. 无进展生存期；CR. 完全缓解。

表 4-5-4 近几年重组人 5 型腺病毒开展的研究

注册号	标题	联合疗法	肿瘤类型	时间	临床阶段
ChiCTR2100051250	重组人 5 型腺病毒对比顺铂腹腔内注射治疗恶性腹腔积液的临床疗效观察	单药	恶性胸腔积液、腹水	2021.10—2023.12	IV
NCT05051696	Intra-Tumor Injection of Oncolytic Viruses H101 Combined with or Without Radiotherapy in Refractory.Recurrent Gynecological Malignancies	联合放疗	妇科肿瘤	2021.09—2023.12	未提及
ChiCTR2100045010	重组人 5 型腺病毒对比顺铂腹腔内注射治疗恶性腹腔积液的临床疗效观察及机制研究	单药	恶性胸腔积液、腹水	2021.04—2023.12	IV
NCT04771676	Intraperitoneal Injection of Oncolytic Viruses H101 for Patients with Refractory Malignant Ascites	单药	恶性胸腔积液、腹水	2021.03—2022.12	II
ChicTR2000037525	重组全人抗 PD-1 单克隆抗体注射液联合重组人 5 型腺病毒注射液新辅化疗治疗初发转移骨肉瘤疗效及安全性的前瞻、单臂、探索性临床研究	联合免疫、化疗	骨肉瘤	2020.10—2022.09	II
ChiCTR2000033959	安柯瑞（重组人 5 型腺病毒注射液）联合 PD-1 单抗治疗晚期恶性黑色素瘤的有效性及安全性临床研究	联合免疫	黑色素瘤	2019.12—2022.04	IV
ChiCTR1900027922	安柯瑞（重组人 5 型腺病毒注射液）联合 mFOLFOX6+ 贝伐珠单抗治疗不可切除的结直肠腺癌肝转移的有效性及安全性的临床研究	联合化疗、放疗	结直肠癌肝转移	2019.10—2021.10	IV
ChiCTR1900025112	安柯瑞瘤内注射联合达伯舒、替吉奥对中晚期胰腺癌治疗疗效的研究	联合化疗	胰腺癌	2019.09—2021.08	IV
NCT03780049	HAIC Plus H101 Vs HAIC Alone for Unresectable HCC At BCLC A-B	联合化疗	肝癌	2018.10—2023.10	III
ChiCTR1800017971	重组人 5 型腺病毒（H101）联合 PD-1 抗体治疗晚期实体瘤的临床研究	联合免疫	实体瘤	2018.09—2022.09	IV

续表

注册号	标题	联合疗法	肿瘤类型	时间	临床阶段
NCT03790059	Radiofrequency Ablation Combined with Recombinant Human Adenovirus Type 5 in the Treatment of Hepatocellular Carcinoma.	联合放疗	肝癌	2016.10—2020.09	其他
NCT02579564	Systemic Chemotherapy Combined with Recombinant Human Adenovirus Type 5 and Endostatin Injections for Treatment Malignant Hydrothorax in NSCLC Patients	联合化疗	恶性胸腔积液、肺癌	2016.10—2018.12	III
ChiCTR-OPN-15006746	介入及介入联合 H101 基因治疗非小细胞肺癌对照研究	联合化疗	肺癌	2015.06—2017.06	IV
ChiCTR-OPC-15006142	重组人 5 型腺病毒（H101）瘤内注射联合放化疗治疗局部晚期宫颈癌	联合化疗、放疗	宫颈癌	2015.03—2017.12	II
NCT01869088	TACE Plus Recombinant Human Adenovirus for Hepatocellular Carcinoma	联合化疗	肝癌	2013.01—2018.01	III

3）有 3 个或 3 个以上浅表病灶：注射本品 1.5×10^{12} vp/d（3 支），各病灶分配量应根据肿瘤病灶的大小按比例注射。

使用前，将本品从 -20 ℃保存环境取出，室温下完全融化后，轻轻混匀。一般用生理盐水将本品稀释至肿瘤总体积的 30%，也可根据具体肿瘤情况适度调整。从肿瘤边缘皮下进针，将药液均匀地注入肿瘤边缘及瘤内。如肿瘤体积 $\leqslant 10$ cm^3，于整个瘤体内放射状均匀注射；如肿瘤体积 > 10 cm^3，将瘤体平分为 5 个象限，每日向一个象限注射。

纳排标准：

建议入选患者：常规放疗或放疗加化疗治疗无效，并以 5-FU、顺铂化疗方案进行姑息治疗的晚期鼻咽癌患者可试用本品与前述化疗方案联合使用。

建议排除患者：①有同类生物制剂过敏史者；②恶性血液系统疾病者；③有未经控制的活动性感染者；④正在使用抗病毒药物或大剂量肾上腺糖皮质激素者；⑤免疫缺陷和免疫抑制者；⑥妊娠期、哺乳期妇女。

（2）胸腔积液

联合治疗方案：重组人 5 型腺病毒 + 顺铂。

重组人 5 型腺病毒详细用药方案：患者采用中心静脉导管置管进行胸腔置管持续闭式引流，持续引流 24 小时至无胸腔积液，并经超声检查证实。由于胸腔积液排放速度过快会导致患者出现肺水肿，此过程需要缓慢放出胸腔积液，建议第 1 次放 800 ml，之后每隔几小时排放 400 ml，24 小时内排放不超过 2000 ml。

排净胸腔积液后，每个周期的 d1、d4 向胸腔内灌注 0.9% 氯化钠注射液 15～20 ml，重组人 5 型腺病毒注射液 3 支，21 天为 1 个周期，共 2 个周期。均在闭管24 小时后给予开放引流，缓慢放出胸腔积液，直至超声证实无胸腔积液存在后方可拔管。

纳排标准：

建议入选患者：①年龄 18～75 岁；②超声、胸部 X 线或 CT 检查有大量胸腔积液，经细胞学证实，且基本治疗（化疗、免疫治疗、靶向治疗或放疗）后无效的晚期肺癌恶性胸腔积液患者；③生命体征平稳，Karnofsky 评分（生命质量）$\geqslant 70$ 分，预计生存时间 > 3 个月；④ ECOG 评分为 0～2 分；⑤血液系统、心功能、肾功能和肝功能良好。

建议排除患者：①非常规治疗或全身治疗失败后的恶性胸腔积液患者、非晚期肺癌患者与初次治疗的恶性胸腔积液患者；②严重过敏体质，或对重组人 5 型腺病毒注射液过敏的患者；③妊娠期或哺乳期妇女。

（3）肝癌

第一种联合用药方案：重组人 5 型腺病毒 +TACE/HAIC。

重组人 5 型腺病毒详细用药方案：

1）重组人 5 型腺病毒注射液瘤内注射序贯 TACE/HAIC，推荐伴随 TACE/HAIC治疗 4 个疗程。在 TACE 治疗前 48～72 小时，重组人 5 型腺病毒注射液瘤内注射给

药。给药前，用生理盐水将药物按 2 ∶ 1 比例稀释（2 支重组人 5 型腺病毒注射液，用
0.9% 氯化钠溶液稀释至 2 ml；3 支重组人 5 型腺病毒注射液用 0.9% 氯化钠溶液稀释至
3 ml），从肿瘤边缘皮下进针，将药液均匀地注入肿瘤边缘瘤内。如为多个病灶，各病
灶分配量应根据肿瘤病灶的大小按比例注射。给药病灶最多不超过 5 个。给药剂量：如
给药病灶最大径之和 ≤ 10 cm，给药总剂量为 1.0×10^{12} vp（2 支）；如给药病灶最大径
之和 > 10 cm，给药总剂量为 1.5×10^{12} vp（3 支）。

2）重组人 5 型腺病毒注射液肝动脉灌注联合 TACE，推荐伴随 TACE 治疗 4 个疗
程。在 TACE 的基础上，将重组人 5 型腺病毒注射液通过导管注入供应肿瘤的肝动脉。
在注射化疗药物之前，将含有重组人 5 型腺病毒注射液的 0.9% 氯化钠溶液（10 ml）
通过导管全部注入供应肿瘤的肝动脉。给药剂量：如给药病灶最大径之和 ≤ 10 cm，
给药总剂量为 1.0×10^{12} vp（2 支）；如给药病灶最大径之和 > 10 cm，给药总剂量为
1.5×10^{12} vp（3 支）。

用药期间未出现 3 级及 3 级以上不良反应，经研究者评价存在给药条件且经受试者
本人同意，给予第 4 个周期的 TACE 联合溶瘤病毒给药。

纳排标准：

建议入选患者：①年龄 18 ～ 75 岁；②经组织学或影像学诊断为不可切除或 Ⅱ ～ Ⅲ
期肝细胞癌患者；③ ECOG 评分 0 ～ 2 分；④ Child-Pugh 评分 ≤ 9 分；⑤根据改良的
RECIST（modified RECIST，mRECIST）标准，至少有一个可测量的靶病灶，且至少有
一个病灶 ≥ 10 mm；⑥预期生存时间 ≥ 3 个月；⑦血液系统、心功能、肾功能和肝功
能良好。

建议排除患者：①弥漫性肝癌、远处广泛转移或肿瘤不适合 mRECIST 标准评估；
②局部病灶无法满足瘤内注射体积的要求或不适宜进行瘤内注射；③既往接受过溶瘤病
毒类药物（如 T-VEC）、介入治疗、TACE 治疗；④对研究药物或其活性成分过敏，有
同类生物制剂过敏史；⑤存在免疫缺陷或自身免疫病史或伴有任何不稳定的系统性疾
病；⑥肝癌合并门静脉主干被癌栓栓塞，且侧支血管形成少，难以恢复门静脉主干流向
肝的血流；⑦妊娠期或哺乳期女性。

第二种联合用药方案：重组人 5 型腺病毒 +TACE/HAIC+PD-1 抑制剂。

重组人 5 型腺病毒详细用药方案：重组人 5 型腺病毒注射液瘤内注射序贯 TACE/
HAIC 治疗，序贯 PD-1，推荐伴随 TACE/HAIC 治疗 4 个疗程。在 TACE 治疗前
48 ～ 72 小时，重组人 5 型腺病毒注射液瘤内注射给药。给药前用生理盐水将药物按
2 ∶ 1 比例稀释（2 支重组人 5 型腺病毒注射液，用 0.9% 氯化钠溶液稀释至 2 ml；3 支
重组人 5 型腺病毒注射液，用 0.9% 氯化钠溶液稀释至 3 ml），从肿瘤边缘皮下进针，
将药液均匀地注入肿瘤边缘瘤内。如为多个病灶，各病灶分配量应根据肿瘤病灶的大小
按比例注射。给药病灶最多不超过 5 个。给药剂量：如给药病灶最大径之和 ≤ 10 cm，
给药总剂量为 1.0×10^{12} vp（2 支）；如给药病灶最大径之和 > 10 cm，给药总剂量为
1.5×10^{12} vp（3 支）。

重组人 5 型腺病毒注射液肝动脉灌注联合 TACE，序贯 PD-1，推荐伴随 TACE 治

疗 4 个疗程。在 TACE 的基础上，将重组人 5 型腺病毒注射液通过导管注入供应肿瘤的肝动脉。在注射化疗药之前，将含有重组人 5 型腺病毒注射液的 0.9% 氯化钠溶液（10 ml）通过导管全部注入供应肿瘤的肝动脉。给药剂量：如给药病灶最大径之和 $\leqslant$ 10 cm，给药总剂量为 1.0×10^{12} vp（2 支）；如给药病灶最大径之和 > 10 cm，给药总剂量为 1.5×10^{12} vp（3 支）。

用药期间未出现 3 级及 3 级以上不良反应，经研究者评价存在给药条件且经受试者本人同意，给予第 4 个周期的 TACE 联合溶瘤病毒给药。

纳排标准：

建议入选患者：①年龄 18 ～ 75 岁；②经病理组织学或者影像学检查确诊的不可切除的中晚期 HCC 患者（BCLC 分期为 B 期 /C 期或 CNLC2019 Ⅱ b 期 / Ⅲ a 期），包括合并或不合并肝动静脉瘘的患者；③血液系统、心功能、肾功能和肝功能良好；④ ECOG 评分 0 ～ 1 分；⑤根据 mRECIST，影像学诊断至少有一个可测量病灶。

建议排除患者：①妊娠期或哺乳期女性；②弥漫性肝癌或肿瘤不适合 mRECIST 评估；③既往接受过溶瘤病毒类药物（如 T-VEC）、介入治疗、化疗、靶向治疗或免疫治疗；④对研究药物或其活性成分过敏；⑤患有自身免疫病或患者伴有任何不稳定的系统性疾病。

第三种联合用药方案：重组人 5 型腺病毒联合化疗。

重组人 5 型腺病毒详细用药方案：

1）联合 PF 方案：在 B 超引导下，将 5 支重组人 5 型腺病毒注射液使用生理盐水稀释后瘤内多点注射，剂量为 2.5×10^{12} vp（5 支重组人 5 型腺病毒注射液，用 0.9% 氯化钠溶液稀释至 5 ml），同时采用系统化疗 PF 方案，以 2 周为 1 个周期，连续使用至少 2 个周期。

2）联合 FOLFOX-4 方案：采用超声引导下肝内瘤内注射重组人 5 型腺病毒注射液，瘤体长径 < 5 cm 者，注射重组人 5 型腺病毒注射液 1.0×10^{12} vp（2 支重组人 5 型腺病毒注射液，用 0.9% 氯化钠溶液稀释至 2 ml）；瘤体长径 > 5 cm 者，注射重组人 5 型腺病毒注射液 2.5×10^{12} vp（5 支重组人 5 型腺病毒注射液，用 0.9% 氯化钠溶液稀释至 5 ml）。每 2 周重复治疗 1 次，建议治疗至少 3 个周期。

3）注射重组人 5 型腺病毒注射液后 3 天内进行常规抗感染及支持治疗，第 4 天给予 FOLFOX-4 方案静脉化疗。

纳排标准：

建议入选患者：①年龄 18 ～ 70 岁，经组织病理学检查确诊原发性肝细胞癌，易于进行 B 超引导下经皮肝穿刺瘤内注射操作；②预计生存时间 > 6 个月；③无肝功能、肾功能严重障碍（Child A 和 B 级患者）、无门静脉主干完全阻塞、肿瘤占据率 < 70%；④受试者体力状况 KPS 评分 $\geqslant$ 60 分；⑤至少有一个适合进行瘤内注射操作的可评价病灶。

建议排除患者：①全身状况差，肝功能明显受损；②妊娠期或哺乳期女性；③有明显的重要脏器功能受损及血液系统疾病；④合并其他恶性肿瘤；⑤有生物制剂过敏史；

⑥正在使用抗病毒药物及在 1 个月内使用过免疫制剂。

第四种联合用药方案：重组人 5 型腺病毒联合靶向治疗（索拉非尼）。

重组人 5 型腺病毒详细用药方案：根据给药方式，选择经皮瘤内注射或经肝动脉注射。给药总剂量为 1.0×10^{12} vp（2 支）至 1.5×10^{12} vp（3 支）；如用药期间未出现 3 级及 3 级以上不良反应，经研究者评价存在给药条件且经受试者本人同意，进行第 2 ~ 5 周期溶瘤病毒治疗。

纳排标准：

建议入选患者：①年龄 18 ~ 75 岁；②经组织病理学 / 影像学临床诊断为晚期不可手术切除的肝细胞癌；③ ECOG 评分 0 ~ 2 分；④ Child-Pugh 评分 ≤ 7 分；⑤根据 mRECIST，至少有 1 个可测量的靶病灶，且至少有 1 个病灶直径 ≥ 10 mm；以往经过放疗或局部区域治疗的病灶必须有疾病进展的影像学证据方可视为靶病灶；⑥预期生存时间 ≥ 3 个月；⑦血液系统、心功能、肾功能和肝功能良好。

建议排除患者：①既往接受过溶瘤病毒类药物（如 T-VEC）治疗；②对研究药物或其活性成分、辅料过敏；③正在使用抗病毒药物或大剂量肾上腺糖皮质激素；④患有自身免疫病或合并任何不稳定的系统性疾病；⑤妊娠期或哺乳期女性。

（4）结直肠癌肝转移

联合用药方案：重组人 5 型腺病毒 +FOLFIRI+ 贝伐单抗。

重组人 5 型腺病毒详细用药方案：

1）仅选择一个病灶进行瘤内注射，首选容易操作宜多次注射的病灶，病灶直径 ≥ 10 mm 且 ≤ 80 mm，除非注射病灶获得完全缓解（CR），尚可选择一个其他病灶瘤内注射。

2）病灶注射前建议使用等体积生理盐水稀释，按肿瘤最长径选取 3 个注射点进行瘤内注射。

3）注射病灶最长径 ≥ 10 mm 且 ≤ 40 mm，每次瘤内注射 2 支；注射病灶最长径 > 40 mm 且 ≤ 80 mm，每次瘤内注射 4 支。

4）每 14 天（3 天窗口期）为 1 个周期，在化疗前给药，即在 C1D1（C2D1，C3D1，C4D1）注射，每 2 周重复注射。

5）瘤内注射至少 2 个周期，最多 4 个周期。

纳排标准：

建议入选患者：①年龄 18 ~ 75 岁。②经组织病理学诊断为结直肠腺癌，既往一线标准治疗失败。③患者必须有 1 个肝可注射病灶，且该病灶必须符合 RECIST 1.1 可测量靶病灶的规定；肝至少出现 2 个转移病灶，如果仅有 1 个肝转移病灶，需要经外科评估不宜手术切除，肝转移病灶需满足以下要求：a）转移病灶数目不得多于 5 个，且总转移病灶最长径之和必须小于等于病灶最长径之和；b）单个病灶最长径不得超过 100 mm；c）注射病灶最长径必须 ≥ 10 mm 且 ≤ 80 mm。④ ECOG 评分 0 ~ 1 分。⑤预期生存时间 ≥ 3 个月。⑥血液系统、心功能、肾功能和肝功能良好。

建议排除患者：①可注射病灶既往接受过其他局部治疗、溶瘤病毒类药物治疗或

FOLFIRI、贝伐珠单抗治疗；②局部病灶无法满足瘤内注射体积的要求或不适宜进行瘤内注射；③伴有胸腔积液、腹水；④在首次给药前 4 周内曾接受抗病毒治疗；⑤对研究药物或其活性成分、辅料过敏；⑥乙型肝炎表面抗原（HBsAg）阳性且乙型肝炎病毒（HBV）DNA 拷贝数＞1×10^3 拷贝 /ml 或丙型肝炎病毒（HCV）抗体或人类免疫缺陷病毒（HIV）抗体阳性；⑦患有自身免疫病或合并任何不稳定的系统性疾病；⑧妊娠期或哺乳期妇女。

（5）宫颈癌

联合用药方案：重组人 5 型腺病毒 + 放疗。

重组人 5 型腺病毒详细用药方案：根据肿瘤大小计算重组人 5 型腺病毒用药剂量：肿瘤体积按长、宽、高三径线测量计算，肿瘤体积≤ 3 cm³ 用药 1 支；肿瘤体积＞3 cm³ 且≤ 8 cm³ 用药 2 支；肿瘤体积＞8 cm³ 且≤ 30 cm³ 用药 3 支。每一支重组人 5 型腺病毒加生理盐水 1.5 ml（即药物 + 生理盐水共 2 ml）。药物注射时尽可能均匀注射于肿瘤体内，每日 1 次，连续 5 天为 1 个疗程。之后，序贯给予外照射或后装放疗。重组人 5 型腺病毒注射可根据病情给予 2 ～ 4 个周期治疗，每 3 周重复。

纳排标准：

建议入选患者：①确认为经标准治疗失败的难治或复发转移妇科肿瘤患者；②至少有 1 个可以安全进行溶瘤病毒（重组人 5 型腺病毒）瘤内注射的病灶作为目标病灶，并且可以通过影像学方法进行测量；③ ECOG 评分为 0 ～ 2。

建议排除患者：①任何无法控制的临床问题（如严重的精神、神经、心血管、呼吸系统疾病）；②相关药物禁忌（如溶瘤腺病毒）；③有溶瘤病毒类药物禁忌证，局部肿瘤体积＞ 30 cm³，或不能按医嘱定期随访。

（6）黑色素瘤

联合用药方案：重组人 5 型腺病毒 +PD-1 抑制剂。

重组人 5 型腺病毒详细用药方案：注射前建议用等体积生理盐水稀释。重组人 5 型腺病毒注射液 2 支（1 ml）+ 生理盐水（约 1 ml）= 约 2 ml；重组人 5 型腺病毒注射液 4 支（2 ml）+ 生理盐水（约 2 ml）= 约 4 ml。仅选择 1 个病灶在超声引导下瘤内注射，首选容易操作宜多次注射的病灶，病灶直径≥ 10 mm 且≤ 80 mm。除非注射病灶获得完全缓解（CR），尚可选择一个其他病灶进行瘤内注射。病灶大小作为分层因素：

1）注射病灶最长径≥ 10 mm 且≤ 40 mm，每次瘤内注射 2 支重组人 5 型腺病毒注射液，共 1 ml。

2）注射病灶最长径≥ 40 mm 且≤ 80 mm，每次瘤内注射 4 支重组人 5 型腺病毒注射液，共 2 ml。

在免疫治疗之前给药，即计划在 C1D1（C2D1，C3D1，C4D1）注射。每 2 周（3 天窗口期）为 1 个治疗周期，共 4 个周期；如果同时存在内脏和浅表病灶，注射病灶由研究者根据可能获益进行选择。

纳排标准：

建议入选患者：①年龄 18 ～ 75 岁；②经组织病理学诊断为晚期恶性黑色素瘤，既往免疫治疗失败的恶性黑色素；③必须有 1 个可注射病灶，且该病灶必须符合 RECIST 1.1 及 iRECIST 可测量靶病灶的规定，可注射病灶最长径必须 ≥ 10 mm，且 ≤ 80 mm；④ ECOG 评分 0 ～ 2 分；⑤血液系统、心功能、肾功能和肝功能良好。

建议排除患者：①可注射病灶既往 6 个月内接受过其他局部治疗；②既往接受过溶瘤病毒类药物治疗；③局部病灶无法满足瘤内注射体积的要求或不适宜进行瘤内注射；④在研究治疗首次给药前 4 周内曾接受抗病毒治疗；⑤对研究药物或其活性成分、辅料过敏；⑥患者合并任何不稳定的系统性疾病或患有自身免疫病；⑦妊娠期或哺乳期妇女。

（7）肺癌

联合用药方案：重组人 5 型腺病毒瘤内注射联合 PD-1 抑制剂。

重组人 5 型腺病毒详细用药方案：

1）在第 1 周期的第 1 天，肺内穿刺注射 3 支重组人 5 型腺病毒，即 1.5×10^{12} vp。

2）每个周期最多注射 1 次，共 4 个周期（每 3 周为 1 个周期）。

3）重组人 5 型腺病毒注射后，密切观察患者的不良反应。患者注射重组人 5 型腺病毒后发热的时间一般在 1 周左右。患者不再发热后，开始免疫给药。

纳排标准：

建议入选患者：①年龄 18 ～ 75 岁；②经组织学或细胞学确诊的临床分期为Ⅳ期或复发性非小细胞肺癌，既往接受抗 PD-1 抗体单药治疗失败、抗 PD-1 抗体治疗获得缓解或疾病稳定 ≥ 3 个月发生疾病进展；③必须至少有 1 个可注射病灶或直径 ≥ 2 cm 病灶，且该病灶必须符合 RECIST 1.1 及 iRECIST 可测量靶病灶的规定；④ ECOG 评分为 0 ～ 2 分；⑤ PD-L1 表达 ≥ 1%；⑥预计生存时间 ≥ 3 个月；⑦血液系统、心功能、肾功能和肝功能良好。

建议排除患者：①确诊为小细胞肺癌、具有混合组织学的肿瘤包括 SCLC 复合物或未接受过抗 PD-1 抗体治疗的非小细胞肺癌；②已知 EGFR 驱动基因阳性、HER2 外显子嵌入或 ALK 或 ROS1 基因重排；③对研究药物或其活性成分、辅料过敏；④既往接受溶瘤病毒类药物治疗；⑤局部病灶无法满足瘤内注射体积的要求或不适宜进行瘤内注射；⑥伴有恶性胸腔积液、腹水；⑦患有自身免疫病或患者合并任何不稳定的系统性疾病；⑧妊娠期或哺乳期女性。

（二）T-VEC

早期临床前研究表明，T-VEC 在黑色素瘤、乳腺癌、前列腺癌和结直肠腺癌来源的多种人类癌细胞系中具有体外溶瘤活性。临床前研究证实，T-VEC 中载体表达的 GM-CSF 的局部表达有助于促进抗肿瘤免疫，特别是能诱导未注射溶瘤病毒的其他转移性或卫星病灶的免疫反应，即所谓的远隔效应。

T-VEC 的首次人体Ⅰ期临床研究旨在评估其安全性，并确定肿瘤内注射的最佳给药方案及每次治疗的最大注射量（4 ml）。在Ⅰ期临床研究之后，开展了一项开放标签、单臂、多中心临床研究，以确定 T-VEC 对 50 例不可切除的晚期黑素瘤患者的疗效。结果显示，10 例患者 CR，3 例患者 PR，ORR 为 26%。T-VEC 的中位注射次数为 6 次。

以往的多项评估晚期黑色素瘤患者 T-VEC 疗效的临床研究已初步证实了 T-VEC 的安全性和有效性。例如，一项入组了 80 例患者的多中心观察性研究[126]显示，T-VEC 治疗的 ORR 为 57%，CR 为 39%。在另一项入组了 112 例Ⅲb～Ⅳ期黑色素瘤患者的国际多中心研究[127]中，患者在免疫检查点抑制剂治疗出现 PD 后接受了 T-VEC 治疗，结果 CR 为 37%，PR 为 14%。在 OPTiM 研究[43]中，部分Ⅲ期或ⅣM1a 疾病患者获得了更高水平的获益，其中 33% 的Ⅲb～Ⅲc 期疾病患者和 16% 的ⅣM1a 期肿瘤患者有客观缓解，而更晚期的肿瘤患者只有 3.1% 和 7.5% 出现客观缓解。这些临床数据支持应当尽量在治疗早期使用 T-VEC。

虽然 T-VEC 已经被批准用于黑色素瘤患者，黑色素瘤以外的其他肿瘤新适应证目前正在积极探索。例如，T-VEC 目前正在皮肤癌、肉瘤、乳腺癌、腹膜恶性肿瘤、膀胱癌、皮肤鳞状细胞癌、胰腺癌、直肠癌和结直肠癌患者中进行研究（表 4-5-5）。

（三）T3011

MVR-T3011 为深圳市亦诺微医药科技有限公司正在研发的新型重组疱疹溶瘤病毒。该产品对野生 HSV-Ⅰ型疱疹病毒骨架进行了全新设计，经基因工程修饰，使其同时携带 PD-1 抗体和 IL-12 基因。经瘤内注射后，病毒在肿瘤细胞内大量复制并裂解、杀灭肿瘤细胞的同时，还可以不断分泌产生 PD-1 抗体和 IL-12。目前一项评估 T3011 疱疹病毒注射液在晚期实体瘤患者中的安全性、耐受性、生物分布特征和生物效应的Ⅰ期临床研究，已获得国家药品监督管理局的批准，并已经通过了医院伦理委员会的审查和批准，已在全国多家医院开展，正面向全社会招募患者。此外，T3011 还在中美两地进行Ⅰ期、Ⅱ期共 6 项包括单药和联用的临床研究。MVR-T3011 IT（瘤内注射方案）项目临床Ⅱ期研究在中国、美国、澳大利亚入组中；MVR-T3011 IV（静脉注射方案）项目临床Ⅰ期研究在中美两地入组中；MVR-C5252（脑瘤）项目临床Ⅰ期研究在美国即将启动、在中国已提交 IND 申请。

研究表明，MVR-T3011 在剂量递增阶段均未出现剂量限制性毒性以及严重的治疗相关不良事件。活检样本分析显示，用药后肿瘤组织内淋巴细胞浸润增加，肿瘤细胞显著减少，表明注射产品引起了靶向性的抗肿瘤反应。前 2 个剂量组中部分受试者肿瘤缩小，75% 的可评估受试者病情稳定。结果表明，T3011 对注射病变的晚期实体瘤患者可重复给药，患者耐受性良好[128]。目前，MVR-T3011 的疗效评估正在持续进行中，共有 4 项包括瘤内注射和静脉注射的临床研究在国内外开展（表 4-5-6）。

MVR-T3011 瘤内注射项目在中国、美国、澳大利亚临床Ⅰ/Ⅱa 期研究在加速进程中，并在头颈部肿瘤、肉瘤等适应证方面显示出与疗效相关的免疫信号；2020 年 8 月 6 日，亦诺微医药与上海医药宣布共同签署 MVR-T3011（T3011，瘤内注射）授权许可协议，授权上海医药在大中华地区独家进行 MVR-T3011 临床开发和商业化权益。亦诺微医药保留在大中华地区以外区域的 MVR-T3011 开发和商业化权益。2022 年 4 月，亦诺微医药与罗氏（Roche）建立临床研究合作伙伴关系。最近，MVR-T3011 IT 与罗氏研发的 MEK 抑制剂 Cobimetinib 在美国已向 FDA 提交了开展联合用药治疗黑色素瘤的Ⅱa 期临床研究 IND。

表 4-5-5　T-VEC 治疗肿瘤的关键临床研究

瘤种类型	临床阶段	给药方式	联合疗法	临床注册号	入组人数	招募状态
黑色素瘤	II期	瘤内注射	联合化疗	NCT04427306	62	招募中
	II期	瘤内注射	联合免疫	NCT04068181	100	开展中
	I期	瘤内注射	联合免疫	NCT03747744	18	开展中
	I期与II期	瘤内注射	联合化疗、免疫	NCT03555032	15	开展中
	I期	瘤内注射	单药	NCT03064763	18	开展中
	II期	瘤内注射	联合免疫	NCT02965716	47	开展中
	其他	其他	单药	NCT02910557	920	招募中
	II期	瘤内注射	单药	NCT02366195	112	已完成
	III期	瘤内注射	联合免疫	NCT02263508	713	开展中
	II期	瘤内注射	单药	NCT02211131	150	开展中
	II期	瘤内注射	单药	NCT02014441	61	已完成
	I期与II期	瘤内注射	联合免疫	NCT01740297	217	已完成
	III期	瘤内注射	单药	NCT01368276	31	已完成
	III期	瘤内注射	单药	NCT00769704	437	已完成
	II期	瘤内注射	单药	NCT00289016	50	已完成
	II期	瘤内注射	联合免疫	NCT04330430	24	招募中
	II期	瘤内注射	联合放疗	NCT03842943	28	招募中
	II期	瘤内注射	联合放疗	NCT02819843	19	开展中
肉瘤	I期与II期	瘤内注射	联合放疗	NCT04599062	46	招募中
	II期	瘤内注射	单药	NCT04065152	20	尚未招募
	II期	瘤内注射	单药	NCT03921073	15	招募中
	II期	瘤内注射	联合化疗、免疫	NCT03386311	40	招募中
	II期	瘤内注射	联合免疫	NCT03069378	60	已完成
	II期	瘤内注射	联合放疗	NCT02923778	40	招募中
	I期与II期	瘤内注射	联合放疗	NCT02453191	30	开展中

续表

瘤种类型	临床阶段	给药方式	联合疗法	临床注册号	入组人数	招募状态
	I期	瘤内注射	联合化疗	NCT03554044	25	招募中
	I期与II期	瘤内注射	联合化疗	NCT02779855	50	其他
乳腺癌；结直肠癌	I期	其他	联合免疫	NCT03256344	36	开展中
皮肤鳞状细胞癌	I期	瘤内注射	联合免疫	NCT04163952	30	招募中
	II期	瘤内注射	单药	NCT03714828	28	招募中
	I期	瘤内注射	单药	NCT03458117	26	已完成
	II期	瘤内注射	联合免疫	NCT02978625	68	招募中
头颈部癌	I期	瘤内注射	联合免疫	NCT02626000	36	已完成
胰腺癌	I期	瘤内注射	单药	NCT03086642	16	招募中
	I期	其他	单药	NCT00402025	17	已完成
恶性胸腔积液、腹水	I期与II期	胸腔内注射	联合免疫	NCT03597009	24	招募中
腹膜癌	I期	腹腔内注射	单药	NCT03663712	24	招募中
肝癌	II期	瘤内注射	联合免疫	NCT02509507	206	招募中
结直肠癌	I期	瘤内注射	联合化疗、放疗	NCT03300544	21	招募中
神经肿瘤	I期	瘤内注射	单药	NCT02756845	18	招募中

表4-5-6 T3011关键临床研究

瘤种类型	临床阶段	给药方式	联合疗法	临床注册号	开展企业	入组人数	研究终点	招募状态
黑色素瘤、头颈部癌、肺癌等	I期	瘤内注射	单药	NCT04370587	亦诺微医药	54	安全性和耐受性	招募中
实体瘤	I期	瘤内注射	单药	CTR20192464	亦诺微医药	6	安全性和耐受性	招募中
实体瘤	I期	瘤内注射	单药	CTR20192464	亦诺微医药	108	最大耐受剂量及不良事件。	招募中
肺癌、肝癌等实体瘤	I期与II期	静脉注射	单药、联合免疫	NCT0478O217	亦诺微医药	78	安全性和耐受性	招募中

MVR-T3011 IV 项目临床 I 期研究在美国已经完成 3 个剂量组给药，对 10 位受试者（包含胰腺癌、结肠癌、肺癌、子宫内膜癌、乳腺癌、头颈部癌、消化道癌等晚期实体瘤）进行了 $1 \times 10^6 \sim 1 \times 10^8$ PFU 不同剂量的多次注射治疗，MVR-T3011 IV 的生物学分布与临床结果初步获得良好的安全性，并验证了临床生物学活性。特别是观察到低剂量（1×10^6 PFU）组的一位受试者已连续治疗 17 周，且肿瘤评估持续为疾病稳定。2022 年 3 月在中国已完成首例给药，目前研究正在持续招募中。

MVR-C5252 是亦诺微医药与华润生物合作研发的一款用于治疗神经胶质瘤的溶瘤病毒产品。通过基因工程减毒改造，能够实现靶向恶性胶质细胞杀伤，同时保证安全性，也是目前唯一携带并表达特定治疗性肿瘤靶点基因且针对脑瘤的溶瘤病毒产品。与 MVR-T3011 类似，MVR-C5252 疱疹病毒是一种基因工程重组改造的减毒 I 型单纯疱疹病毒，在野生型 HSV-1（F 株）基础上敲除了 15 kb 的内部重复序列（IR 区）以及末端重复区（TR 区）的神经毒力因子 γ34.5 基因，并在病毒基因组里插入两个治疗性基因，即编码人 IL-12 和抗 PD-1 嵌合抗体 Fab 基因序列。MVR-C5252（脑瘤）项目于 2022 年 8 月获批美国 IND 并取得 FDA 孤儿药资格认证，目前处于 I 期临床研究准备阶段。2023 年 3 月 29 日，中国国家药品监督管理局药品审评中心（CDE）官网公示，亦诺微医药 C5252 疱疹病毒注射液获准进行治疗复发恶性高级别脑胶质瘤适应证的临床研究。

三、溶瘤病毒的临床研究设计

（一）研究设计注意事项

在进行溶瘤病毒临床研究设计时，有以下注意事项[129]：

1. 受试人群　通常情况下，应首先选择标准治疗无效或治疗失败的肿瘤患者为受试者；参考临床前研究结果及药物特点，根据研究目标（主要终点、次要终点等），采用标准的统计学方法确定入组例数（包括对照组）；确定入组及排除标准，重点关注预选受试者体能状况，特别是机体的免疫储备评分，建议排除有免疫缺陷的患者；对于患有其他基础疾病并进行药物治疗的患者，如慢性病毒性肝炎患者，应考虑合并用药是否会对溶瘤病毒疗效产生影响。

2. 给药方案

（1）给药途径：应根据肿瘤类型和药物特点来选择和评估。推荐先探索局部（肿瘤内、体腔内）给药，再探索全身（静脉或口服等）给药。

（2）剂量探索：应谨慎选择起始剂量和给药剂量范围，为后期确认性临床研究设计提供充分的依据。

（3）给药次数：建议首先进行单药单次治疗，然后开展单药多次给药。多次给药时，应设定明确的停药标准和（或）最大给药次数。

（4）联合给药：应基于临床前研究数据，建议在单药治疗的药效学和安全性确认后，开展联合治疗临床研究。

3. 药代动力学、免疫原性等其他探索性研究　建议进行药代动力学研究，包括生物分布、病毒排出等内容，并建议关注临床样本采集方式、样本采集频率和监测周期的持续时间。鼓励监测分布，同时应关注活检对疗效评价的影响；鼓励探索疗效相关的生物标志物。监测对溶瘤病毒及表达产物的免疫反应十分重要。

4. 疗效评价 肿瘤治疗疗效的评估通常分为两个层面，即近期肿瘤疗效评估及治疗反应性、生存状况评估。通常采用 WHO 标准或国际行业通用标准。总生存期（OS）是迄今为止评价抗肿瘤药物疗效最可靠的研究终点，通常作为研究的主要终点。由于目前大多数溶瘤病毒采用局部给药的方式治疗实体瘤，因此研究的主要终点通常选择肿瘤的客观反应率或无进展生存期（PFS）。

5. 安全性评价与随访 考虑到溶瘤病毒特有的安全性风险，应设定足够长的随访时间。溶瘤病毒与放疗、化疗、免疫检查点抑制剂等联合应用时，不良反应可能增加，应根据相关药物文献及临床前研究中的不良反应采取相应风险控制及处置措施。

（二）研究设计相关疗效评价

1. 疗效评价 溶瘤病毒治疗肿瘤的疗效评价指标与其他疗法的评价指标类似，主要有 ORR、PFS、DCR、1 年总生存率、生命质量评分、不良反应发生率等[130]。暂未发现溶瘤病毒特异性的指标。大多数溶瘤病毒具有"旁观者效应"。

一般从以下两个方面设计研究终点：

（1）客观疗效：如 ORR，可选择靶病灶的 ORR、非靶病灶的 ORR 等。

（2）免疫变化：一方面，探索局部免疫，分别探索治疗前后靶病灶组织中免疫细胞的变化，如 $CD4^+$、$CD8^+$ T 细胞，同时探索治疗前后非靶病灶组织中免疫细胞的变化，如 $CD4^+$、$CD8^+$ T 细胞。另一方面，从系统免疫上，采用免疫组化技术测定治疗前后血清中免疫细胞的变化。还可从更深、更广的层面，采用单细胞测序、多组学检测、生信分析等技术，对治疗前后肿瘤 MET 的变化进行动态、立体检测，进一步揭示溶瘤病毒在抗肿瘤作用中的机制。

2. 疗效评价指标 肿瘤治疗疗效的评估通常分为两个层面。

第一个层面是采用 WHO 标准或国际行业通用标准（表 4-5-7），评估患者的近期肿瘤疗效，属于肿瘤反应的疗效评价指标，一般包括 CR、PR、SD、PD 等。在溶瘤病毒治疗过程中，仅采用 WHO 标准或 RECIST 评估免疫治疗还不完备，因此在此基础上又制定了 mRECIST。

第二个层面是在 RECIST 的基础上，评估患者的治疗反应及生存状况，属于生存状态的疗效评价指标，通常以此作为研究的主要终点或次要终点。同样采用 WHO 标准或国际行业通用标准（表 4-5-7）。

表 4-5-7 WHO、RECIST、mRECIST 的肿瘤反应评估标准

靶病灶疗效	WHO	RECIST	mRECIST
完全缓解（CR）	可见病灶完全消失，1 个月内无新病灶出现	所有靶病灶消失	所有靶病灶动脉期增强均消失
部分缓解（PR）	肿瘤面积（肿块的两个最大垂径的乘积）缩小 50% 以上	靶病灶最长径总和缩小 30% 以上	靶病灶动脉期增强区域最长径总和缩小 30% 以上

续表

靶病灶疗效	WHO	RECIST	mRECIST
疾病稳定（SD）	肿块的两个最大垂径的乘积增大未超过 25% 或缩小未超过 50%	靶病灶最长径总和缩小未超过 30% 或增加未超过 20%	靶病灶动脉期增强区域缩小未超过 30% 或增加未超过 20%
疾病进展（PD）	肿块病变增大 25% 以上或出现新病灶	靶病灶最长径总和增加 20% 以上或出现新病灶	靶病灶动脉期增强区域最长径总和增加 20% 以上或出现新病灶

（1）总生存期（OS）：是指从随机化（random assignment）开始至因任何原因引起死亡（death）的时间（失访患者为最后一次随访时间；研究结束时患者仍然存活，为随访结束日）。

（2）中位 OS：又称半数生存期，表示恰好有 50% 的个体尚存活的时间。由于截尾数据的存在，计算不同于普通的中位数，利用生存曲线，在生存率为 50% 时推算出生存时间。

（3）无病生存期（DFS）：是指从随机化开始至第一次肿瘤复发/转移或由于任何原因导致受试者死亡的时间（失访患者为最后一次随访时间；研究结束时患者仍然存活，为随访结束日）。DFS 通常作为根治术后的主要疗效指标。与 OS 相比，需要的样本量更少，两组间 PFS 的差异往往会比两组间 OS 的差异更大，也就是说，需要更少的事件数来检验出统计学差异。目前对 DFS 存在不同的定义和解释，不同研究者之间在判断疾病复发或进展时容易产生偏倚，应当予以注意。

（4）中位 DFS：又称半数无病生存期，表示恰好有 50% 的个体未出现复发/转移的时间。

（5）无进展生存期（PFS）：指从随机分组开始到第一次肿瘤进展或患者死亡时间，通常作为晚期肿瘤疗效评价的重要指标。目前对 PFS 存在不同的定义和解释，不同研究者之间在判断疾病复发或进展时容易产生偏倚，应予以注意。

（6）疾病进展时间（time to progress，TTP）：指从随机分组开始到第一次肿瘤客观进展的时间。与 PFS 唯一不同在于 PFS 包括死亡，而 TTP 不包括死亡。因此 PFS 更能预测和反映临床收益，与 OS 一致性更好。在导致死亡的非肿瘤原因多于肿瘤原因的情况下，TTP 是一个合适的指标。

（7）客观缓解率（ORR）：是指肿瘤缩小达到一定量并且保持一定时间的患者的比例（主要针对实体瘤），包含 CR 和 PR 的病例。ORR 通常是 Ⅱ 期研究的主要疗效评价指标，可提供药物具有生物活性的初步证据，但一般不作为 Ⅲ 期临床研究的主要疗效指标。

（8）缓解持续时间（duration of response，DOR）：是指肿瘤第一次评估为 CR 或 PR 开始到第一次评估为 PD 或任何原因死亡的时间。

（9）治疗失败的时间（time to failure，TTF）：是指从随机化开始至治疗中止/终止的时间，包括任何中止 / 终止原因，如疾病进展、死亡、由于不良事件退出、受试者拒绝继续进行研究或者使用了新治疗方法的时间。TTF 综合了有效性与毒性的评价，是一个具有综合特性的指标，一般不推荐作为单独支持药物批准的疗效指标。

（10）疾病控制率（DCR）：是指肿瘤缩小或稳定且保持一定时间的患者的比例（主要针对实体瘤），包含 CR、PR 和 SD 的病例。

（11）疾病控制时间（duration of disease control，DDC）：是指肿瘤第一次评估为 CR、PR 或 SD 到第一次评估为 PD 或任何原因死亡的时间。

四、溶瘤病毒的检索和网站

溶瘤病毒检索常见的检索词有："溶瘤病毒疗法""溶瘤病毒""溶瘤腺病毒""腺病毒""单纯疱疹病毒""呼肠孤病毒""柯萨奇病毒""水疱性口炎病毒""麻疹病毒""免疫""溶瘤作用""重组人 5 型腺病毒""Oncorine""H101""T-VEC""Talimogene Laherparepvec""ONYX-015""HF10""T3011""Pexa-Vec""Reolysin""Pelareorep""Delytact""G47Δ""G207""Oncolytic Viruses""rhAd5"等。目前，尚未有溶瘤病毒的专属官方网站。

本章节列举一些相关的医学专业网站，可以查询溶瘤病毒相关内容，如 PubMed：https：//pubmed.ncbi.nlm.nih.gov/；万方数据知识服务平台：https：//www.wanfangdata.com.cn/index.html；Home - ClinicalTrials.gov：https：//clinicaltrials.gov/；中国临床试验注册中心 - 世界卫生组织国际临床试验注册平台一级注册机构：http：//www.chictr.org.cn/index.aspx；天普溶瘤病毒数据库：http：//oncorinetest.xgichina.cn/main。

第六节 溶瘤病毒疗法的研发方向预测

一、全球溶瘤病毒疗法相关政策

美国对于溶瘤病毒的监管已进入成熟阶段，形成了相对完善的监管体系。中国对于溶瘤病毒的监管在经历了规范化发展后已逐渐出台了全面监管政策[131]（表 4-6-1）。

表 4-6-1 国内外的溶瘤病毒疗法相关政策

政策名称	发布时间	发布主体	政策内容
人体细胞治疗和基因治疗指南	1998	FDA	为制造商提供有关生产、质量控制测试、基因治疗用重组载体和临床前试验管理方面的最新监管信息
人类基因治疗产品给药后的长期随访	2006	FDA	加强了上市后对患者进行的长期健康随访，提供有关设计长期随访（LFTU）观察性研究的建议，以便收集基因治疗产品给药后延迟不良事件的数据

政策名称	发布时间	发布主体	政策内容
人类基因疗法新药申请的化学、制造和控制信息	2008	FDA	提供关于基因治疗产品的安全性、均一性、质量、纯度和有效性等支持信息的建议，适用于人类基因治疗产品，以及含有人类基因治疗产品或装置的组合
细胞治疗和基因治疗产品的效能试验	2011	FDA	为细胞和基因治疗产品的制造商等提供有关效能测试的建议，以支持 IND 或 BLA 申请
在研产品与基因治疗产品临床前评估指南	2013	FDA	规定了细胞治疗与基因治疗产品均适用的临床前研究需要考虑的问题，包括临床前研究目标、对临床前研究设计的总体建议、试验动物种选择等
基于病毒或细菌的基因疗法和溶瘤细胞的脱落研究设计和分析	2015	FDA	提供了如何以及何时收集脱落数据以及如何使用脱落数据来评估向未经治疗的个体传播的可能性
在产品制造和患者随访期间，测试逆转录病毒载体基因治疗产品具有复制能力的逆转录病毒	2020	FDA	建议对复制型逆转录病毒（RCR）进行测试，以排除基于载体的人类基因治疗产品中 RCR 的存在。该指南提供了有关在基于逆转录病毒载体的基因治疗产品的生产过程中以及对患者进行后续随访期间进行 RCR 测试的建议，包括测试的材料、数量和方法
《"十三五"国家科技创新规划》	2016	国务院	发展先进高效生物技术，开展重大疫苗、抗体研制、免疫治疗、基因治疗、细胞治疗、干细胞与再生医学、人体微生物组解析及调控等关键技术研究，构建具有国际竞争力的医药生物技术产业体系
《"十三五"生物产业发展规划》	2016	国家发展改革委	加速新药创制和产业化，建设个体化免疫细胞治疗技术应用示范中心；建设集细胞治疗新技术开发、细胞治疗生产工艺研发、病毒载体生产工艺研发，病毒载体 GMP 生产、细胞治疗 cGMP 生产、细胞库构建等转化应用衔接平台于一体的免疫细胞治疗技术开发与制备平台
《战略性新兴产业重点产品和服务指导目录（2016 年版）》	2017	国家发展改革委	生物技术药物中提到了"针对恶性肿瘤等难治性疾病的细胞治疗产品和基因药物"
《知识产权重点支持产业目录（2018 年版）》	2019	国家知识产权局	将干细胞与再生医学、免疫治疗、细胞治疗、基因治疗划为国家重点发展和亟需知识产权支持的重点产业之一

续表

政策名称	发布时间	发布主体	政策内容
《人用基因治疗制品总论（公示稿）》	2019	国家药典委	对基因治疗制品生产和质量控制的通用性技术要求，包括制造、特性分析、标准品/参照品/对照品、制品检定、贮存、有效期和标签等内容基因
《生物医学新技术临床应用管理条例（征求意见稿）》	2019	国家卫生健康委	基因编辑拟由国家卫健委进行行政审批、卫生行政部门对临床研究的审批包括学术审查和伦理审查，由此明确了开展临床应用的各方职责、技术准入门槛等
《基因治疗产品药学研究与评价技术指导原则（征求意见稿）》	2020	国家药品监督管理局药品审评中心	提出了基因治疗产品的一般性技术要求以及监管机构监管和评价基因治疗产品的参考
《基因转导与修饰系统药学研究与评价技术指导原则（意见征求稿）》	2020	国家药品监督管理局药品审评中心	本指导原则对基因转导与修饰系统的药学研究提出一般性技术要求
《基因治疗产品非临床研究与评价技术指导原则（征求意见稿）》	2021	国家药品监督管理局药品审评中心	本指导原则旨在促进基因治疗产品的研发，对除基因修饰细胞以外的基因治疗产品提出了非临床研究的技术参考
《溶瘤病毒类药物临床试验设计指导原则（试行）》	2021	国家药品监督管理局药品审评中心	适用于治疗恶性肿瘤的溶瘤病毒类药物的单用或联用的临床试验设计，首次提出了对于临床试验设计要点的指导原则，内容涵盖受试人群、给药方案、药代动力学、免疫原性、疗效评价、安全性评价、风险控制等
《溶瘤病毒产品药学研究与评价技术指导原则（征求意见稿）》	2021	国家药品监督管理局药品审评中心	溶瘤病毒产品的研发和申报应符合现行法规的要求并参考相关技术指南的内容。人体使用的溶瘤病毒产品的生产应符合《药品生产质量管理规范》的基本原则和相关要求

二、中国溶瘤病毒行业发展趋势

中国患者基数庞大，对溶瘤病毒疗法的需求持续增加，同时在大量生物技术公司的涌现、资本市场投融资热潮等因素推动下，未来中国溶瘤病毒市场会呈现以下几个发展趋势[131]：

（一）治疗领域扩增

溶瘤病毒可以直接攻击并裂解肿瘤细胞，*RAS*、*TP53*、*RB1*、*PTEN* 等基因出现变异后，肿瘤细胞的抗病毒感染能力会变弱，成为溶瘤病毒攻击的目标。同时，肿瘤细胞与正常细胞的代谢差异也导致病毒在肿瘤细胞的选择性复制。基因工程技术根据这些弱点以及肿瘤的代谢异常来编辑开发能有效地靶向肿瘤的病毒，拓展治疗的肿瘤种类并提升安全性。随着肿瘤微环境研究的深入及基因编辑技术的发展，多个靶向路径将被应用到溶瘤病毒的构造中，肿瘤的靶向性将进一步提高，涵盖更多的适应证。除此之外，载体细胞的研究也将帮助溶瘤病毒更好地到达肿瘤组织，减轻全身的毒性反应及副作用。

（二）溶瘤病毒种类多样化

目前多种病毒被研发用于抗肿瘤，如腺病毒、单纯疱疹病毒、牛痘病毒、新城疫病毒、麻疹病毒、呼肠孤病毒、脊髓灰质炎病毒、水疱性口炎病毒、柯萨奇病毒 A21 及逆转录病毒。

（三）溶瘤病毒 CXO 快速发展

CXO 俗称医药外包，主要分为 CRO、CMO/CDMO、CSO 三个环节，分别服务于医药行业的研发、生产、销售环节，可简单地理解为研发外包、生产外包、销售外包。由于成本和技术优势，全球医药 CXO 已经逐步从发达国家和地区向中国等发展中国家转移，并或将成为长期趋势。溶瘤病毒相关研发生产平台齐全，提供多样化的选择，并减少药企试错成本；专业的 QA/QC 人员和全过程的严格监管，确保病毒生产符合国家 GMP 质量标准。此外，一些溶瘤病毒 CXO 公司还可提供一站式新药临床试验申请（IND）和新药上市申请（NDA）等法规相关服务，帮助药企加快研发进度。因此，溶瘤病毒行业发展将带动 CXO 的市场规模不断扩张。

（四）联合疗法增加

全球已上市或在研的溶瘤病毒药物大多在进行联合用药研究。研究发现，溶瘤病毒药物由于其多途径杀伤肿瘤机制的优势，在联合其他免疫疗法、传统放疗、化疗等领域存在广阔的发展前景。其中，联合免疫疗法如与 PD-1/PD-L1 抗体免疫检查点抑制剂的组合疗法在临床试验上进展最快。

（五）给药途径多样化

在现阶段研究中，溶瘤病毒主要给药途径为局部给药（瘤内、腹腔内或颅内注射），临床使用范围有限，在一定程度上限制了溶瘤病毒药物的应用。研究给药途径多样化，有利于晚期转移性肿瘤的治疗，同时降低瘤内注射存在的肿瘤破裂出血、肿瘤细胞脱落转移等风险。溶瘤病毒的静脉注射相较于局部给药更具有临床应用前景和商业价值，显著地提高了溶瘤病毒临床适用性，扩大溶瘤病毒的市场空间。

根据溶瘤病毒类产品临床研究现状及结果分析，除目前我国唯一获批上市的重组人 5 型腺病毒外，未来几年国内可能获批最快的产品是正在进行Ⅲ期研究的 OH2 或 Pelareorep。

（1）OH2：是由滨会生物自主研发的全球第一个以Ⅱ型单纯疱疹病毒（HSV-2）为载体，通过基因修饰形成的新型溶瘤病毒药物，基因修饰的主要内容是敲除神经毒基因 *ICP34.5* 和免疫抑制基因 *ICP47*，插入人粒细胞 - 巨噬细胞集落刺激因子（*hGM-CSF*）基因。在国内已开展多中心关键性治疗黑色素瘤的Ⅲ期临床试验。并且，在 OH2 注射液的Ⅰ/Ⅱ期临床研究中，溶瘤病毒对肿瘤免疫微环境的影响已得出初步结论：溶瘤病毒在感染肿瘤细胞的过程中，多数病例呈现了肿瘤细胞及肿瘤周边免疫细胞 PD-L1 表达的上调，同时也观察到 CD3$^+$ T 细胞和 CD8$^+$ T 细胞密度增高，这是一款非常有希望的溶瘤病毒药物。

（2）Pelareorep（AN1004）：是阿诺医药由 Oncolytics Biotech 引进的一种未经基因修饰的非致病性呼肠孤病毒，可以克服中和抗体的作用，通过激活人体自身免疫系统，选择性地感染和裂解肿瘤细胞，用于治疗多种实体瘤和血液系统恶性肿瘤。Pelareorep 是全球研发进展速度较快的可以通过静脉注射给药的溶瘤病毒制品，其治疗转移性乳腺癌的 Ⅱ 期临床试验发现，Pelareorep 与紫杉醇联合治疗 ER+PR+/HER2- 乳腺癌患者总生存率翻倍（21.8 个月 vs 10.8 个月）。在其治疗头颈部鳞状细胞癌的全球 Ⅱ 期临床试验（BERIL-1）中，患者的中位生存期高达 10.4 个月。2022 年 3 月，Oncolytics Biotech 宣布完成了溶瘤病毒 Pelareorep 1/2 期 GOBLET 研究转移性结直肠癌（mCRC）队列中 3 名患者的安全性评估。目前，该产品已获得国家药品监督管理局颁发的 Ⅲ 期临床研究批件，正在启动其联合紫杉醇治疗晚期 / 转移性乳腺癌的开放、随机、多中心 Ⅲ 期临床研究的中国桥接性研究部分。

第 4 章参考文献

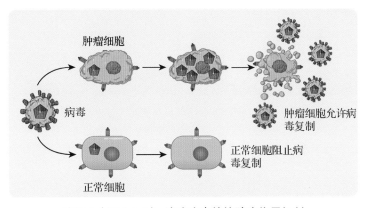

彩图 1（图 1-2-1） 溶瘤病毒的抗肿瘤作用机制

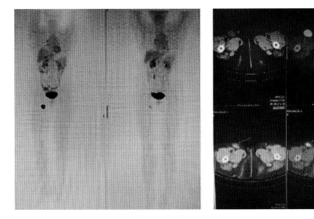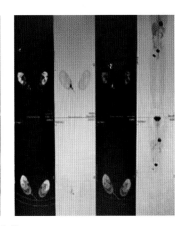

彩图 2（图 3-4-1） 治疗前后影像学变化

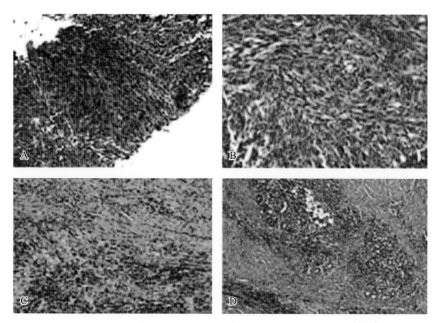

彩图 3（图 3-4-2） 治疗前后病理染色变化（苏木精 - 伊红染色）
A. 治疗前病理染色；B. 治疗后病理染色（转移淋巴结有肿瘤区）；
C. 治疗后病理染色（转移淋巴结无肿瘤区）；D. 治疗后病理染色（原发灶无肿瘤区）

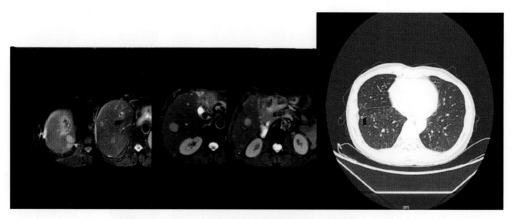

彩图 4（图 3-4-3） 治疗前上腹部 MRI 及肺部 CT 图像

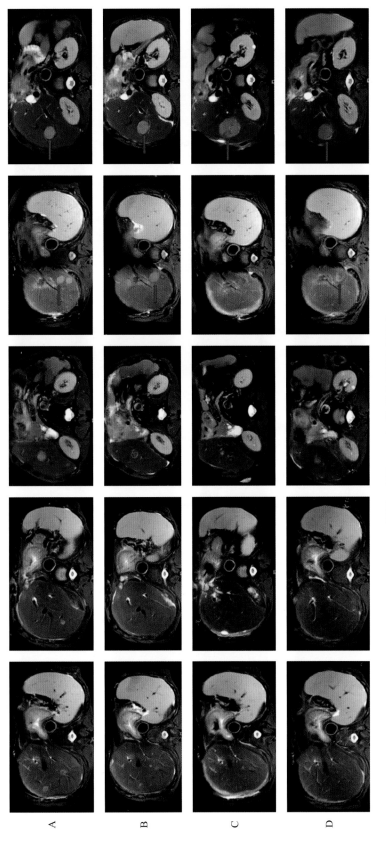

彩图 5（图 3-4-4）治疗前后影像学变化

A. 2022 年 7 月 6 日治疗前；B. 2022 年 8 月 4 日首次溶瘤病毒注射后 17 天；
C. 2022 年 12 月 13 日首次溶瘤病毒注射后 5 个月；D. 2022 年 9 月 14 日首次溶瘤病毒注射后 2 个月

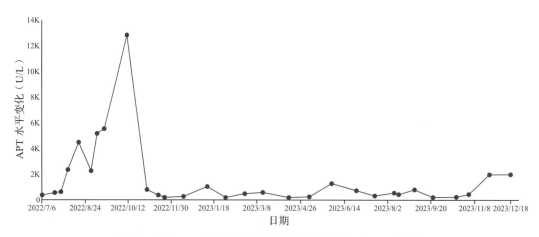

彩图 6（图 3-4-5） 溶瘤病毒治疗与肿瘤标志物（APT）变化

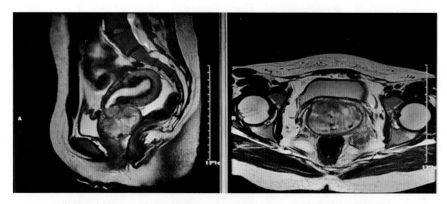

彩图 7（图 3-4-6） 2020 年 4 月 10 日盆腔 MRI 图像（外照射前）

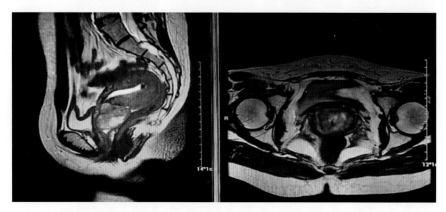

彩图 8（图 3-4-7） 2020 年 6 月 17 日盆腔 MRI 图像（外照射后）

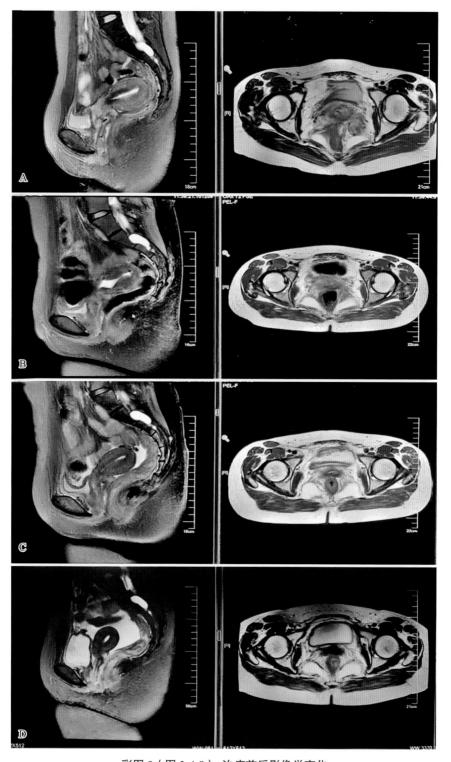

彩图 9（图 3-4-8） 治疗前后影像学变化

A. 2020 年 7 月 17 日盆腔 MRI；B. 2020 年 8 月 29 日盆腔 MRI（第 2 周期序贯化疗后）；
C. 2020 年 11 月 2 日盆腔 MRI（第 4 周期序贯化疗后）；D. 2021 年 3 月 27 日盆腔 MRI
（治疗结束 3 个月）

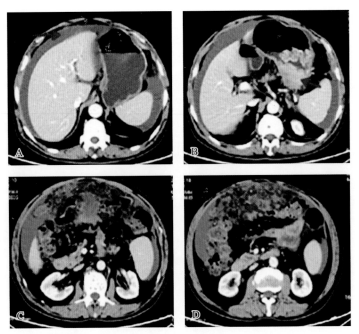

彩图 10（图 3-4-9） 2023 年 2 月 10 日 CT 图像

A. 腹水；B. 胃底、胃大弯病灶；C、D. 腹膜转移病灶

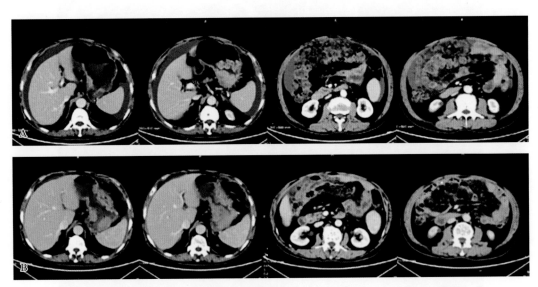

彩图 11（图 3-4-10） 2023 年 4 月 26 日治疗前（A）、治疗后（B）胸部 CT 图像变化

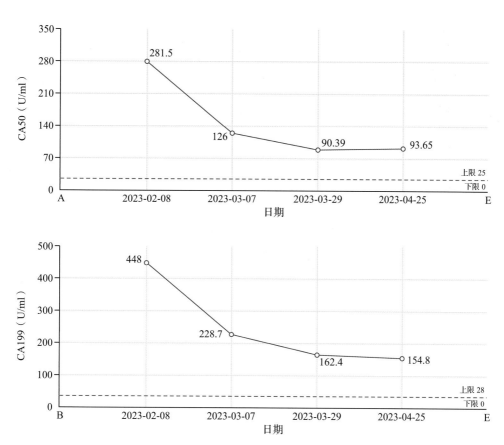

彩图 12（图 3-4-11）　肿瘤标志物变化

A. CA50 的变化趋势；B. CA199 的变化趋势

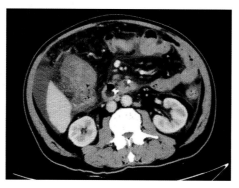

彩图 13（图 3-4-12）　2022 年 7 月 7 日上腹部 CT 图像

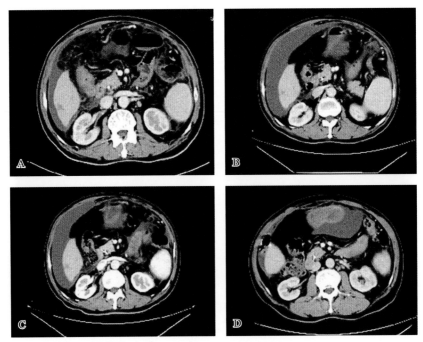

彩图 14（图 3-4-13） 四次复查上腹部 CT 图像

A. 2022 年 8 月 25 日 CT 图像；B. 2022 年 9 月 28 日 CT 图像；

C. 2022 年 10 月 26 日 CT 图像；D. 2023 年 4 月 10 日 CT 图像

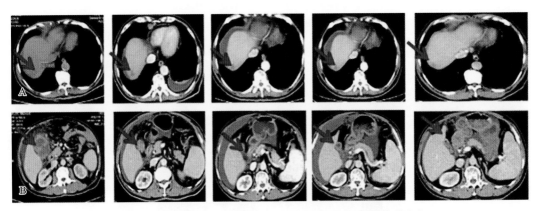

彩图 15（图 3-4-14） 治疗前（A）及治疗后（B）影像学变化